# クエチアピンを使いこなす

編集

石郷岡 純
東京女子医科大学医学部精神医学教室教授

星和書店

Seiwa Shoten Publishers

2-5 Kamitakaido 1-Chome
Suginamiku Tokyo 168-0074, Japan

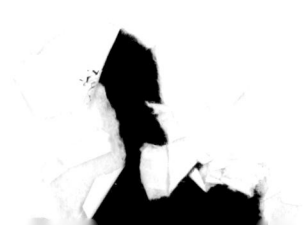

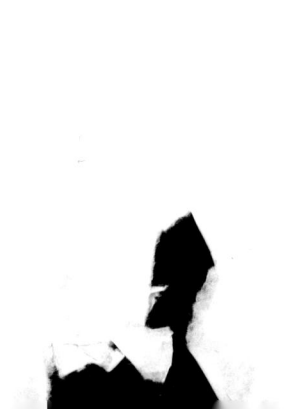

# 序

**石郷岡　純**
(東京女子医科大学医学部精神医学教室)

　第2世代抗精神病薬（SGA）の時代になってからすでに10年の月日が経過したが，この間に生じた統合失調症の治療の変化は非常に大きかったと言えるであろう。SGAは，薬理学的には第1世代抗精神病薬（FGA）のドパミンD2受容体遮断作用を緩和化した改良薬にすぎないのであるが，治療のツールとしてみた場合，医療に対しある種の革命的変化をもたらした。それは，鎮静作用を求める考え方の排除，治療目標が症状の改善からQOLや社会機能の改善に移ったこと，錐体外路系の副作用を不可避のものとは考えなくなったことなど，FGAの時代とは全く異なる医療哲学を実践可能なものとした。同時に，統合失調症という精神障害に対する悲観的イメージを一新させる効果さえもたらしたのである。

　ただしFGAからSGAへの移行は決してスムースに進んだわけではなく，未だ進行中とも言えよう。これは，FGAで医師が慣れ親しんだ薬剤選択や用量設定の原理が根本的に変わったため，SGAにふさわしい処方行動が定着するのに時間を要したためである。SGAの時代に生きる精神科医は，専門家でなくてもある程度の薬理学的知識を身につけることが要求されるようになったし，臨床データに基づいた判断も必要とされるようになった。薬の使いこなしにも，科学性を基盤とする考え方が必要となったのである。SGAの使用の際一般に言えることであるが，至適用量の滴定を重要視して，時間をかけ探索することが求められる。これは上述した医療哲学の変化，および SGA で行われた改良の手法を？すれば必然の

結果であるが，FGA で身についた思考法を変更するのは容易ではないのである。

　Quetiapine は臨床の現場に登場した時から，他の SGA と比較しても個性的な薬物とみなされてきた傾向があることは否めないであろう。それは，この薬物が示す受容体結合プロフィールとその親和性が，他の SGA に比べて特徴的であることに由来していると考えられる。Quetiapine は clozapine に源流を持つ，多くの受容体に親和性を示すタイプの薬物で，SGA の時代におけるひとつの薬理学的方向性を典型的に体現している。ただし，MARTA（multi-acting receptor targeted antipsychotic）という用語は，イーライリリー社が olanzapine に対して用いたものであるが一般化しておらず，quetiapine に対してこの用語を使用することは不適当であることに留意する必要がある。それは，quetiapine の示すもうひとつの特性である，受容体に対する弱い親和性という，薬物の進化の方向性としては逆説的な手法も同時に採用している点を忘れてはならないからである。Quetiapine の個性は，受容体に対して高親和性・選択性に向かう薬理学の常識とは一線を画した特性にあるのであって，「使いこなし」もまさにこの点と整合性を持たなければならないのである。

　市場に出た SGA も多くなったが，この薬ほど臨床感覚だけに依存した使用法を避け，薬理学とアウトカム・データを駆使した合理的使用法が求められる抗精神病薬はないであろう。その意味で，薬理学，用量に関するエビデンス，短期および長期のアウトカム研究，副作用とその対応策，切り替え技術とその根拠，高齢者など特殊患者への適応，適応外使用の現状紹介など，取り上げられるすべての項目が等しく重要性を持っている。とくにこの薬物では，その特徴的な薬理学的特性から，「使いこなし」の主要なポイントが用量の問題に集約されてくることに留意していただきたい。

　本書は，「臨床精神薬理」誌第11巻 7 号から掲載されたシリーズに新たに手を加え，第 2 部として研究報告，第 3 部に座談会を掲載し，

quetiapine のあらゆる側面に焦点を当てるようにした．

　ご執筆された先生方は薬理学に精通しているだけでなく，知識を臨床に応用するための技術と経験を備えた方たちである．Quetiapine にまだ違和感を捨てきれない読者もおられるであろうが，本書を通して，もうひとつの新たな治療の武器としてわがものにしていただけることを願っている．

## 著者一覧

### 編　集

石郷岡　純（東京女子医科大学医学部精神医学教室）

### 執　筆

Jeffrey M. Goldstein（Astra Zeneca Pharmaceuticals）

René Sylvain Kahn（Division of Neuroscience, Department of Psychiatry, University Medical Center Utrecht）

浅野　誠（千葉県精神科医療センター）

石毛　稔（袖ヶ浦さつき台病院精神科）

石郷岡純（東京女子医科大学医学部精神医学教室）

伊藤侯輝（北海道大学大学院医学研究科神経病態学講座精神医学分野）

稲垣　中（慶應義塾大学大学院健康マネジメント研究科）

稲田　健（東京女子医科大学医学部精神医学教室）

稲田俊也（財団法人神経研究所附属晴和病院）

伊豫雅臣（千葉大学大学院医学研究院精神医学）

宇佐美和哉（筑波大学大学院人間総合化学研究科）

氏家　寛（岡山大学大学院医歯薬学総合研究科精神神経病態学分野）

大久保武人（医療法人新生会　豊後荘病院精神科）

岡村武彦（大阪医科大学神経精神医学教室）

金沢徹文（大阪医科大学神経精神医学教室）

菊山裕貴（大阪医科大学神経精神医学教室）

久住一郎（北海道大学大学院医学研究科神経病態学講座精神医学分野）

来住由樹（岡山精神科医療センター）

越野好文（金沢大学大学院医学系研究科脳情報病態学，現：粟津神経サナトリウム）

小山　司（北海道大学大学院医学研究科神経病態学講座精神医学分野）
齊藤卓弥（日本医科大学精神医学教室）
坂下和寛（医療法人永寿会恩方病院精神科）
佐藤創一郎（慈圭病院）
竹内　崇（東京医科歯科大学大学院精神行動医科学分野）
武田俊彦（慈圭病院）
堤祐一郎（医療法人永寿会　恩方病院）
中込和幸（鳥取大学医学部統合内科学講座精神行動医学分野）
長田泉美（鳥取大学医学部統合内科学講座精神行動医学分野）
西川　徹（東京医科歯科大学大学院精神行動医科学分野）
橋本直樹（北海道大学大学院医学研究科神経病態学講座精神医学分野）
花岡忠人（大阪医科大学神経精神医学教室）
浜原昭仁（石川県立高松病院、現：金沢こころクリニック）
早川達郎（国立国際医療センター国府台病院精神科）
原田俊樹（医療法人梁風会　高梁病院）
東間正人（金沢大学大学院医学系研究科脳情報病態学、現：公立能登総合病院　精神科）
古瀬　勉（旭川赤十字病院精神科）
法橋　明（大阪医科大学神経精神医学教室）
三宅誕実（聖マリアンナ医科大学神経精神科学教室）
宮本聖也（聖マリアンナ医科大学神経精神科学教室）
村崎光邦（CNS薬理研究所）
諸治隆嗣（医療法人新生会　豊後荘病院精神科）
米田　博（大阪医科大学神経精神医学教室）
渡邉博幸（国保旭中央病院　地域精神医療推進部）
和田有司（福井大学医学部精神医学教室）

# 目次

序 ……………………………………………………石郷岡 純… iii
著者一覧 …………………………………………………………… vi

## 第1部　Quetiapineを使いこなす

第1章　Quetiapineの薬理的メカニズムと臨床効果
　　　　―Quetiapineの至適用量とloose bindingな薬剤の作用機序について
　　　　……………菊山裕貴，宮本聖也，花岡忠人，法橋　明，
　　　　　　　　　金沢徹文，岡村武彦，米田　博… 3
第2章　至適用量と等価換算 …………………稲垣　中，稲田俊也… 21
第3章　薬剤選択 ………久住一郎，橋本直樹，伊藤侯輝，小山　司… 41
第4章　治療開始時・短期効果 …………………………堤祐一郎… 51
第5章　Quetiapineの安全性 …………………三宅誕実，宮本聖也… 68
第6章　長期維持効果・再発予防 …坂下和寛，稲田　健，石郷岡純… 85
第7章　長期効果－QOL，認知機能 …………長田泉美，中込和幸… 98
第8章　切り替え－前薬からの切り替えにquetiapineの効果が期待できる
　　　　のはどのような臨床場面か？ ………………………渡邉博幸… 110

## 第2部　Quetiapine理解のために（特集論文・研究報告より）

第1章　第二世代抗精神病薬誕生物語とその後の展開：Quetiapine
　　　　…………………………………村崎光邦，Jeffrey M. Goldstein… 129
第2章　新規抗精神病薬quetiapineの薬理作用メカニズムについて
　　　　―$D_2$以外の受容体に対する作用を中心に
　　　　……………………………………………竹内　崇，西川　徹… 146
第3章　陽性症状が顕著な急性期統合失調症に対するquetiapine
　　　　急速増量療法について ………………………………古瀬　勉… 159
第4章　慢性統合失調症患者に対する急速増量法を用いたquetiapineへの
　　　　スイッチングの有用性 …諸治隆嗣，宇佐美和哉，大久保武人… 170
第5章　Quetiapineによる統合失調症維持療法の有用性
　　　　………東間正人，越野好文，浜原昭仁，和田有司，米田　博… 183

第6章　統合失調症治療における quetiapine の位置づけと今後の課題
　　　　　……………………………………………久住一郎，小山　司… 198

## 第3部　Quetiapine 座談会
第1章　初発統合失調症の病態と治療および quetiapine の位置づけ
　　　　　…………René Sylvain Kahn，齊藤卓弥，宮本聖也，堤祐一郎… 213
第2章　精神科救急における患者像およびその治療技法
　　　　　—薬物療法を中心に
　　　　　………………伊豫雅臣，浅野　誠，早川達郎，石毛　稔… 236
第3章　Quetiapine の静穏化作用と臨床有用性
　　　　　……氏家　寛，佐藤創一郎，武田俊彦，来住由樹，原田俊樹… 257

索　引 …………………………………………………………………………… 283

第 1 部　Quetiapine を使いこなす

# 第1部 Quetiapineを使いこなす

## 第1章　Quetiapineの薬理的メカニズムと臨床効果
──Quetiapineの至適用量とloose bindingな薬剤の作用機序について──

菊山裕貴　宮本聖也　花岡忠人　法橋　明
金沢徹文　岡村武彦　米田　博

### I. はじめに

　2001年2月にquetiapineが日本で発売されてから7年が経過しているが，同時期に発売となったolanzapineと比較して，quetiapineはまだ十分使いこなされていない印象がある。我々は統合失調症患者の治療成績の向上のために，第2世代抗精神病薬を使いこなすための様々な工夫を行ってきた。その結果，risperidone[43,44]，olanzapine[27,29,42]，aripiprazole[28]に関してはかなりの程度使いこなせるようになってきたが，quetiapineに関してはまだ十分その適切な使用法について習熟できていないと思われる。Quetiapineは統合失調症治療の有力な選択肢の1つであり，本剤を「よくわからない薬」から「使いこなせる武器の一つ」にできれば，治療の幅を広げ，奏功率を向上させることに繋がるだろう。
　今回我々は，quetiapineを使いこなすために，日本の精神科医が持ちやすいquetiapineに対する疑問点を挙げ，それらについて過去の報告と照合しながら考察した。

### II. 日本の精神科医が持つquetiapineの疑問点について

　「Quetiapineを使いこなすためにはどうすればよいか」という内容で本

編の共著者で相談を行い，quetiapine に対する印象について意見を交換した。その結果，我々を含め日本の精神科医が持ちやすい quetiapine の印象は以下のようなものであると考えた。

〈日本の精神科医が持ちやすい quetiapine の印象〉
1．臨床効果がよくわからない
2．Loose binding だから何？
3．錐体外路症状（EPS）は出にくいよね
4．うつに効くといううわさが……
5．投与量が難しい
6．少量をお年寄りにはいいみたい
7．ボーダーラインにもいいみたいだよ

以上をまとめると，quetiapine の臨床効果と至適用量に関する疑問，さらに loose　binding であることによって EPS が少ないことは理解できるが，ドパミン $D_2$ 受容体への結合親和性が低ければ効果も弱いのではないかという疑問であると推察された。適応外使用については，どの医師も quetiapine の有用性を認めているようだったが，統合失調症治療における quetiapine の位置づけについては明確な意見が得られなかった。わが国では，quetiapine が統合失調症に対してどのような有用性があるのかについて具体的にイメージできていないことが，いまだ十分に使いこなされていない原因の一つであると考えた。

## Ⅲ．Quetiapine の有効性に対する疑問

現在までに実施された quetiapine の臨床効果に関する比較試験の結果では，quetiapine の有効性が他剤と同等という報告と，他剤に劣るという報告が混在しており，どちらが妥当なのか判断し難いことが quetiapine の有効性に対する疑問の主な原因であると推測される。

## 1．Quetiapine の有効性が他剤と同等という報告

　Tandon ら[53]は，主に短期間の第二世代抗精神病薬の無作為割り付け二重盲検比較試験について review したところ，risperidone, olanzapine, quetiapine の3剤間に，PANSS（Positive and Negative Syndrome Scale）総合得点の変化からみた有効性の差はなかったと報告した。また Sacchetti ら[47]は，risperidone, olanzapine, quetiapine について無作為割り付け比較試験を行ったところ，この3剤について PANSS 総合得点の変化からみた有効性は同等であったと報告している。さらに400名の初発統合失調症患者を対象とした無作為割り付け二重盲検比較試験である CAFE（Comparison of Atypicals in First-Episode Psychosis）試験[35]においても，risperidone, olanzapine, quetiapine の PANSS 総合得点と CGI（Clinical Global Impression scale）得点ともに改善度に差はなく，全ての理由による服薬中止率にも差がなかった。EUFEST（European First-Episode Schizophrenia）という欧州で実施された498名の初発エピソード患者を対象にした1年間の無作為割り付けオープン試験でも，quetiapine は PANSS 総合得点の改善に関して，amisulpride, olanzapine, ziprasidone, および低用量の haloperidol と同等であったことが最近報告された[21]。

## 2．Quetiapine の有効性が他剤に劣るという報告

　2003年のエキスパートコンセンサスガイドライン[23]では，陽性症状が優勢な初発統合失調症患者に対する第1選択薬として，risperidone, aripiprazole, olanzapine を挙げており，quetiapine は第2選択薬の位置づけである。Davis らの第二世代抗精神病薬の有効性に関するメタ解析[10]でも，risperidone と olanzapine の有効性が quetiapine よりも高い傾向が示されている。Lieberman らが行った慢性期の統合失調症患者を対象とした無作為割り付け大規模二重盲検比較試験である CATIE（Clinical Antipsychotic Trials of Intervention Effectiveness）試験[32]では，服薬開始後18ヵ月の時点での PANSS 総合得点と CGI 得点ともに risperidone, olanzapine の

改善度がquetiapineよりも高い結果が示された。また効果不十分による服薬中止率と全ての理由による服薬中止率ともにolanzapineと比較して，quetiapineは有意に服薬中止率が高くなっている。他の無作為割り付け大規模比較試験であるIC-SOHO（Intercontinental Schizophrenia Outpatient Health Outcomes）試験[12,25]では，服薬開始後12ヵ月の時点でolanzapineと比較して，quetiapineは有意に陽性症状，陰性症状，認知機能障害，抑うつ症状，および敵意と攻撃性の改善度が低いことが報告されている。

### 3．Quetiapine投与量の違いと有効性の差異

Liebermanらは，CATIE試験とCAFE試験の結果が相違した原因として，対象患者の特性の相違（CATIE試験は慢性期患者，CAFE試験は初発患者を対象）と，両試験における薬剤の投与量の差が関与した可能性を指摘している[31]。実際CATIE試験の第1相における平均1日投与量は，risperidone 3.9mg，olanzapine 20.1mg，quetiapine 543.4mg，CAFE試験ではrisperidone 2.4mg，olanzapine 11.7mg，quetiapine 506.0mgであり，CAFE試験ではrisperidoneとolanzapineの投与量がCATIE試験より低いのに対して，quetiapineは最大用量がCATIE試験と同様800mgという設定下で実際の投与量がほぼ同じであった点が注目される。LiebermanらはCAFE試験から想定される統合失調症患者に対しての等価換算量はrisperidone：olanzapine：quetiapine＝1：5：200，つまりrisperidone 4 mgとolanzapine 20mgと等価であるquetiapineの投与量は800mgであると述べている[31]。

CAFE試験の結果から，quetiapineの有効性が他剤に劣るという報告は，quetiapineの平均使用量が少なかったか，quetiapineの投与量を十分に増量する以前に薬効を評価していた試験デザインに問題があった可能性がある。

## IV. Quetiapine の至適用量に対する疑問

これまで quetiapine の等価換算値や至適用量について，様々な異なった報告がなされており，臨床現場で混乱を来していることが quetiapine の至適用量に対する疑問に繋がっている可能性がある。

### 1. 日本における quetiapine の等価換算値の経緯と諸外国での quetiapine 投与量の変遷

稲垣ら[19]は日本で quetiapine が発売される直前の2001年4月に発表した等価換算表で，risperidone : quetiapine ＝ 1 : 66（risperidone 4 mg ＝ quetiapine 264mg）とした。日本で1996年から1998年にかけて行われた mosapramine を対照薬とした quetiapine の第3相試験[30]と haloperidol を対照薬とした quetiapine の第3相試験[41]の結果が等価換算の根拠となっており，その当時に出版されていた海外文献[2,4,9,45]からの知見とも矛盾がないとした。

稲垣らの等価換算表の影響もあり，日本では2001年の発売当初から quetiapine は300mg/日程度の投与量が使われることが多く，現在でも平均投与量は400mg/日以下となっている（アステラス製薬社内資料より）。Citrome ら[7,8]はニューヨーク州立病院入院患者における quetiapine の平均1日投与量の変遷について，1997年では313.7mg，2002年には580.6mg，2004年には620mg に増加していると報告している。また1990年から2005年にかけて PubMed に収載された統合失調症患者に対する quetiapine の投与量について記載のある文献を解析したところ，平均投与量は増加傾向にあり，quetiapine 投与量が500mg/日以上である患者の比率は，1998年には10％程度であったものが2000年には35％程度，2005年には55％程度に増加していると報告している[7]。Buckley ら[5,6]は，quetiapine 400mg/日以下の投与量とした群よりも，400mg/日以上の投与量とした群の方が症状改善効果が高いこと，また quetiapine を250mg/日までしか使用しなか

った群よりも，750mg/日まで使用した群の方が症状改善効果が高いことを報告している。Arangoら[3]は，quetiapineの目標処方量を800mg/日とし，速やかに800mg/日まで増量を行うことを推奨している（日本のquetiapineの承認用量は750mg/日まで）。稲垣らがquetiapineの等価換算値の報告を行った2001年以降，諸外国ではquetiapineの平均投与量は増加しており，現在ではquetiapineの最大至適用量は800mg/日程度と考えられるようになってきている。そのような状況と本邦においてquetiapineの投与量が少ないために十分な効果が発揮されていない症例が散見されるため，2004年に上島ら[22]は，当時の最新の知見をまとめ，2003年のエキスパートコンセンサスガイドライン[23]に収載された等価換算値であるrisperidone：quetiapine＝1：100が妥当であり，quetiapine単剤治療において効果不十分の場合には，少なくとも600mg/日以上を投与することを推奨した。2005年には秋本ら[1]が，quetiapineの投与量に関するこれまでの報告をまとめ，やはり稲垣らの等価換算値であるrisperidone：quetiapine＝1：66よりも上島らが推奨した1：100がこれまでの報告および，臨床使用経験からもより妥当であろうと結論付けている。稲垣ら[18]は，2006年に新たな等価換算表を発表したが，quetiapineの換算値には変更がなく，上島らや秋本らの指摘に関しても触れた上で，2001年に提唱した換算値を変更するに十分な根拠があるとは言えないとした。

## 2．妥当と考えられるquetiapineの至適用量

日本ではquetiapineの換算値について混乱が残されたが，世界的にはrisperidone：quetiapineの換算値は1：100が現在のところ妥当とされている。またCAFE試験の結果からは1：200と算出されていることから，quetiapineの等価換算値は今後さらに引き上げられる可能性がある。諸外国では，quetiapineの最大至適用量は800mg/日程度と現在は考えられているが，日本におけるquetiapineの承認用量は750mg/日までであるため，quetiapineの効果判定は，副作用に注意しながら750mg/日まで増量

## V．Loose binding に対する疑問

Quetiapine はドパミンよりもドパミン $D_2$ 受容体に対する親和性が低い loose binding な薬剤である。そのため，黒質線条体系 $D_2$ 受容体占拠率が低く，他の薬剤と比較して EPS の発現率が少ない[4]。また同様に，漏斗下垂体系においても $D_2$ 占拠率が低いことから他の薬剤よりも高プロラクチン血症を来すことが少ない[14]。プロラクチン上昇は，性機能障害，骨粗鬆症，乳汁分泌，無月経などの副作用に関連するが[16]，quetiapine ではこれらの副作用が少ないことが報告されている[4]。現在のところ，抗精神病効果の発現には $D_2$ 受容体の阻害が必須であると考えられている[38]ことから，quetiapine が loose binding であるならばその臨床効果も弱いのではないかという意見も聞かれる。以下に loose binding である quetiapine がなぜ効くのかという疑問について考えてみたい。

### 1．Loose binding な薬剤の $D_2$ 受容体占拠率

Farde ら[13]は各種抗精神病薬の $D_2$ 受容体占拠率と有効性および副作用に関する研究を行い，$D_2$ 受容体を60％以上占拠しなければ臨床効果が発現しないが，80％以上占拠すると EPS を来すことを報告した。この知見から，持続的に70％程度の $D_2$ 受容体占拠率となる抗精神病薬の投与量が至適用量であると考えられている。実際に risperidone や olanzapine などの第二世代抗精神病薬，第一世代抗精神病薬の至適用量は，$D_2$ 受容体占拠率が70％程度となっている[49]。しかし clozapine と quetiapine だけはこの理論に合致しない。例えば Kasper ら[24]は，quetiapine 600mg/日あるいは clozapine 475mg/日を服用している患者群における $D_2$ 受容体占拠率は30％程度と低いことを報告している。

## 2. Loose binding な薬剤の Ki 値の相違

Olanzapine, clozapine, quetiapine はドパミンよりも $D_2$ 受容体への親和性が低く，Ki 値でみるとそれぞれ20nM，210nM，770nMであり[46]，いずれも loose binding な抗精神病薬である。しかし olanzapine の Ki 値は clozapine と quetiapine と比較すると 1〜2 オーダー小さく，これらの中では比較的 tight な薬剤と言える。Olanzapine は至適用量では70%程度の $D_2$ 受容体占拠率が得られるため，他の tight binding な薬剤と同様に，$D_2$ 受容体の阻害作用が作用機序の中心的役割を果たしているものと考えられる。

## 3. Loose binding な薬剤は臨床効果が弱いか

Clozapine は現存する抗精神病薬の中で，最も臨床効果が強いことが報告されている[10]。また quetiapine は前述したように，十分な用量を使用すれば，その臨床効果は clozapine を除く他の抗精神病薬と同等である。Clozapine の例から，loose binding の薬剤は臨床効果が弱いとは言えず，むしろ tight binding の薬剤で治療抵抗性を示した患者に効果を発揮することがある。次に loose binding であること自体が，臨床効果に有利に働くメカニズムについて考察してみたい。

## 4. 修正型ドパミン仮説

統合失調症のドパミン仮説とは，中脳辺縁系ドパミン神経の過活動（脱抑制）が陽性症状に関連しているというものであり，現在認可されている全ての抗精神病薬は，$D_2$ 受容体を占拠し拮抗薬として働くことが主な作用機序と考えられる。これに対して，Weinberger らは修正型ドパミン仮説を提唱しており[37]，それは次のようなものである。統合失調症は中脳皮質系ドパミン神経の機能低下が一次的な問題であり，これによって陰性症状が出現する。解剖学的に中脳皮質系から中脳辺縁系ドパミン神経への negative feedback 経路が存在しており[15,48,50]，中脳皮質系ドパミン神経の機能低下により，negative feedback 経路が適切に働かなくなるために，二

次的に中脳辺縁系ドパミン神経が脱抑制（過活動）となり陽性症状が出現する。

Weinbergerらの修正型ドパミン仮説も確定的なものではない。しかし，直接あるいは間接的に中脳皮質系ドパミン神経活動を向上させる薬剤は陰性症状を改善させる効果がある[17]ことから，Weinbergerらの修正型ドパミン仮説は現在のところ有力な仮説である。

### 5．Loose bindingであっても中脳辺縁系の脱抑制を改善する方法

Weinbergerらの修正型ドパミン仮説から，中脳辺縁系ドパミン神経の脱抑制を正常化させ陽性症状を改善するためには2通りの方法があると考えられる。1つ目は，$D_2$受容体拮抗薬により直接的に中脳辺縁系ドパミン神経を遮断する方法であり，tight bindingの薬剤は主にこの機序により薬効を発揮していると考えられる。2つ目は，中脳皮質系ドパミン神経の機能低下を改善することによって，中脳皮質系から中脳辺縁系へのnegative feedback経路が機能を回復し，間接的に中脳辺縁系の脱抑制を改善するという方法である。

この2つ目の作用機序を働かすためには，中脳皮質系ドパミン神経に対しての強い機能亢進作用を持つ必要があるが，$D_2$受容体拮抗作用はそれほど強くなくてもよいと考えられる。Clozapineとquetiapineはこの2つ目の作用機序，すなわちセロトニン$5-HT_{1A}$作動作用と$5-HT_{2A}$拮抗作用を持ち，中脳皮質系のドパミン放出を促進する方向へ働いて[36]，臨床効果を発揮している可能性がある。

### 6．アドレナリン$α_1$，$α_2$受容体拮抗作用

Clozapineが治療抵抗性統合失調症患者にも効果を持つために，作用機序が他の薬剤とは異なることが想定されているが[11]，quetiapineもいくつかclozapineと同様の作用を持つ。Clozapineとquetiapineはアドレナリン$α_1$，$α_2$受容体拮抗作用を持ち，それら受容体に対する親和性は$D_2$受容体に

対する親和性に比べて Ki 値比で10倍以上である[46]。Risperidone や olanzapine も $α_1$，$α_2$受容体拮抗作用を持つが，$D_2$受容体に対する親和性に比べて Ki 値比で同程度あるいは1倍以下である[46]。$α_1$受容体拮抗により，中脳辺縁系ドパミン放出は抑制されるため，陽性症状の改善に寄与する[52]。また $α_2$受容体拮抗薬は，抗精神病薬との併用により相乗的に中脳皮質系ドパミン神経系の機能亢進をもたらし，陰性症状や陽性症状とともに認知機能の改善効果が高まることが報告されている[54]。

### 7．Norepinephrine reuptake transporter（NET）阻害作用

Clozapine，olanzapine，risperidone は一部の抗うつ薬と同様に NET 阻害作用を持つことが報告されている[55,56]。Linnér らは，純粋な NET 拮抗薬である reboxetine により中脳皮質系ドパミン放出を認め，その効果は中脳辺縁系では認めなかったこと，また純粋な $D_2$受容体拮抗薬である raclopride を reboxetine に併用すると，reboxetine 単独よりも中脳皮質系ドパミン放出効果が高まることを報告している[33,34]。最近，quetiapine の代謝産物である N-desalkylquetiapine に強力な NET 拮抗作用を持つことが報告され，注目されている[20]。

### 8．Loose binding な薬剤の作用機序

これまで述べた内容から，clozapine と quetiapine は 5-$HT_{1A}$ 作動作用，5-$HT_{2A}$ 拮抗作用，$α_2$拮抗作用，NET 拮抗作用を持つことから，中脳皮質系ドパミン放出を促進し，陰性症状を改善させ，$D_2$受容体に対する拮抗作用が強すぎないことにより，中脳皮質系のドパミン伝達を損なわない利点がある。また，$α_1$拮抗作用と中脳皮質系から中脳辺縁系にかけての negative feedback 経路の機能を回復させることにより，中脳辺縁系ドパミン神経の脱抑制を正常化させることが陽性症状の改善に寄与していると推測できる。

## Ⅵ. 統合失調症治療における quetiapine の位置づけ

### 1．Clozapine，quetiapine，olanzapine の類似点と相違点

Clozapine，quetiapine，olanzapine は同じ loose binding に分類される。しかし，各薬剤には相違点が存在する。

受容体結合特性の点から clozapine に特有と考えられる作用機序として，主要代謝産物である N-desmethylclozapine がムスカリン $M_1$ 受容体に対して高い作動作用を示すことが報告されている[51]。N-desmethylclozapine は NMDA（N-methyl-D-aspartate）受容体機能亢進作用を示すが，この作用はムスカリン受容体拮抗薬である atropine により抑制されるので，$M_1$ 作動作用が関与することが想定される[40,51]。統合失調症の成因として NMDA 受容体機能低下仮説[39]が提唱されており，clozapine の作用機序の一部は，NMDA 受容体機能の回復によりもたらされている可能性が考えられる[38]。

### 2．Clozapine を適切に使いこなすために quetiapine を生かす

日本において clozapine の治験は終了し，認可申請中であり数年以内には上市されると思われる。Clozapine が使用可能となれば，統合失調症の治療戦略がこれまでのものとは変化する。Clozapine は効果の高い抗精神病薬だが，同時に顆粒球減少症あるいは無顆粒球症という重篤な副作用が出現するリスクがある。Clozapine を適切に使いこなすためには，clozapine でなければ治療できない患者にはきちんと clozapine を使うこと，clozapine でなくても治療できる患者には clozapine を使わないことの2点を両立させることが必要である。Clozapine でなくては治療できない患者群とは，clozapine のみが持つ作用機序でなければ病状改善が図れない患者群であり，それは例えば $M_1$ 作動作用を介した NMDA 受容体機能回復作用のようなものである。Loose binding は，clozapine と quetiapine が共有する作用機序である。Clozapine を選択する前には，少なくとも tight binding な抗精神病薬と，clozapine 以外の loose binding な抗精神病薬について至適用量を十分な期間投与し，薬効を評価した上で，無効な場合にのみ clozapine を使用することが適切と考える。逆に言えば，clozapine を使用する前に quetiapine の薬効を必ず評価しておく必要があろう。

### 3．Olanzapine が無効であった患者に quetiapine が効果を発揮するか

　Risperidone も MARTA である olanzapine も $D_2$ 受容体を70％程度占拠する薬剤である点では同じである。Loose binding な作用機序を持つ quetiapine は，作用機序が risperidone，olanzapine とはかなり異なると考えられるため，risperidone または olanzapine で適切な投与量と評価期間による治療で無効あるいは効果不十分の場合には，quetiapine に変更することが有用と考える。
　我々は以前に，薬物治療に抵抗性で電気けいれん療法でなければ症状が改善されなかった統合失調症患者に olanzapine を投与しても，やはり症状は改善されなかったが，quetiapine に変更したところ奏効した患者を報告している[26]。これまで，olanzapine で無効あるいは効果不十分の場合に quetiapine に切り替えることは少なかったように思うが，我々の症例のように，olanzapine が無効であっても quetiapine が奏効することは十分にあり得る。Olanzapine と quetiapine の作用機序は異なっており，違うクラスの薬剤として考えてよいかもしれない。ただし，quetiapine の loose binding な作用機序による薬効を発揮するためには，他の抗精神病薬との併用ではその特性を生かすことができないため，単剤で薬効を評価することが必要である。また，tight binding の薬剤から quetiapine にスイッチングを行う場合には，$D_2$ 受容体占拠率を下げていくことになるため，リバウンドに注意し，前抗精神病薬の減量には十分に時間をかける必要がある。Quetiapine に切り替えて急に症状が悪化する場合には，急激すぎるスイッチングが原因となっていることも多い。

## Ⅶ. おわりに

　Quetiapineを使いこなすために，quetiapineの効果，至適用量，loose bindingであることが臨床効果にどう結びつくのかなどの疑問点を解決することが必要と考え，過去の報告を調べて検討した。Quetiapineの効果に対する疑問は，かなりの部分は投与量が低い比較試験により生じたものと思われる。今後quetiapineの平均投与量が，少なくとも600mg/日以上の比較試験を集めたメタ解析が必要である。今回loose bindingな薬剤の作用機序に関しては，ドパミン神経系に直接あるいは間接的に関与するもののみを主に取り上げたが，それ以外にも神経保護作用やサイトカインの変化など様々な機序が存在する。

　Quetiapineを使いこなすということは，quetiapineばかりを使うということではない。Quetiapineの特徴を十分に把握し，統合失調症の治療戦略の中でその特徴を生かした使い方をすることにより，全体の治療奏効率の向上を目指すことが重要である。Quetiapineに関して次々に新しい研究報告がなされており，それらの知見を臨床にどう生かすかを常に模索し続けることが，本薬剤を使いこなすことであると考える。

### 文　献

1）秋本多香子，宮本聖也，青葉安里：【抗精神病薬の用量―その決め方と変え方】Quetiapineの用量―その決め方と変え方. 臨床精神薬理, 8：1199-1207, 2005.
2）American Psychiatric Association：Practice guideline for the treatment of patients with schizophrenia. Am. J. Psychiatry, 154：1-63, 1997.
3）Arango, C., Bobes, J.：Managing acute exacerbations of schizophrenia：focus on quetiapine. Curr. Med. Res. Opin., 20：619-626, 2004.
4）Arvanitis, L. A., Miller, B. G.：Multiple fixed doses of "Seroquel" (quetiapine) in patients with acute exacerbation of schizophrenia：a comparison with haloperidol and placebo. The Seroquel Trial 13 Study Group. Biol. Psychiatry, 42：233-246, 1997.
5）Buckley, P. F.：Efficacy of quetiapine for the treatment of schizophrenia：a combined

analysis of three placebo-controlled trials. Curr. Med. Res. Opin., 20 : 1357–1363, 2004.
6) Buckley, P. F. : Maintenance treatment for schizophrenia with quetiapine. Hum. Psychopharmacol., 19 : 121–124, 2004.
7) Citrome, L., Jaffe, A., Levine, J. et al. : Dosing of quetiapine in schizophrenia : how clinical practice differs from registration studies. J. Clin. Psychiatry, 66 : 1512–1516, 2005.
8) Citrome, L., Volavka, J. : Optimal dosing of atypical antipsychotics in adults : a review of the current evidence. Harv. Rev. Psychiatry, 10 : 280–291, 2002.
9) Copolov, D. L., Link, C. G., Kowalcyk, B. : A multicentre, double-blind, randomized comparison of quetiapine (ICI 204,636, 'Seroquel') and haloperidol in schizophrenia. Psychol. Med., 30 : 95–105, 2000.
10) Davis, J. M., Chen, N., Glick, I. D. : A meta-analysis of the efficacy of second-generation antipsychotics. Arch. Gen. Psychiatry, 60 : 553–564, 2003.
11) 出村信隆 : 抗精神病薬開発における clozapine 研究の意義. 臨床精神薬理, 10 : 2091–2106, 2007.
12) Dossenbach, M., Dyachkova, Y., Pirildar, S. et al. : Effects of atypical and typical antipsychotic treatments on sexual function in patients with schizophrenia : 12-month results from the Intercontinental Schizophrenia Outpatient Health Outcomes (IC-SOHO) study. Eur. Psychiatry, 21 : 251–258, 2006.
13) Farde, L., Wiesel, F. A., Halldin, C. et al. : Central D2-dopamine receptor occupancy in schizophrenic patients treated with antipsychotic drugs. Arch. Gen. Psychiatry, 45 : 71–76, 1988.
14) Fric, M., Laux, G. : [Plasma prolactin level and incidence of adverse endocrinologic effects during therapy with atypical neuroleptics]. Psychiatr. Prax., 30 (Suppl. 2) : S97–101, 2003.
15) Grace, A. A. : Cortical regulation of subcortical dopamine systems and its possible relevance to schizophrenia. J. Neural Transm. Gen. Sect., 91 : 111–134, 1993.
16) Halbreich, U., Kinon, B. J., Gilmore, J. A. et al. : Elevated prolactin levels in patients with schizophrenia : mechanisms and related adverse effects. Psychoneuroendocrinology, 28 (Suppl. 1) : 53–67, 2003.
17) Ichikawa, J., Li, Z., Dai, J. et al. : Atypical antipsychotic drugs, quetiapine, iloperidone, and melperone, preferentially increase dopamine and acetylcholine release in rat me-

dial prefrontal cortex : role of 5-HT1A receptor agonism. Brain Res., 956 : 349-357, 2002.
18) 稲垣 中, 稲田俊也：向精神薬の等価換算 第18回 2006年版向精神薬等価換算. 臨床精神薬理, 9 : 1443-1447, 2006.
19) 稲垣 中, 稲田俊也, 藤井康男 他：向精神薬の等価換算 第14回 新規抗精神病薬の等価換算(その1)Quetiapine. 臨床精神薬理, 4 : 681-684, 2001.
20) Jensen, N. H., Rodriguiz, R. M., Caron, M. G. et al. : N-Desalkylquetiapine, a Potent Norepinephrine Reuptake Inhibitor and Partial 5-HT(1A) Agonist, as a Putative Mediator of Quetiapine's Antidepressant Activity. Neuropsychopharmacology, [Epub ahead of print] 2007.
21) Kahn, R. S., Fleischhacker, W. W., Boter, H. et al. : Effectiveness of antipsychotic drugs in first-episode schizophrenia and schizophreniform disorder : an open randomised clinical trial. Lancet, 371 : 1085-1097, 2008.
22) 上島国利, 宍倉久里江：非定型抗精神病薬 quetiapine の等価換算値および至適用量について. 臨床精神薬理, 7 : 1385-1389, 2004.
23) Kane, J. M., Leucht, S., Carpenter, D. et al. : The expert consensus guideline series. Optimizing pharmacologic treatment of psychotic disorders. Introduction : methods, commentary, and summary. J. Clin. Psychiatry, 64 (Suppl. 12) : 5-19, 2003.
24) Kasper, S., Tauscher, J., Küfferle, B. et al. : Dopamine- and serotonin-receptors in schizophrenia : results of imaging-studies and implications for pharmacotherapy in schizophrenia. Eur. Arch. Psychiatry Clin. Neurosci., 249 (Suppl. 4) : 83-89, 1999.
25) Keefe, R. S., Sweeney, J. A., Gu, H. et al. : Effects of olanzapine, quetiapine, and risperidone on neurocognitive function in early psychosis : a randomized, double-blind 52-week comparison. Am. J. Psychiatry, 164 : 1061-1071, 2007.
26) 菊山裕貴：ECT のみが有効であった薬物治療抵抗性の非定型精神病に Quetiapine が奏功した一例―ECT と Quetiapine の共通の作用機序について. 精神分裂病治療における私の処方―クエチアピンを中心に, pp. 118-120, 診療新社, 大阪, 2002.
27) 菊山裕貴, 岡村武彦, 小林伸一 他：現在の日本における最終段階を含めた, 統合失調症治療のアルゴリズム作成について. 臨床精神薬理, 10 : 843-852, 2007.
28) 菊山裕貴, 岡村武彦, 森本一成 他：Aripiprazole を使用した統合失調症治療―実際の治療経験から. 臨床精神薬理, 10 : 447-455, 2007.
29) 菊山裕貴, 宮本聖也, 吉田 祥 他：第2世代抗精神病薬の神経保護作用を生かした新しい統合失調症の治療戦略について. 臨床精神薬理, 10 : 1023-1033, 2007.

30) 工藤義雄, 野村純一, 井川玄朗 他: フマル酸クエチアピンの精神分裂病に対する臨床評価—塩酸モサプラミンを対照薬とした二重盲検比較試験. 臨床医薬, 16:1807-1842, 2000.
31) Lieberman, J. A., McEvoy, J. P., Perkins, D. O. et al.: Comparison of atypicals in first-episode psychosis: a randomized, 52-week comparison of olanzapine, quetiapine, and risperidone. Eur. Neuropsychopharmacol., 15(Suppl.): 525, 2005.
32) Lieberman, J. A., Stroup, T. S., McEvoy, J. P. et al.: Effectiveness of antipsychotic drugs in patients with chronic schizophrenia. N. Engl. J. Med., 353: 1209-1223, 2005.
33) Linnér, L., Endersz, H., Ohman, D. et al.: Reboxetine modulates the firing pattern of dopamine cells in the ventral tegmental area and selectively increases dopamine availability in the prefrontal cortex. J. Pharmacol. Exp. Ther., 297: 540-546, 2001.
34) Linnér, L., Wiker, C., Wadenberg, M. L. et al.: Noradrenaline reuptake inhibition enhances the antipsychotic-like effect of raclopride and potentiates D2-blockage-induced dopamine release in the medial prefrontal cortex of the rat. Neuropsychopharmacology, 27: 691-698, 2002.
35) McEvoy, J. P., Lieberman, J. A., Perkins, D. O. et al.: Efficacy and tolerability of olanzapine, quetiapine, and risperidone in the treatment of early psychosis: a randomized, double-blind 52-week comparison. Am. J. Psychiatry, 164: 1050-1060, 2007.
36) Meltzer, H. Y., Li, Z., Kaneda, Y. et al.: Serotonin receptors: their key role in drugs to treat schizophrenia. Prog. Neuropsychopharmacol. Biol. Psychiatry, 27: 1159-1172, 2003.
37) Meyer-Lindenberg, A., Miletich, R. S., Kohn, P. D. et al.: Reduced prefrontal activity predicts exaggerated striatal dopaminergic function in schizophrenia. Nat. Neurosci., 5: 267-271, 2002.
38) Miyamoto, S., Duncan, G. E., Marx, C. E. et al.: Treatments for schizophrenia: a critical review of pharmacology and mechanisms of action of antipsychotic drugs. Mol. Psychiatry, 10: 79-104, 2005.
39) 宮本聖也: 統合失調症のNMDA受容体機能低下仮説の謎と非定型抗精神病薬の効果. 精神科, 2:91-96, 2003.
40) 宮本聖也: 統合失調症の薬物治療におけるムスカリン性受容体の役割. 精神科, 11:238-244, 2007.
41) 村崎光邦, 小山 司, 福島 裕 他: 精神分裂病に対するフマル酸クエチアピンの臨床評価—Haloperidolを対照薬とした二重盲検比較試験. 臨床精神薬理, 4:127-155, 2001.

42) 岡村武彦, 井戸由美子, 高谷義信 他：薬の使い方シリーズ Olanzapine を使いこなす 第5回 体重増加とチーム医療による対策. 臨床精神薬理, 9：2157-2165, 2006.
43) 岡村武彦, 菊山裕貴, 加藤政浩 他：単剤化による新たな統合失調症治療へ―患者のノーマライゼーションを目指して. 臨床精神薬理, 8：2141-2150, 2005.
44) 岡村武彦, 菊山裕貴, 姫井昭男 他：【思いやりのある薬物療法】抗精神病薬単剤化と思いやり. 臨床精神薬理, 8：649-655, 2005.
45) Peuskens, J., Link, C. G.：A comparison of quetiapine and chlorpromazine in the treatment of schizophrenia. Acta Psychiatr. Scand., 96：265-273, 1997.
46) Richelson, E., Souder, T.：Binding of antipsychotic drugs to human brain receptors focus on newer generation compounds. Life Sci., 68：29-39, 2000.
47) Sacchetti, E., Valsecchi, P., Parrinello, G.：A randomized, flexible-dose, quasi-naturalistic comparison of quetiapine, risperidone, and olanzapine in the short-term treatment of schizophrenia：the QUERISOLA trial. Schizophr. Res., 98：55-65, 2008.
48) Seamans, J. K., Yang, C. R.：The principal features and mechanisms of dopamine modulation in the prefrontal cortex. Prog. Neurobiol., 74：1-58, 2004.
49) Seeman, P., Tallerico, T.：Antipsychotic drugs which elicit little or no parkinsonism bind more loosely than dopamine to brain D2 receptors, yet occupy high levels of these receptors. Mol. Psychiatry, 3：123-134, 1998.
50) Sesack, S. R., Carr, D. B., Omelchenko, N. et al.：Anatomical substrates for glutamate-dopamine interactions：evidence for specificity of connections and extrasynaptic actions. Ann. N. Y. Acad. Sci., 1003：36-52, 2003.
51) Sur, C., Mallorga, P. J., Wittmann, M. et al.：N-desmethylclozapine, an allosteric agonist at muscarinic 1 receptor, potentiates N-methyl-D-aspartate receptor activity. Proc. Natl. Acad. Sci. U. S. A., 100：13674-13679, 2003.
52) Svensson, T. H.：Alpha-adrenoceptor modulation hypothesis of antipsychotic atypicality. Prog. Neuropsychopharmacol. Biol. Psychiatry, 27：1145-1158, 2003.
53) Tandon, R., Jibson, M. D.：Efficacy of newer generation antipsychotics in the treatment of schizophrenia. Psychoneuroendocrinology, 28(Suppl. 1)：9-26, 2003.
54) Wadenberg, M. L., Wiker, C., Svensson, T. H.：Enhanced efficacy of both typical and atypical antipsychotic drugs by adjunctive alpha2 adrenoceptor blockade：experimental evidence. Int. J. Neuropsychopharmacol., 10：191-202, 2007.
55) Yoshimura, R., Shinkai, K., Toyohira, Y. et al.：Effects of zotepine and olanzapine on noradrenaline transporter in cultured bovine adrenal medullary cells. Hum. Psycho-

pharmacol., 20 : 477-484, 2005.
56) Yoshimura, R., Yanagihara, N., Hara, K. et al. : Inhibitory effects of clozapine and other antipsychotic drugs on noradrenaline transporter in cultured bovine adrenal medullary cells. Psychopharmacology (Berl.), 149 : 17-23, 2000.

第1部　Quetiapine を使いこなす

# 第2章　至適用量と等価換算

稲垣　中　　稲田俊也

## I．はじめに

　Quetiapine（以下，QTPと略）はrisperidone（以下，RISと略）に次いでわが国に2番目に導入された新規抗精神病薬である。本邦における添付文書には，QTPの通常用量は150～600mg/日であり，年齢や症状によって投与量を増減させることは許容されるものの，最高投与量は750mg/日であると記載されている[23]。海外でも状況は概ね同じであり，米国ではQTPの通常用量は300～500mg/日，最高投与量は800mg/日[9]，英国でも通常用量は300～450mg/日，最高投与量は750mg/日とされている[5]。

　しかし，上市後の海外におけるQTPの使用実態を見ると，統合失調症患者に対するQTPの投与量は年々増加する傾向にあり，750mg/日を超える，いわゆるQTPの大量投与が行われる率も増加してきたといわれている[7,8,9]。その一方でわが国におけるQTPの投与量は全体に少なく，その背景にはQTPの等価換算に関連する問題が関与しているという指摘もある[1,21,25,26]。

　そこで，本稿では海外とわが国におけるQTPの処方実態についてまず紹介し，次にQTPの投与量についてエビデンスに基づいた議論を行った上で，QTPの等価換算に関する著者らの見解を述べる。なお，本稿では750mg/日を超えるQTPの投与を『QTPの大量投与』と定義して，議論を行った。

表1 米国ニューヨーク州における quetiapine の処方実態データ[7,8,9]

| 年 | 1998 | 1999 | 2000 | 2001 | 2002 | 2003 | 2004 |
|---|---|---|---|---|---|---|---|
| 平均投与量（mg/日） | 313.7±199.3 | 461.7±277.1 | 439.1±274.9 | 518.8±293.0 | 568.8±325.6 | 597.7±323.8 | 620±359 |
| 1日投与量>500mg/日 | 10.1% | 32.9% | 32.9% | 46.6% | 53.0% | 55.8% | 56.1% |
| 大量投与患者（1日投与量>750mg/日） | 0.7% | 7.1% | — | 17.4% | — | 27.6% | 33.6% |

## Ⅱ．Quetiapine の処方実態

　米国で QTP が上市されたのは1997年のことであった。向精神薬に限らず，上市された薬剤の有効性・安全性を適切に評価するためには市販前臨床試験によるデータのみでは不十分なので，使用実態モニタリングを含む市販後調査が必須とされているが，QTP についてもニューヨーク州精神保健局の運営する精神科医療機関の入院患者を対象とした使用実態調査が行われ，数回に分けて報告された[7,8,9]。表1はその概要を示したものである。

　表1からは，まず QTP の平均投与量が漸増していった様子が見て取れる。例えば，QTP が米国で上市された翌年である1998年の平均投与量は米国における通常用量の下限に相当する313.7mg/日であったが，その後，2003年には597.7mg/日と米国における通常用量の上限値を超え，2004年には620mg/日とわが国における通常用量の上限値も凌駕するに至った。同様に，米国の通常用量の上限値である500mg/日を超えてQTP が投与される率も1998年には10.1%であったが，2002年には半数を超え，2004年には56.1%に達している。QTP の大量投与が行われた患者の割合に関しても，1998年には0.7%に過ぎなかったが，その後，年々増加してゆき，2004年には33.6%と3分の1を占めるに至った。さらに，2004年の時点では QTP 投与を受けている患者の3.0%が最高投与量の1.5倍以上である1,200mg/日を超える量の QTP 投与を受けていたとされている。また，世界的に有名な『カプラン精神科薬物ハンドブック』でも，1,200〜1,600mg/日の QTP 投与について肯定的な記載がなされてい

表2　Quetiapine の用量設定試験の概要

| 報告者 | 使用薬剤 | 投与量*(mg/日) | 患者数 | BPRS改善度 | PANSS改善度 | CGI改善度 | 治療反応率** | 検定 BPRS | 検定 PANSS | 検定 CGI | 検定 治療反応率 |
|---|---|---|---|---|---|---|---|---|---|---|---|
| Arvanitis et al.[3] | PL | | 51 | 1.71±2.06 | | 0.25±0.15 | 35% | | | | |
| | QTP | 75 | 53 | -2.24±2.04 | | -0.15±0.15 | 35% | | | | |
| | QTP | 150 | 48 | -8.57±2.14 | | -0.49±0.16 | 46% | >PL | | >PL | |
| | QTP | 300 | 52 | -8.59±2.06 | | -0.69±0.15 | 51% | >PL | | >PL | |
| | QTP | 600 | 51 | -7.68±2.08 | | -0.46±0.16 | 45% | >PL | | >PL | |
| | QTP | 750 | 54 | -6.33±2.02 | | -0.46±0.15 | 49% | >PL | | >PL | |
| | HPD | 12 | 52 | -7.58±2.10 | | -0.69±0.16 | 50% | >PL | | >PL | |
| Kahn et al.[20] | PL | | 115 | | -18.8 | -1.0 | 30.4%/60.0%*** | | | | |
| | QTP | 400 | 111 | | -26.6 | -1.3 | 52.9%/75.6% | | >PL | >PL | >PL |
| | QTP-XR | 400 | 111 | | -24.8 | -1.3 | 44.1%/79.3% | | >PL | | >PL |
| | QTP-XR | 600 | 117 | | -30.9 | -1.5 | 60.4%/79.3% | | >PL | >PL | >PL |
| | QTP-XR | 800 | 119 | | -31.3 | -1.6 | 56.4%/76.9% | | >PL | >PL | >PL |
| Small et al.[37] | QTP-H | <750(360) | 96 | -8.7±1.64 | | -0.6±0.13 | 53% | >PL, QTP-L | | >PL | |
| | QTP-L | <250(209) | 94 | -4.2±1.62 | | -0.3±0.13 | 50% | | | | |
| | PL | | 96 | -1.0±1.61 | | -0.1±0.13 | 37% | | | | |

QTP：quetiapine, QTP-H：quetiapine-high dose, QTP-L：quetiapine-low dose, QTP-XR：extended release quetiapine, PL placebo
BPRS：Brief Psychiatric Rating Scale, PANSS：Positive and Negative Syndrome Scale, CGI：Clinical Global Impression
*：カッコ内は平均投与量，**：試験期間中にBPRS総得点が30%以上改善したことのある率，***：PANSS総得点が30%以上改善した率/CGI評点で軽度改善以上であった率

るし[36]，米国でエキスパート・コンセンサス・ガイドライン・シリーズの1つとして2003年に作成された"Optimizing Pharmacologic Treatment of Psychotic Disorders"（以下，ECG2003と略）にも急性期治療や他の抗精神病薬からの切り替えについて，明らかにQTPの大量投与を想定した記述が存在する[22]。これらより総合的に判断して，少なくとも米国ではQTPの大量投与は一定以上の臨床家の支持を受けていると推測される。

一方，わが国におけるQTPの処方実態については明らかでない点が多い。ただし，これまでに公表された様々な情報を総合すると，QTPの処方を受けている患者には主剤である他の抗精神病薬に少量のQTPを付加的に使用したケースが数多く含まれている可能性があるものの，統合失調症患者における平均投与量はせいぜい300〜400mg/日程度であり，多くのQTP服用患者が不十分な用量のまま漫然と治療されているのではないかとの危惧を抱くグループも存在する[25,26,43]。

## Ⅲ. Quetiapine の用量設定試験

　このように海外ではQTPの大量投与が広く行われ，しかもこれを支持する者が数多く存在すると考えられるわけだが，このことを根拠にQTPの大量投与を無批判に受け入れることは危険かもしれない。というのも，診療科目や疾患の別を問わず，治療法の是非は賛同者をいかほど集められるかではなくて，エビデンスの有無に基づいて判断するべきだからである。実際，エビデンスが確立される前にエキスパート・コンセンサスが成立していたものの，後にエビデンスによって覆されたことはこれまでにも数多くみられたところである。

　よって，本稿では1）固定用量方式の用量設定試験（fixed-dose trial）と，2）一定の範囲内で用量を変更できる可変用量方式の用量設定試験（flexible dosage within fixed-dose range trial）という2つのタイプの二重盲検試験のデータに基づいて，QTPの至適用量範囲を検討する。

### 1．固定用量方式の用量設定試験（表2）

　この形式の二重盲検試験はこれまでに少なくとも4つ実施されている。ただし，1つは対象患者が6名のみと少なく，もう1つは有効性の点でやや疑義のある75mg/日と450mg/日のQTPの薬効を比較したものなので，これらは検討対象から除外して，残る2試験に基づいて検討を行う。

　Arvanitisらによる試験[3]は361名の統合失調症入院患者を7群に分け，75mg/日，150mg/日，300mg/日，600mg/日，あるいは750mg/日のQTPか，12mg/日のhaloperidol（以下，HPDと略）か，プラセボのいずれかを6週間使用し，それぞれの治療転帰が評価された。試験結果を要約すると，75mg/日のQTPが投与されていた群を除く実薬投与群は全てプラセボより薬効が有意に優れ，Clinical Global Impression（以下，CGIと略）評点に関してはQTP 300mg/日投与群が，Brief Psychiatric Rating Scale（以下，BPRSと略）総得点についてはQTP 150mg/日投与群が，

BPRS 総得点が30％以上改善した患者の割合に関しては QTP 300mg/日投与群が数字の上で最も治療成績が優れていた．また，数字の上で600～750mg/日の QTP の治療成績は150～300mg/日よりもやや劣っていた．臨床試験において有効性に差があることを証明するためには，有効性に現実に差があることも重要であるが，その差を検出するに十分な症例数が確保されているかも同じくらい重要である．ことによると，この試験では症例数が不足して，150～300mg/日と600～750mg/日の QTP の間に見られた差が数字上のものに過ぎないのか，あるいは現実に有効性に差があるのかを区別できなかったかもしれない．そこで，Sparshatt ら[39]は150mg/日投与群と300mg/日投与群を組み合わせた集団と600mg/日投与群と750mg/日投与群を組み合わせた集団を構築して症例数と統計学的検出力をともに増やした事後的解析を行って150～300mg/日投与群の方が600～750mg/日投与群より有意に優っていることを見出している．

　Kahn らによる試験[20]では573名の入院および外来の統合失調症患者が5群に分けられ，このうち3群ではそれぞれ400mg/日，600mg/日，800mg/日の QTP の延長放出型製剤（以下，QTP-XR と略）が，残る2群ではそれぞれ400mg/日の通常型の QTP とプラセボが6週間にわたって投与された．試験結果を要約すると，600～800mg/日の QTP-XR の治療成績の方が数字の上で400mg/日の通常型 QTP と400mg/日の QTP-XR よりも全体的に上回っており，CGI 評点と Positive and Negative Syndrome Scale（以下，PANSS と略）総得点の上では800mg/日投与群の治療成績が，また PANSS 総得点が30％以上改善した患者の割合に関しては600mg/日投与群の治療成績が最も良好であったが，600mg/日投与群と800mg/日投与群の間の差はごく僅かなものに過ぎなかった．この試験の結果は Arvanitis らの試験の事後的解析より得られた150～300mg/日の方が600～750mg/日よりも治療成績が優れているという結論とやや食い違うが，Kahn らの試験でも400mg/日と600～800mg/日の間の治療成績の差は統計学的に有意なものではなかったわけであるし，600mg/日と800mg/日の間に治療成績の

差がなかったことも考慮すると，これ以上投与量を増加させても有効性が増すとは考えにくいのではないかと推測する研究グループも存在する[39]。いずれにしても，大量投与を治療選択肢に含めた固定用量方式の臨床試験自体が行われていない以上，QTPの大量投与の有効性については未検証といわざるを得ないであろう。

## 2．可変用量方式の用量設定試験（表2）

このようなタイプの二重盲検試験としては，高用量のQTPと低用量のQTPとプラセボの治療成績を比較した試験が2つ存在するが，このうち1つは対象患者が12名に過ぎなかったので，Smallらの試験[37]のみを参考資料とした。ただし，可変用量方式の臨床試験によって常用量と大量投与のQTPの治療成績が比較されたことはないので，QTPの大量投与の有効性の検証はやはりできてはいないことになる。

Smallらの試験では286名の入院患者を3群に分け，一群には高用量のQTP，すなわち750mg/日以下のQTPを，もう一群には低用量のQTP，すなわち250mg/日以下のQTPを，最後の一群にはプラセボを投与した。平均投与量は高用量群が360mg/日，低用量群が209mg/日であった。結果を簡単に述べると，高用量群は他の2群よりもBPRS総得点の改善度が有意に大きく，低用量群とプラセボ群の間にCGI評点とBPRS総得点の上で有意な差はないとされたが，低用量群には用量が少なすぎたために無効であった症例が多く含まれている可能性がある。そのため，投与量が150mg/日未満の症例を低用量群から除外して，150～250mg/日のグループと250mg/日超のグループに再編した上での事後解析が行われている[38]。結果としては投与4～5週後の時点でBPRS総得点の上で低用量群はプラセボ群より有意に優れていたものの，BPRS総得点が40％以上改善していた患者の割合は低用量群よりも高用量群の方が有意に多く，低用量群とプラセボ群との間に有意な差はないとされた。

ただし，この試験では高用量群と低用量群の用量比が3：1に設定され

表3 Quetiapineの可変用量方式の実薬対照二重盲検試験の概要

| 報告者 | 使用薬剤 | 患者数 | 用量範囲 | 平均投与量 | BPRS/PANSS 改善度 | 治療反応率 |
|---|---|---|---|---|---|---|
| Peuskens et al.[35] | QTP | 101 | 100～750 | 407 | −18.4 | 65％* |
|  | CPZ | 100 | 100～750 | 384 | −18.0 | 52％ |
| Copolov et al.[10] | QTP | 221 | 300～600 | 455 | −18.7 | 44％** |
|  | HPD | 227 | 6～12 | 8 | −22.1 | 47％ |
| 工藤ら[24] | QTP | 90 | 75～600 | 214.6±120.0 |  | 37％*** |
|  | MSP | 90 | 45～300 | 103.3±49.3 |  | 29％ |
| 村崎ら[34] | QTP | 100 | 50～600 | 225.0±122.5 |  | 38％*** |
|  | HPD | 97 | 1.5～18 | 6.68±3.60 |  | 26％ |
| Zhong et al.[45] | QTP | 338 | 200～800 | 525±231 | −15.1 | 27.4％/39.0％**** |
|  | RIS | 335 | 2～8 | 5.2±2.1 | −18.1 | 27.7％/41.8％ |
| McEvoy et al.[31] | QTP | 134 | 100～800 | 506±215 |  | 58％***** |
|  | RIS | 133 | 0.5～4 | 2.4±1.0 |  | 65％ |
|  | OLZ | 133 | 2.5～20 | 11.7±5.3 |  | 64％ |

QTP：quetiapine, CPZ：chlorpromazine, HPD：haloperidol, MSP：mosapramine, RIS：risperidone, OLZ：olanzapine
BPRS：Brief Psychiatric Rating Scale, PANSS：Positive and Negative Syndrome Scale, CGI：Clinical Global Impression
FGIR：Final Global Improvement rate
*：BPRS総得点が50％以上改善した割合。QTP＞CPZ, **：PANSS総得点が30％以上改善した割合, ***：最終全般改善度が中等度以上であった割合, ****：PANSS総得点が30％以上改善した割合/CGI評点で中等度改善以上であった率, *****：PANSS全項目が3点以下で, CGIが3点以下のことが1回以上観察された患者の率

ていたにもかかわらず，結果的に用量比が1.7：1にとどまったことや，高用量群が最高で750mg/日まで使用可能であったにもかかわらず，現実の平均投与量が360mg/日でしかなかったことに注意を要すると思われる。というのは，副作用の問題によって増量が困難な場合を除いて，通常の臨床試験では試験デザイン上の用量比と現実の用量比の間には大きな差はないのが普通であるし，また市販後の臨床試験や臨床実地ではこれよりも大量のQTPが問題なく使用されているからである。Smallらの試験の対象患者が特殊な臨床特性をもつ集団であったとか，あるいは統計学的な偶然の産物であるという可能性も，最高投与量が750mg/日のQTPとプラセボの治療成績を比較したBorisonらによる二重盲検試験[4]において，QTPの平均投与量が307mg/日にとどまったことを考慮すると考えにくいと思われる。これらと，後述する可変用量方式の実薬対照臨床試験の結果を併せて考慮すると，実際にはQTPの至適用量は300～400mg/日程度で

ある可能性はかなり大きいように思われる。

## Ⅳ．Quetiapine の実薬対照臨床試験

可変用量方式が採用された，通常の統合失調症患者を対象としたQTPの実薬対照二重盲検試験の概要を表3に示した。これらのうち，上市前に実施されたのは Peuskens ら[35]，Copolov ら[10]，工藤ら[24]，村崎ら[34]による試験である。

Peuskens ら[35]は chlorpromazine（以下，CPZ と略）を対照薬として，QTP と CPZ の投与量をともに100～750mg/日として薬効を相互比較した。試験終了時の平均投与量は QTP が407mg/日，CPZ が384mg/日であった。試験終了時の BPRS 総得点の改善幅に関しても，CGI 評点に関しても両薬剤間に有意な差はなかったが，BPRS 総得点が50％以上改善した率に関しては QTP が有意に優っていた。

Copolov ら[10]は HPD を対照薬として，QTP と HPD の投与量をそれぞれ300～600mg/日，6～12mg/日として，薬効を比較した。試験終了時の平均投与量は QTP が455mg/日，HPD が8 mg/日であり，PANSS 評点が30％以上改善した患者の割合に関して，両群間に差はなかった。

村崎ら[34]は HPD を対照薬として，QTP と HPD の投与量をそれぞれ50～600mg/日，1.5～18mg/日として，薬効を比較した。平均投与量はそれぞれ225mg/日，6.68mg/日で，最終全般改善度の上で中等度以上改善していた率に有意な差はなかったが，数字上は QTP の方が優っていた。

工藤ら[24]は mosapramine（以下，MSP と略）を対照薬として，QTP と MSP の投与量をそれぞれ75～600mg/日，45～300mg/日として薬効を比較した。平均投与量は QTP が215mg/日，MSP が103mg/日であり，最終全般改善度で中等度以上改善していた率に有意な差はなかったが，数字の上ではやはり QTP の方が優っていた。

一方，市販後に実施された通常の統合失調症患者を対象に実施された臨床試験としては，Zhong ら[45]と McEvoy ら[31]による試験が知られている。

Zhong らの試験[45]では RIS を対照薬として，QTP と RIS の投与量をそれぞれ200〜800mg/日，2〜8mg/日として比較がなされた。平均投与量はそれぞれ525mg/日，5.2mg/日，また試験終了時の PANSS 総得点の平均改善度はそれぞれ15.1点，18.1点であり，PANSS 総得点が40%以上改善した率はそれぞれ27.4%，27.7%，CGI で中等度以上の改善していた率もそれぞれ39.0%，41.8%で，本質的な差は見られなかった。McEvoy らの試験[31]では2.5〜20mg/日の olanzapine（以下，OLZ と略）と，100〜800mg/日の QTP と，0.5〜4mg/日の RIS の52週間にわたる薬効が比較された。試験中の平均投与量はそれぞれ11.7mg/日，506mg/日，2.4mg/日であった。この試験における主要評価項目は投与継続率であったが，PANSS や CGI に関する記載もあり，PANSS の全項目が3点以下となり，かつ CGI 評点が3点以下となったことが1回以上観察された患者はそれぞれ64%，58%，65%存在し，各薬剤の間に有意な差はないとされた。

　これら6試験では QTP の最高投与量は全て750〜800mg/日とされていたが，実際の平均投与量はそれより明らかに低かった。これらのうち，村崎らと工藤らによる試験にはいわゆる慢性・固定状態の患者が多く含まれていて，他の試験と同等に扱うことには方法論上の疑義があると指摘されているが[1,21]，これらを除外しても平均投与量の用量範囲は407〜525mg/日であった。

## V．Quetiapine の至適用量に関するまとめ

これまでの議論をまとめると，以下のようになる。
・米国における QTP の投与量は上市以来一貫して増加傾向にあり，添付文書で承認された投与量を超える大量投与例は QTP が投与されている入院患者の3分の1を占めるに至ったばかりか，大量投与を行うことに一定以上の支持が集まっているようである。
・わが国では QTP の投与量は全体に少なく，平均投与量は300mg/日台にとどまるようである。

- 米国では現実に QTP の大量投与が行われているが，二重盲検試験によってその有効性が検証されたことはない．また，既存データから考える限り，大量投与によって常用量を凌駕する治療成績が得られると積極的に考える根拠は乏しいようである．
- QTP の至適用量に関しては，Arvanitis らの用量設定試験からは150〜300mg/日，Kahn らの用量設定試験からは600〜800mg/日，可変用量方式の用量設定試験からは300〜400mg/日程度，可変用量方式の実薬対照臨床試験からは400〜500mg/日程度と推測されるといったように，臨床試験ごとにばらつきが見られる．ただし，Kahn らの試験では400mg/日と600〜800mg/日の間に有意差が見出されておらず，可変用量方式の実薬対照臨床試験に関しても QTP の平均投与量が多い試験は QTP の大量投与が米国で広まった後に実施されたものであったことに留意すべきである．

以上より，QTP の至適用量は症例レベルでは400〜500mg/日であったり，600mg/日であったりするかもしれないが，全体としては300〜400mg/日程度である可能性が高いというのが現段階での結論である．著者らの見解としては，QTP を使用する場合には，まず300〜400mg/日程度の使用を試みて，反応が見られなかった場合には，さらに400mg/日以上の使用を試みるべきと考えている．ただし，最高投与量である750mg/日まで使用したにもかかわらず，無効であった場合に大量投与を行うという根拠は今のところ乏しいと考える．もっとも，QTP の用量設定に関する情報には不十分なところが多いので，将来，よりエビデンスのレベルの高い臨床試験によるさらなる検討が必要であろう．

## Ⅵ．Quetiapine の等価換算

今日までに発表された QTP の換算値が掲載されていた換算表は表4と表5に示した15種類である．ここではこれらのうち代表的なものについて

概説し，その上で現在著者らが有する見解を述べる。

### 1．エキスパート・コンセンサス・ガイドライン版等価換算表（表4）[22]

表4は2003年版のエキスパート・コンセンサス・ガイドライン（ECG 2003）に掲載されている換算表（以下，ECG版換算表と略）である。ECG2003では，最初に1 mg，5 mg，10mg，20mg，30mgのHPD，あるいは1 mg，2 mg，4 mg，6 mg，10mgのRISと等価と考えられるさまざまな抗精神病薬の量に関する回答をエキスパートより得て，回答の平均値と標準偏差に基づいて換算値が決定された。つまり，ECG版換算表はエキスパート・コンセンサスのみを根拠とした換算表である。しかしながら，この換算表をよく見ると，例えば，HPD 1 mgとQTP 100mgが互いに等価とされており，このレベルにおけるHPDとQTPの力価の比は100：1であるが，HPD 5 mg，10mg，20mg，30mgと等価のQTPはそれぞれ325mg，600mg，900mg，1,200mgとされているので，各レベルにおける力価比はそれぞれ65：1，60：1，45：1，40：1と，一定していない。RISについても同様の現象が見られ，RISとQTPの力価の比は82.5：1から112.5：1の間で変動している。これはECG版換算表がエキスパートの意見に換算値決定の根拠が置かれたことによるものである。というのは，抗精神病薬の切り替え時の用量設定には副作用の問題や再燃のリスクなどといった等価換算以外の問題も絡んでくるからである。

表4にはECG版換算表のHPDベースで作成された部分とRISベースで作成された部分を組み合わせてCPZの投与量の順に並べかえ，表の最下段にCPZ 100mgを基準に補正したQTPの量（換算値）を示したが，高用量域と低用量域では値に若干の食い違いはあるものの，定型抗精神病薬の常用量の上限に相当するCPZ 500mg/日までのQTPの換算値は概ね125前後で安定している。よって，ECG版換算表におけるQTPの換算値について代表値を設定する必要がある場合にはこの『125』という値を採用するのが妥当であろう。

32　第1部　Quetiapineを使いこなす

表4　エキスパート・コンセンサス・ガイドライン版等価換算表[22]

| | | | | | | | | | | |
|---|---|---|---|---|---|---|---|---|---|---|
| Chlorpromazine | 60 | 80 | 175 | 250 | 350 | 500 | 550 | 800 | 900 | 1300 |
| Thioridazine | 50 | 75 | 150 | 200 | 300 | 450 | 475 | 650 | 750 | 1000 |
| Thiothixene | 3 | 4 | 8 | 12 | 17 | 25 | 25 | 35 | 40 | 60 |
| Trifluoperazine | 3 | 4 | 10 | 12 | 15 | 25 | 25 | 35 | 40 | 55 |
| Fluphenazine | 1 | 1 | 5 | 5 | 7.5 | 10 | 12.5 | 15 | 20 | 30 |
| Haloperidol | 1 | 1.5 | 3.5 | 5 | 7.5 | 10 | 11.5 | 17 | 20 | 30 |
| Perphenazine | 4 | 6 | 12 | 16 | 24 | 32 | 40 | 54 | 64 | 88 |
| Clozapine | 75 | 75 | 175 | 250 | 350 | 425 | 500 | 700 | 675 | 900 |
| Risperidone | 1 | 1 | 2 | 3 | 4 | 5.5 | 6 | 10 | 10.5 | 15 |
| Olanzapine | 2.5 | 5 | 7.5 | 10 | 15 | 20 | 20 | 30 | 30 | 45 |
| Quetiapine | 100 | 100 | 225 | 325 | 450 | 600 | 600 | 825 | 900 | 1200 |
| Aripiprazole | 5 | 5 | 10 | 10 | 15 | 20 | 25 | 30 | 30 | 35 |
| Chlorpromazine 100mgを基準に補正したquetiapineの換算値 | 166.7 | 125.0 | 128.6 | 130.0 | 128.6 | 120.0 | 109.1 | 103.1 | 100.0 | 92.3 |

文献21）に掲載されている換算表を一部改変して作成した。
網掛け部分は基準となる抗精神病薬の種類と量を示す。

表5　Quetiapineの等価換算に関する過去の報告

| 著者 | APA[2] | CA-SK[4] | Centorrino[6] | Eisendrath[11] | Fait[17] | Hahn[13] | Humberstone[15] | Lambert | Marangell[30] | Meltzer[32] | Woods[44] | 稲垣・稲田[18] | 藤[41] |
|---|---|---|---|---|---|---|---|---|---|---|---|---|---|
| 発表年 | 1997 | 2003 | 2005 | 2004 | 2002 | 2003 | 2004 | 2000[27] | 2002[28] | 2004 | 2000 | 2003 | 2008 | 2001 |
| chlorpromazine | 100 | 100 | 100 | 100 | 100 | 100 | 100 | 100 | 100 | 100 | 100 | - | 100 | 100 |
| haloperidol | 2 | 2-6 | 2 | 2 | 2 | 2 | 2 | 2 | 2 | 2 | 2 | 2 | 2 | 2 |
| risperidone | 1-2 | 2 | 1.25 | 2 | 2 | 1-2 | 1.1 | - | 1.1 | 1 | 1 | 2 | 1 | 1.5 |
| quetiapine | 50-100 | 60-75 | 200 | 100 | 25 | 50 | 150 | 150 | 150 | 100 | 100 | 75 | 66 | 72 |
| perospirone | - | - | - | - | - | - | - | - | 8 | - | - | - | 8 | 8 |
| olanzapine | 2-3 | 2.5-5 | 4 | 5 | 2 | 3 | 3.3 | 3 | - | 2-3 | 4 | 5 | 2.5 | 2.5 |
| aripiprazole | - | - | - | 5 | - | 2-4 | - | - | - | - | - | 7.8 | 4 | - |
| clozapine | 50 | 50 | 66.7 | 100 | 50 | 60 | 100 | 75 | - | 50 | 50 | - | 50 | - |

APA：米国精神医学会, CA-SK：カナダのサスカチュワン州で作成

## 2．米国精神医学会ガイドライン版換算表[2]

　米国精神医学会（American Psychiatric Association：APA）によって

1997年4月に刊行されたガイドラインに掲載されていた換算表（以下，APA版換算表と略）である。当時は新規抗精神病薬に関する知見が十分蓄積されていなかったためか，『1～2』といった幅を持たせた換算値や疑問符付きの換算値が記載されていた。APAガイドラインはその後改訂されて，2004年に第2版が発表されたが，第2版のガイドラインに添付されていた換算表には新規抗精神病薬の換算値が掲載されていない。これは，従来型抗精神病薬は抗ドパミン作用を介して抗精神病効果が発揮されるが，新規抗精神病薬はセロトニン受容体遮断作用やドパミン部分作動作用などといった他の薬理作用も関与して抗精神病作用が発揮されるので，これらを同等に扱うことは妥当でないという見解に基づくものであり，英国のモーズレイ・ガイドライン版換算表[40]や米国のPatients Outcomes Research Teamによる2003年版の換算表[29]なども同様の見解に基づいている。

ただし，現実的な臨床上の問題として新規抗精神病薬の換算値が設定されていないと抗精神病薬間の切り替えの際に苦慮することも想定できるので，著者らは臨床的便宜を優先して，二重盲検試験をはじめとしたエビデンス・レベルの高い臨床データに基づく等価換算を作成・公表している[16]。

### 3．Woods版換算表[44]

Woodsによって2003年にJournal of Clinical Psychiatry誌上に発表された『最小有効量』という概念に基づく換算表である。最小有効量とは固定用量方式のプラセボ対照試験において，プラセボより統計学的に有意に抗精神病作用が優れていることがコンセンサスとなっている最小投与量のことである。Woodsは数多くの臨床試験を詳細に検討した結果，HPDでは4 mg/日，RISでは4 mg/日，OLZでは10mg/日，QTPでは150mg/日，aripiprazole（以下，ARIと略）では15mg/日といった値が最小有効量であると結論した。Woodsはこれらの最小有効量を互いに等価とみなし，さ

らに APA 版換算表[2]における HPD 2 mg/日と CPZ 100mg/日が等価であるという見解に基づいて，各新規抗精神病薬の換算値を決定した。よって，Woods の換算表では CPZ 100mg と QTP 75mg が等価となる。

### 4．稲垣・稲田2008年版換算表[18,19]

著者らが作成した換算表の2008年の春における修正版である。著者らがQTP の換算値を決定したのは2001年のことであったが，当時は QTP の換算値の掲載されている換算表が APA 版換算表しかなかったために，Arvanitis ら[3]，Copolov ら[10]，工藤ら[24]，村崎ら[34]，Peuskens ら[35]による合計5つの二重盲検試験の論文を参照し，その上で CPZ 100mg と等価とみなされる QTP の量として，66mg という値を採用した。ただし，これらのデータから得られる推定値には50〜100mg の間でかなりのばらつきがあったので，この『66』という値は相互の矛盾が最も小さくなるような値という色彩が強い。

### 5．その他の換算表（表5）

この他に，①カナダのサスカチュワン州で医師，医療スタッフ向けに作成された換算表[14]，②Centorrino らによる換算表[6]，③Eisendrath らの換算表[11]，④Fait らの換算表[12]，⑤Hahn らによる換算表[13]，⑥Humberstone らによる換算表[15]，⑦Lambert による2000年版の換算表[27]，⑧Lambert による2002年版の換算表[28]，⑨Marangell らの換算表[30]，⑩Meltzer らによる換算表[32]，⑫融による2001年版換算表[41]が存在する。ただし，⑥に関しては共著者欄を参照した限り，Lambert の深い影響を受けている可能性が高いとみなせるので，⑥〜⑧は本質的に同一著者による換算表と見なすべきと思われる。

### 6．過去の等価換算に関するまとめ

これら15種類の換算表を参照した限り，QTP の換算値を『25〜50』と

して，CPZの倍以上の力価を有すると評価したものが2つ，換算値は『70前後』として，CPZの1．5倍程度の力価を有するとみなすものが5つ，CPZと等価とみなすものが3つ，換算値を『125〜200』とみなして，CPZより低力価とみなす換算表が3つという内訳となる。なお，⑥〜⑧の3つは同一グループによる換算表として1つと数えてある。つまり，QTPの至適用量に関する推定値にばらつきがあるのと同様に，QTPの換算値にも大きなばらつきが見られる訳であるが，その中位数は70前後にあるものと考えられる。

### 7．QTPの等価換算に関する著者らの現在の見解

上島ら[21]は2004年に2001年以降に出版された知見をまとめ，またECG版換算表における記載も参照した上で，わが国で実施された試験[24,34]には慢性・固定状態の患者が多数含まれているために，他の試験と同等に扱うことには換算値決定に関する方法論上の疑義があるので，その他の臨床試験の結果に基づいてQTPとHPDの力価の比は1：約60であり，またQTPとRISの力価の比は1：約100と考えた方が適切なのではないかとの意見を表明した。

実際，平均525mg／日のQTPと平均5.2mg／日のRISを比較した結果，ほぼ同等の薬効が示されたZhongらの試験[45]や，平均506mg／日のQTPと平均2.4mg／日のRISと平均11.7mg／日のOLZを比較してほぼ同等の薬効が示されたMcEvoyらの試験[31]をみると，この見解は理にかなっているように見える。しかしながら，この論理は150mg／日のQTPよりも300mg／日のQTPの薬効が大きく，300mg／日のQTPよりも600mg／日のQTPの方が有効である場合にのみ正しいのであって，例えば300〜400mg／日のQTPと500〜600mg／日のQTPが同等の有効性を有し，副作用にも大差がない場合には，話はだいぶ変わってくる。特に，Zhongらの試験[45]やMcEvoyらの試験[31]は一般臨床におけるQTPの投与量が増大した後に行われたので，このことが臨床試験における処方パターンに影響を与えた可

能性は十分考えられる．実際，精神病以外の患者も対象に含んでいるという問題点があるが，Mullen ら[33]によって1997年から1998年にかけて実施された Quetiapine Experience with Safety and Tolerability Study という QTP と RIS の無作為割付オープン比較試験では，RIS と QTP の平均投与量はそれぞれ4.4mg/日，253.9mg/日であったが，薬効に関して QTP は RIS に劣っていない．

現在，著者らは quetiapine の至適用量は300〜400mg/日である可能性が高いと考えているが，通常の統合失調症患者における HPD の至適用量が 8〜12mg/日であり，2mg/日の HPD と100mg/日の CPZ が等価であることを考慮すると，QTP の換算値は『66〜75』ということになる．この値は，過去に発表された等価換算における QTP の換算値の中央値に相当し，また著者らが2001年に提唱した値である『66』も含んでいる[19]．また，稲垣・稲田の等価換算はわが国における根拠に基づいた精神医療の実現に重点をおいており，主としてわが国において実施されたエビデンスのレベルが高い二重盲検試験等に基づいて換算値を決めることを原則としており，個人的な臨床経験や大量投与の流行などを臨床試験における十分な検証なしにそのまま反映させるようなことはしていない．これらの事情に鑑みて，わが国においては新たなエビデンスの公表が見られないので QTP の換算値を『66』[18]のままにしている．

なお，わが国において発表された総説のいくつかにおいて，著者らによる QTP の換算値が『66』であったことによって，臨床実地における QTP の投与量が低くなるという結果がもたらされたとの指摘があった[1,21,25,26]．具体的には「RIS 1 mg と QTP 66mg が等価なので，RIS の至適用量が4 mg/日であるとすると，QTP の至適用量は264mg/日である」といった論理に基づく用量設定が行われているとの指摘である．もちろん，これは「等価換算の正しい使い方を理解することなく，機械的に換算をした」誤用の典型例である．抗精神病薬の切り替えを行う際の用量設定においても等価換算は『おおまかな目安』以上のものにはなりえず，最終的には日常

臨床における病態の観察に基づいて用量を決定すべきことに留意されたい[17]。

**文　献**

1) 秋本多香子, 宮本聖也, 青葉安里：Quetiapine の用量―その決め方と変え方. 臨床精神薬理, 8：1199-1207, 2005.
2) American Psychiatric Association：Practice guideline for the treatment of patients with schizophrenia. III. Treatment principles and alternatives. Am. J. Psychiatry, 154 (4, suppl.)：7-34, 1997.
3) Arvanitis, L. A., Miller, B. G., the Seroquel Trial 13 Study Group：Multiple fixed doses of "Seroquel" (Quetiapine) in patients with acute exacervation of schizophrenia：a comparison with haloperidol and placebo. Biol. Psychiatry, 42：233-246, 1997.
4) Borison, R. L., Arvanitis, L. A., Miller, B. G. et al.：ICI 204,636, an atypical antipsychotic：efficacy and safety in a multicenter, placebo-controlled trial in patients with schizophrenia. J. Clin. Psychopharmacol., 16：158-169, 1996.
5) British Medical Association and Royal Pharmaceutical Society of Great Britain：British National Formulary 49. London, 2005.
6) Centorrino, F., Fogarty, K. V., Sani, G. et al.：Antipsychotic drug use：McLean Hospital, 2002. Hum. Psychopharmacol. Clin. Exp., 20：355-358, 2005.
7) Citrome, L., Jaffe, A., Levine, J.：Dosing of second-generation antipsychotic medication in a state hospital system. J. Clin. Psychopharmacol., 25：388-391, 2005.
8) Citrome, L., Jaffe, A., Levine, J. et al.：Dosing of quetiapine in schizophrenia：how clinical practice differs from registeration studies. J. Clin. Psychiatry, 66：1512-1516, 2005.
9) Citrome, L. and Volavka, J.：Optimal dosing of atypical antipsychotics in adults：a review of the current evidence. Harvard Rev. Psychiatry, 10：280-291, 2002.
10) Copolov, D. L., Link, C. G. G., Kowalcyk, B.：A multicentre, double-blind, randomized comparison of quetiapine (ICI 204,636, 'Seroquel') and haloperidol in schizophrenia. Psychol. Med., 30：95-105, 2000.
11) Eisendrath, S. J. and Lichtmacher, J. E.：精神障害. カレント・メディカル 診断と治療　第43版日本語版(ローレンス・M・ティアニー, スティーブン・J・ミックフィ, マキシン・A・パパダキス：編), pp. 1035-1097, 日経 BP 社, 東京, 2004.

12) Fait, M. L., Wise, M. G., Jachna, J. S. et al. : Psychopharmacology. In : The American Psychiatric Publishing Textbook of Consultation-liaison Psychiatry : Psychiatry in the Medically Ill., Second edition (ed. by Wise, M. G. and Rundell, J. R. ), pp. 939-988, American Psychiaric Publishing, Washington, D. C., 2002.
13) Hahn, R. K., Reist, C., Albers, L. J. : Psychiatry 2003-2004 Edition. Current Clinical Strategies Publishing. California, 2003-2004.
14) http://meds.queensu.ca/~clpsych/orientation/Antipsychotics%20Comparison%20Chart.pdf
15) Humberstone, V., Wheeler, A., Lambert, T. : An audit of outpatient antipsychotic usage in the three health sectors of Auckland, New Zealand. Aust. NZ J. Psychiatry, 38 : 240-245, 2004.
16) 稲垣 中, 稲田俊也：各種ガイドライン等における抗精神病薬の等価換算. 各種ガイドライン・アルゴリズムから学ぶ統合失調症の薬物療法(稲田俊也 編), pp. 69-85, アルタ出版, 東京, 2006.
17) 稲垣 中, 稲田俊也, 藤井康男 他：向精神薬の等価換算. 星和書店, 東京, 1999.
18) 稲垣 中, 稲田俊也：新規抗精神病薬の等価換算 (その5) Blonanserin. 臨床精神薬理, 11 : 887-890, 2008.
19) 稲垣 中, 稲田俊也, 藤井康男 他：新規抗精神病薬の等価換算 (その1) Quetiapine. 臨床精神薬理, 4 : 681-684, 2001.
20) Kahn, R. S., Schulz, S. C., Palazov, V. D. et al. : Efficacy and tolerability of once-daily extended release quetiapine fumarate in acute schizophrenia : a randomized, double-blind, placebo-controlled study. J. Clin. Psychiatry, 68 : 832-842, 2007.
21) 上島国利, 宍倉久里江：非定型抗精神病薬 quetiapine の等価換算値および至適用量について. 臨床精神薬理, 7 : 1385-1389, 2004.
22) Kane, J. M., Leucht, S., Carpenter, D. et al. : The Expert Consensus Guideline Series. Optimizing Pharmacologic Treatment of Psychotic Disorders. J. Clin. Psychiatry, 64 (suppl. 12) : 1-100, 2003.
23) 抗精神病剤 セロクエル®25mg 錠 セロクエル®100mg 錠 セロクエル®細粒50%添付文書. アステラス製薬, 2008年2月改定(第15版, 日局第15改正対応版).
24) 工藤義雄, 野村純一, 井川玄朗 他：フマル酸クエチアピンの精神分裂病に対する臨床評価—塩酸モサプラミンを対照薬とした二重盲検比較試験. 臨床医薬, 16 : 1807-1842, 2000.
25) 久住一郎, 小山 司：統合失調症治療における quetiapine の位置づけと今後の課題. 臨

床精神薬理, 10:1671-1677, 2007.
26) 久住一郎, 古瀬 勉, 吉川憲人 他:精神科治療における quetiapine の位置づけ―統合失調症を中心に. 臨床精神薬理, 9:2095-2112, 2006.
27) Lambert, T.: Switching to Risperdal, Ver. 4. 03 (CD-ROM). Janssen-Cilag/Organon, 2000.
28) Lambert, T., 平安良雄(日本語監修): Switching to Risperdal 日本語版 CD-ROM. Janssen Pharmaceutical, 東京, 2002.
29) Lehman, A. F., Kreyenbuhl, J., Buchanan, R. W. et al.: The schizophrenia patient outcomes research team (PORT): updated treatment recommendations 2003. Schizophr. Bull., 30:193-217, 2004.
30) Marangell, L. B., Silver, J. M., Goff, D. C. et al.: Psychopharmacology and electroconvulsive therapy. In: Essentials of Clinical Psychiatry, second edition (ed. by Hales, R. E. and Yudofsky, S. C.), pp. 783-888, American Psychiaric Publishing, Washington, D. C., 2004.
31) McEvoy, J. P., Lieberman, J. A., Perkins, D. O. et al.: Efficacy and tolerability of olanzapine, quetiapine, and risperidone in the treatment of early psychosis: a randomized, double-blind 52-week comparison. Am. J. Psychiatry, 164:1050-1060, 2007.
32) Meltzer, H. Y. and Fatemi, H.: Schizophrenia. In: Current Diagnosis & Treatment in Psychiatry (ed. by Eberts, M. H., Loosen, P. T., Nurcimbe, B.), pp. 260-277, McGraw-Hill, 2000.
33) Mullen, J., Jibson, M. D., Sweitzer, D. et al.: A comparison of the relative safety, efficacy, and tolerability of quetiapine and risperidone in outpatients with schizophrenia and other psychotic disorders: the Quetiapine Experience with Safety and Tolerability (QUEST) Study. Clin. Ther., 23:1839-1854, 2001.
34) 村崎光邦, 小山 司, 福島 裕 他:精神分裂病に対するフマル酸クエチアピンの臨床評価―Haloperidolを対照薬とした二重盲検比較試験. 臨床精神薬理, 4:127-155, 2001.
35) Peuskens, J., Link, C. G. G.: A comparison of quetiapine and chlorpromazine in the treatment o schizophrenia. Acta Psychiatr. Scand., 96:265-273, 1997.
36) Sadock, B. J., Sadock, V. A., Sussman, N. (編), 山田和男, 黒木俊秀, 神庭重信(監訳): カプラン精神科薬物ハンドブック 第4版 エビデンスに基づく向精神薬療法. pp. 247-260, メディカル・サイエンス・インターナショナル, 東京, 2007.
37) Small, J. G., Hirsch, S. R., Arvanitis, L. A. et al.: Quetiapine in patients with schizophrenia: a high- and low-dose double-blind comparison with placebo. Arch. Gen. Psy-

chiatry, 54 : 549-557, 1997.
38) Small, J. G., Kolar, M. C., Kellams, J. J. et al. : Relationship between quetiapine dose and efficacy. Eur. Neuropsychopharmacol., 12 (suppl. 3) : 277, 2002.
39) Sparshatt, A., Jones, S., Taylor, D. : Quetiapine : dose-response relationship in schizophrenia. CNS Drugs, 22 : 49-68, 2008.
40) Taylor, D., Paton, C., Kerwin, R. : The Maudsley 2005-2006 PRESCRIBING GUIDELINES 8th Edition. Taylor & Francis, London, 2005.
41) 融 道男：向精神薬マニュアル 第2版. 医学書院, 東京, 2001.
42) 角田健一, 稲垣 中：統合失調症治療における haloperidol の至適用量. 臨床精神薬理, 8 : 1185-1190, 2005.
43) 宇野準二, 杉村和枝, 黒沢雅広 他：統合失調症患者の薬物療法に関する処方実態調査(2007年)〜全国97施設の調査から〜(その1). 第104回日本精神神経学会総会, 東京, 2008年5月29日〜31日.
44) Woods, S. W. : Chlorpromazine equivalent doses for the newer atypical antipsychotics. J. Clin. Psychiatry, 64 : 663-667, 2003.
45) Zhong, K. X., Sweitzer, D. E., Hamer, R. M. et al. : Comparison of quetiapine and risperidone in the treatment of schizophrenia : a randomized, double-blind, flexible-dose, 8 week study. J. Clin. Psychiatry, 67 : 1093-1103, 2006.

第1部 Quetiapineを使いこなす

# 第3章 薬剤選択

久住一郎　橋本直樹　伊藤侯輝　小山　司

## I. はじめに

　Quetiapineは，全ての抗精神病薬の中で最もドパミン$D_2$受容体親和性が弱く，一度$D_2$受容体に結合しても速やかに解離するという，抗精神病薬としてはユニークな作用機序を有する薬剤である[5]。したがって，haloperidolやrisperidoneのような持続的$D_2$受容体遮断薬とは異なり，錐体外路症状が少なく，血中プロラクチン値が上昇しづらいというメリットを持つ。一方で，持続的な$D_2$受容体遮断薬の使用に慣れ親しんできた臨床家にとっては，急性期における強い幻覚妄想状態に対してquetiapineの使用が躊躇される傾向があることも否定できない。したがって，quetiapineの特徴的な薬理作用が生かされるように，適切な対象選択や用法・用量の確立が必要であろう。

　本稿では，統合失調症に対するquetiapineの適応に焦点を絞り，具体的な対象選択の一例として自験例を提示しながら，どのようなケースに使用していくことで，その特性が生かされやすいかを考えてみたい。

## II. 統合失調症急性期治療

　わが国の現状では，risperidoneやolanzapineに比較して，quetiapineが統合失調症の急性期治療で十分に評価されているという印象は少ない。しかし，これには，まず第一に用量，用法の問題が密接に関連していると考

えられる[6]。最近，急速増量法を用いることで，急性期の激越症状，敵意・攻撃性に対して有用であるという報告が散見されるようになった[2,4,7]。以下に，急性期にquetiapineが有用であった自験例を2例提示する。

## 1．情動不安定に対して効果のみられた症例

〔症例1　37歳，女性〕

診断：妄想型統合失調症（F20.0）

家族歴：父の妹が精神科通院歴あり（詳細不明）

生活歴：地元の公立高校卒業。A市の専門学校卒業後，就職したが，対人関係がうまくいかないなどで短期間の転職をくり返していた。

現病歴：元来，神経質で我を通す性格。20歳台から，強迫的な掃除や施錠の頻回な確認行為がみられていた。X年（30歳時）頃から，「周囲に自分の真似をする人達がいる」「自分が他人に影響を与えてしまう」などと感じるようになり，次第に，「利用されている」「監視されている」などの被害関係妄想に発展した。さらに，頭の中に種々の考えが脈絡なく浮かび，混乱して，仕事ができずに自宅に引きこもり，変装をして身を隠すような生活となった。X＋4年には両親と同居することになったが，周囲に対する不信感と衝動制御が困難となり，多額の借金をする，物を壊すなどの逸脱行動が出現した。X＋6年3月，B病院を初診し，統合失調症の診断でperospirone（最大24mgまで）を開始されたが，眠気と錐体外路症状が出現したため，通院・服薬は断続的であった。被注察感が強く，自閉的な生活に終始し，家庭内での興奮・暴力が続いたため，X＋7年12月，紹介されて北海道大学病院精神科神経科（以下，当科）初診となった。被害関係妄想，作為体験，思考吹入，考想奪取などが認められ，quetiapine 50mgから開始。軽度の眠気やふらつきはあるものの，いらいら感は軽減したため，徐々に200mgまで増量した。X＋8年1月に当科閉鎖病棟に入院した後は，2週間で600mgまで増量。いらいら感と衝動制御の困難感は自覚的に改善してきたが，被注察感，被害関係妄想などは持続していた

ため，さらに750mgまで増量した。これに伴い，情動が安定化し，被注察感，被害関係妄想も徐々に改善を示した。同年2月から外泊を開始し，家族と過ごしても安定していることを確認し，3月には病名告知とともに心理教育を施行した。本人の受入は良好であり，本人・家族ともに退院に前向きとなって，4月初旬に退院となった。現在，外来でもquetiapine 750mgを継続しながら安定を保っており，復職を目指して準備中である。

### 2．不安・焦燥感に対して効果のみられた薬剤不耐性例

〔症例2　32歳，女性〕

診断：妄想型統合失調症（F20.0）

家族歴：特記すべきことなし

生活歴：国立大学卒業後，地元を離れて事務職に就き，仕事ぶりも人間関係も良好で，その傍ら，英会話教室にも通っていた。

現病歴：元来，几帳面，神経質な性格。X年（28歳時）より，時々漠然とした対象のない不安感が出現。X+1年から抑うつ気分，易疲労感とともに，追跡体験（被害念慮）が出現して不安感が増強。X+2年10月，退職して実家に戻ったが，被害念慮が強まり，次第に外出が困難となり，X+3年3月にAメンタルクリニック初診。統合失調症の診断で，risperidone（～1.5mg），sulpiride（～250mg），aripiprazole（～24mg），olanzapine（～12.5mg）と種々の抗精神病薬が試みられたが，眠気，月経不順，下肢の震え，アカシジアなどの訴えがあり，中止ないし減量を余儀なくされた。Olanzapine 7.5mgで治療継続されていたが，次第に被害妄想，注察妄想が顕著となり，本人は幻聴を否定するものの，思考途絶が目立つようになったため，X+4年5月当科紹介受診となり，同月より当科閉鎖病棟に入院となった。

以後，olanzapineを20mgまで漸増したが，被害妄想，不安・緊張感が強く，終日カーテンを締め切ったまま自室にこもりきりの状態であり，下

肢の振戦，アカシジアも認められたため，perospironeに変更。32mgまで増量したが，症状の改善がみられない上，下肢の振戦，上肢の固縮などが出現したため，quetiapineに変更した。600mgまでの増量で，不安・緊張感の他覚的改善が顕著であり，行動範囲の拡大，集中力・持続力の改善が認められた。Quetiapine 750mgまで増量して，表情が明るくなり，不安・緊張感の表出も激減したが，自覚的には被害妄想の軽減は認めるものの，不安・緊張感が若干残存した。そのため，sulpirideを追加したところ，明らかに用量依存的な不安・緊張感の改善が観察され，結局1,200mgまで増量。病棟内での不安・緊張感は消失し，作業療法の開始，家族との院外外出と行動範囲を拡大しても安定しているため，同年10月退院した。現在は当科に通院しながら作業療法を継続中である。

### 3．急性期治療におけるquetiapineの適応

　症例1では，入院後，quetiapineを比較的急速に増量することにより，いらいら感と衝動性が自覚的に改善され，情動の安定化に極めて有効であった。病的体験の改善は情動安定化の改善よりも遅れたが，徐々に確実に軽減されていった。急性期の治療では，本人が最も苦痛とする症状の改善が治療継続の動機付けに重要であることが多い。本症例では，精神病症状の改善はゆっくりであったが，情動の安定化が速やかにみられたことで，治療者も受療者もともに効果を待つ余裕ができたと考えられる。

　症例2は，quetiapineが用量依存的に不安・緊張感に対して非常に有効であった。併せて，いわゆる薬剤不耐性であるため，これまでどの抗精神病薬も十分量使用できず，病的体験を改善させることができなかったが，唯一quetiapineが十分量まで用量を上げることができたことで，精神症状の改善に大きく寄与できた。最終的には，quetiapine 750mgでも不安・緊張感の改善が完全ではなかったため，sulpirideの追加を要したが，sulpiride単剤では150mgでも副作用（錐体外路症状）が出現したにもかかわらず，quetiapineとの併用では1,200mgまで使用できた点も興味深

い。Quetiapine の抗ヒスタミン $H_1$ 作用が副作用を軽減した可能性も考えられる。

　近年，急性期の激越症状に対して，抗精神病薬とベンゾジアゼピン系抗不安薬の併用が推奨されている[1]。しかしながら，ベンゾジアゼピン系薬物によって逆説的な攻撃性や脱抑制が誘発されたり，長期使用で依存の問題が生じる可能性もあり，医師―患者間の良好な関係を阻害することもある。その点，quetiapine は，抗不安・抗うつ効果を有し，適度で一時的な鎮静作用，すなわち静穏化作用を有するため，急性期の激越症状には有用である[7]。また，risperidone と同様に，服用後の最高血中濃度に達する時間（$T_{max}$）が2時間以内と短いことから，比較的速い効果発現が期待できる。医療観察法指定入院病棟からの最近の報告で，quetiapine が睡眠障害の改善だけではなく，敵意や攻撃性の改善にも有効であることが示唆されている[4]。

## Ⅲ．統合失調症維持期治療

　統合失調症の維持期治療で重要なことは，再発を確実に予防し，リハビリテーションへの参加を促すことで，機能レベルを上げ，同時に QOL（quality of life）を向上させることにある。そのためには，長期的な副作用を最小限にして治療アドヒアランスを向上させることが不可欠である。維持期において，副作用軽減と陰性症状改善に有効であった自験例2例を提示する。

### 1．遅発性ジスキネジアに効果のみられた例
〔症例3　31歳，男性〕
診断：残遺型統合失調症（F20.5）
家族歴：特記すべきことなし
生活歴：地元の私立高校を卒業後，5年間浪人して，私立大学夜間部に入学。

現病歴：元来，真面目で正義感が強い性格。X年（高校2年時），担任の交代を機に，不安，視線恐怖が出現し，A病院精神科を受診し，抗うつ薬などを処方されて，なんとか高校を卒業した。浪人中のX+3年頃から，徐々に自宅に引きこもりがちとなり，自分の言った言葉に対する確認行為が強まり，X+6年10月からBメンタルクリニック通院を開始。X+7年4月からC大学夜間部に入学したが，X+8年9月頃から特に誘因なく不安緊張感が強まり，X+9年1月からは不眠，食欲低下が加わり，2月にはD病院精神科に入院となる。入院時には，被害関係妄想，思考伝播，幻聴などが出現し，大量の抗精神病薬（haloperidol 30mg, levomepromazine 100mg など）で加療されたが，両親の強い希望で，同年3月に退院となり，その翌日当科初診して，即日当科閉鎖病棟に入院となった。入院時，幻覚妄想状態に加えて，著明なパーキンソン症状が認められ，haloperidolを順次減量し，最終的にrisperidone 6 mgに置換した。同年7月に退院となり，当科デイケアに通いながら通院を継続した。眠気，流涎，構音障害などのため，risperidoneを徐々に3 mgまで減量したが，X+11年2月頃から遅発性ジスキネジア（舌）が強まり，構音障害も顕著となった。そのため，risperidoneをperospirone（〜24mg）に置換したが，ジスキネジアは不変のため，同年5月より，perospironeをquetiapine 400 mgに置換。その後，valproic acid 600mgを追加し，眠気を訴えるためにquetiapineを250mg（寝前1回投与）まで減量したところ，X+12年1月頃から，ジスキネジアは完全に消失した。以後，復学した大学夜間部の卒業試験などで精神症状が不安定になったため，quetiapineを400〜600mgに調節しながら経過をみたが，ジスキネジアの再発はみられていない。X+14年3月，大学を無事卒業した。

## 2．陰性症状・感情障害に効果のみられた例

〔症例4　27歳，男性〕
診断：妄想型統合失調症（F20.0）

家族歴：特記すべきことなし

生活歴：高校1年時より強迫手洗いが出現。地元を離れて私立大学に入学したが，4年間で中退。

現病歴：元来，内向的，神経質な性格。大学に進学後，人前での緊張感が強く，通学が困難であった。X年（19歳時）頃より，周囲から常に見られている，皆が自分に悪意を持っている，誰かにつけ狙われているなどの被害関係妄想や見知らぬ男女の被害的内容の幻聴が出現。次第に終日部屋に閉じこもるようになり，複数の心療内科病院で加療されたが，改善はみられなかった。X＋3年大学を中退し，地元に戻ったが，精神症状は変わらず，同年11月に右手を数ヵ所刃物で傷つけるエピソードがあったため，当科初診。当科閉鎖病棟に入院となった。入院後，risperidone 4 mg で加療され，幻聴，被害関係妄想はほぼ消失し，不安感，緊張感も軽減した。無為・自閉的傾向は持続したが，X＋4年2月退院となった。その後，外来作業療法，デイケアを導入したが，持続的な悲哀感・憂うつ感，意欲低下に加えて，不安感，緊張感がしばしば出現する他，上下肢の震え，頭痛・頭重感，全身倦怠感などの身体症状を執拗に訴えた。この間，amoxapine，imipramine，trazodone，mianserin，fluvoxamine などの抗うつ薬，lithium の併用，pipamperone，zotepine などを試みたが，全く無効か，一時的な効果にとどまった。X＋7年1月より意欲減退が増強し，外出ができなくなり，デイケアも長期欠席するようになった。周囲が気になり始め，関係妄想も増悪して，緊張感，漠然とした不安感も悪化してきたため，同年3月より quetiapine 100mg の上乗せを開始した。前薬の risperidone は quetiapine の増量とともに漸減・中止した。Quetiapine 200mg 増量時から日中の眠気が出現したが，増量1週後から軽快。Quetiapine 400mg 増量2週後（開始10週後）までは特に大きな変化は認められなかったが，400mg 増量4週後（開始12週後）には，生き生きとした表情で来院し，意欲や集中力の著明な改善が認められた。デイケアも積極的に出席し，人前での緊張感・不安感が消失し，会話が抵抗なくできるようになっ

たという。以前から併用していたbiperidenを漸減・中止し，さらに不安・緊張感のため中止できなかったbromazepamもついに漸減・中止した。体重増加傾向はあるものの，現在も活動的な生活を送っている。

### 3．維持期治療におけるquetiapineの適応

症例3では，risperidone使用中に発現した遅発性ジスキネジアに対してquetiapineが有効であった。また，些細なことで不安感が増強し，思考が混乱して強迫的確認行動が増悪していたが，quetiapineは不安や強迫症状の軽減にも有効であり，紆余曲折を経ながらも大学を卒業することができた。Quetiapineの最大の特徴は，錐体外路症状が第二世代抗精神病薬の中でも最も少ないことにある。また，遅発性ジスキネジアや遅発性ジストニアに対して，clozapineと同様に，治療効果のある可能性も指摘されている[8,9]。

症例4は，陽性症状が比較的速やかに抑制されたものの，無為・自閉，不安・抑うつ症状が遷延し，種々の抗うつ薬やlithiumの併用，第二世代抗精神病薬の使用によっても改善が得られなかった例である。Quetiapineの使用によっても，少なくとも10週目まではほとんど改善の徴候がなかったが，12週目に至って著明な改善が認められた。多くの第二世代抗精神病薬が上市され，短期間で薬剤変更を行って，ついつい効果判定期間が短くなりがちであるが，感情障害やいわゆる陰性症状については特にそれぞれの薬剤の有効性を慎重に確かめていく必要があろう。

治療アドヒアランスが高いことは，再発予防のための必要条件である。米国における統合失調症患者7,017例の保険請求データによる解析では，アドヒアランス強度（MPR：Medication Possession Ratio＝服薬日数/処方日数）が最も高かった薬剤はquetiapineであり，第一世代・第二世代抗精神病薬全ての中で最高値を示していたという[3]。

## Ⅳ. おわりに

　統合失調症の薬物療法は極めて長期にわたるため，副作用が少なく，服薬アドヒアランスの高い薬物を使用していくことが再発予防，社会的予後の改善につながると考えられる。そのためには，初発時あるいは急性期から維持期を意識して薬物療法を開始することが極めて重要である。その意味では，quetiapineは第二世代抗精神病薬の中でも最も安全性が高く，積極的に試みられるべき薬剤のひとつと考えられる。わが国におけるquetiapineの使用法は，急性期治療においても維持期治療においても，症例選択や用法・用量にその特性を最大限に生かすための工夫の余地がまだ十分残されている。

　急性期において，quetiapineは，錐体外路系副作用を最小限にしながら，適度な静穏化が得られることから，不安・焦燥感，情動不安定，睡眠障害の強い症例に適していると考えられる。また，本稿において提示した症例でもその傾向がみられるが，病初期に神経症様症状（強迫症状，不安・抑うつ症状など）を呈した後に幻覚妄想を発現した症例では，強力な$D_2$受容体遮断薬を使用するよりも，効果ならびに安全性ともに有用である可能性がある。一方，維持期において，quetiapineは，急性期の幻覚妄想が軽減した後に出現する感情障害や認知機能障害にも有用であり，種々のリハビリテーションの導入に相加的効果を期待できる。Quetiapineのような，服用者にとって侵襲性の少ないマイルドな薬剤が的確な症例選択と適切な用法・用量の下に使用されることで，一人でも多くの統合失調症患者に福音がもたらされることを期待したい。

### 文　献

1) Allen, M. H. : Managing the agitated psychotic patient : a reappraisal of the evidence. J. Clin. Psychiatry, 61(suppl. 14) : 11-20, 2000.
2) 古瀬 勉：陽性症状が顕著な急性期統合失調症に対するquetiapine急速増量療法につ

いて. 臨床精神薬理, 9：2263-2268, 2006.
3）Gianfrancesco, F. D., Rajagopalan, K., Sajatovic, M. et al.：Treatment adherence among patients with schizophrenia treated with atypical and typical antipsychotics. Psychiatry Res., 144：177-189, 2006.
4）黒木まどか, 須藤 徹, 中川伸明：医療観察法指定入院病棟における薬物療法. 臨床精神薬理, 10：735-740, 2007.
5）久住一郎, 小山 司：ドパミン $D_2$ 受容体の fast dissociation 仮説をめぐって. 臨床精神医学, 34：453-458, 2005.
6）久住一郎, 小山 司：統合失調症治療における quetiapine の位置づけと今後の課題. 臨床精神薬理, 10：1671-1677, 2007.
7）Peuskens, J., Kasper, S., Arango, C. et al.：Management of acutely ill patients in the hospital setting：focus on quetiapine. Int. J. Psychiatr. Clin. Pract., 11：61-72, 2007.
8）Sasaki, Y., Kusumi, I., Koyama, T.：A case of tardive dystonia successfully managed with quetiapine. J. Clin. Psychiatry, 65：583-584, 2004.
9）髙橋三郎, 大曽根彰, 松田晃武：遅発性ジストニア・ジスキネジアへの投与計画：12症例の経験. 精神医学, 47：499-508, 2005.

第1部　Quetiapineを使いこなす

# 第4章　治療開始時・短期効果

堤　祐一郎

## I．はじめに

　統合失調症はいわゆる陽性症状，陰性症状，認知機能障害，感情症状の各症状が相互に関連した複合症状群であり，基本的には長期かつ慢性の経過をたどる精神疾患である。初回エピソードや再燃時にはこれらの各症状が増幅されるが，その中には精神運動興奮や情動の不安定など一過性で非特異的な症状も含まれる。Quetiapineは非定型抗精神病薬の中でも，陽性症状のみならず陰性症状や認知機能障害あるいは感情症状に効果を示し，さらに抗精神病薬の宿命であった薬剤性錐体外路症状と高プロラクチン血症が著しく少ない薬物として臨床医に知られている。

　ここでは，急性期病態の統合失調症患者に対するquetiapineの治療開始時・短期効果，いわゆる急性期治療効果と実際の治療ストラテジーについて，quetiapineの薬理特性とこれまでの臨床試験のエビデンスおよび自験例の紹介から考察を行う。

## II．Quetiapineの薬理特性と臨床効果

### 1．神経受容体親和性

　武田はquetiapineを，中枢$D_2$受容体に対する結合の強さが内因性ドパミンより弱いloose bindingであり，かつ$D_2$阻害が数時間のうちに低下するtransient blockadeであり，加えて低抗コリン作用であることから，錐

体外路症状が最も少なく，二次的な陰性症状や認知機能障害を回避し，プロラクチン値にも影響の少ない薬物と位置づけている[35]。

Quetiapine は $α_2$ 受容体遮断作用があり，前頭前野におけるドパミン量増加作用が示唆されている。さらに 5-$HT_{2A}$ 受容体拮抗作用と 5-$HT_{1A}$ 受容体パーシャルアゴニスト作用を持つ。これらの作用は抗うつ作用と認知機能に関与すると考えられている[36]。

## 2．神経保護作用

統合失調症患者の脳に関しては進行性形態変化の報告がある。Kahn らは，統合失調症患者の中には前頭葉と側頭葉の灰白質容積の減少を認めるものがあり，その程度は精神障害の時間経過および発症回数に関連すると報告している[14]。また非定型抗精神病薬を服用している患者群では，haloperidol 服用群に比べ脳の容積変化が抑制されるとも報告している[14]。

Quetiapine では，ストレスによる BDNF（brain derived neurotropic factor）タンパク量の低下抑制作用[42]，あるいはストレスの有無に関係なく BDNF mRNA 発現量の増加作用[27]の報告，神経前駆細胞 BrdU 陽性細胞と未成熟神経細胞 pCREB 陽性細胞の増殖作用の報告[19]などから，神経保護作用・神経新生促進作用が示唆されている。

## 3．薬物代謝

半減期：久住らは急性期治療における quetiapine の位置づけとして，最高血中濃度到達時間が 2 時間以内と他の薬物と比べても短いことから，比較的速い効果発現が期待できる薬剤としている[18]。

薬物相互作用：quetiapine は主に CYP 3 A 4 で代謝され，phenytoin, carbamazepine, バルビツール酸誘導体等との併用で本剤の血中濃度が低下するため，これらの薬物との併用は好ましくないと考えられる。

加齢あるいは肝腎機能と薬物代謝：quetiapine は73％の腎臓排泄と21％の腸管排泄であり，高齢者では血漿クリアランスが30％～50％低下する。

このため高齢者に使用するときは用量目標を同じ割合に減量する必要がある。また腎機能あるいは肝機能が低下した患者では血漿クリアランスはそれぞれ約25％低下する[30]。このように年齢や身体状態により目標用量が異なる。

### 4．用量

　向精神薬の至適用量については，発売後の実際の臨床使用経験からしばしば変更を余儀なくされることがある。Risperidoneは有効性や認容性から年々至適用量が減少しているのに対して，quetiapineは逆に用量の増加がみられている[8]。Buckleyらは，quetiapine 400mg/日以下の群よりも400mg以上の群の有効性が高いことを報告している[5]。Citromeらはニューヨーク州立病院入院患者におけるquetiapineの平均投与量が，1997年は313.7mg，2002年は580.6mg，2004年に620mgへと増加していること，PubMedによるquetiapine投与例の文献検索から，500mg/日以上の患者比率が1998年は約10％，2000年は約35％，2005年には約55％と増加していることを報告している[8]。一方，我が国での平均使用量は250mg/日程度との報告[23]があるが，これが他剤との併用使用によるものか，単剤で高用量まで使用した結果であるのか，あるいは発売時のrisperidone 1mg＝quetiapine 66mgという等価換算値[12]の情報の影響によるものかは不明である。上島らは2004年に，quetiapineが我が国の臨床現場で適正に評価されていない可能性について言及し，その原因の一つに少ない用量設定をあげ，当時の欧米での臨床報告やエキスパートコンセンサスガイドラインの推奨用量から少なくとも600mg/日以上での評価が不可欠と指摘した[15]。

　いずれにせよquetiapineの有効性について我が国では諸外国に比べて適正に評価されていない可能性があるとすれば，その理由の一つとして用量設定があげられよう[15,17]。今後，quetiapineのtherapeutic windowに関する二重盲検試験での臨床用量滴定研究が必要であろう。

## 5．主作用

### ⅰ）抗幻覚・妄想作用

初発統合失調症患者対象の非定型抗精神病薬比較大規模臨床試験であるCAFÉ study（Comparison of Atypicals in First-Episode Psychosis）ではolanzapine（2.5〜20mg/day：mean dose＝11.7mg/day），quetiapine（100〜800mg/day：mean dose＝506mg/day），risperidone（0.5〜4mg/day：mean dose＝2.4mg/day），のPANSS（陽性・陰性症状評価尺度）総合得点およびCGI（Clinical Global Impression）得点とも改善度に差はなく，あらゆる理由による服薬中断率にも差は認めていない[20]（図1）。陽性症状改善度については，olanzapine＞risperidone＞quetiapineの順で改善していた。

ヨーロッパで実施された初発統合失調症患者に対する無作為割付オープン試験EUFEST study（European First-Episode Schizophrenia Trial）[13]では，quetiapineは，amisulpride*，olanzapine，ziprasidone*および低用量haloperidolと比べPANSS総合得点の改善に差がなかったと報告されている（*日本未発売）。

### ⅱ）認知機能改善効果

非定型抗精神病薬による統合失調症患者の認知機能障害改善効果に関する各種報告のメタ解析によると，quetiapineは覚醒度（ビジランス）・選択的注意・言語性流暢において高い有効性を示している[41]。また，CAFÉ studyでの認知機能改善効果について，認知機能総合スコアは治療開始12週後においてはquetiapineで最も改善効果を認めている[16]。

### ⅲ）情動安定作用と抗うつ作用

Quetiapineは躁状態の改善効果に優れていることは既に確認されている[4,9]。一方，quetiapineの活性代謝物のnorquetiapineはnorepinephrine transporter（NET）に対し強い遮断作用を有し，また前述した$α_2$受容体遮断作用，$5-HT_{2A}$受容体拮抗作用，$5-HT_{1A}$受容体パーシャルアゴニスト作用などから抗うつ作用が示唆されている[36]。さらにlithiumやsodium

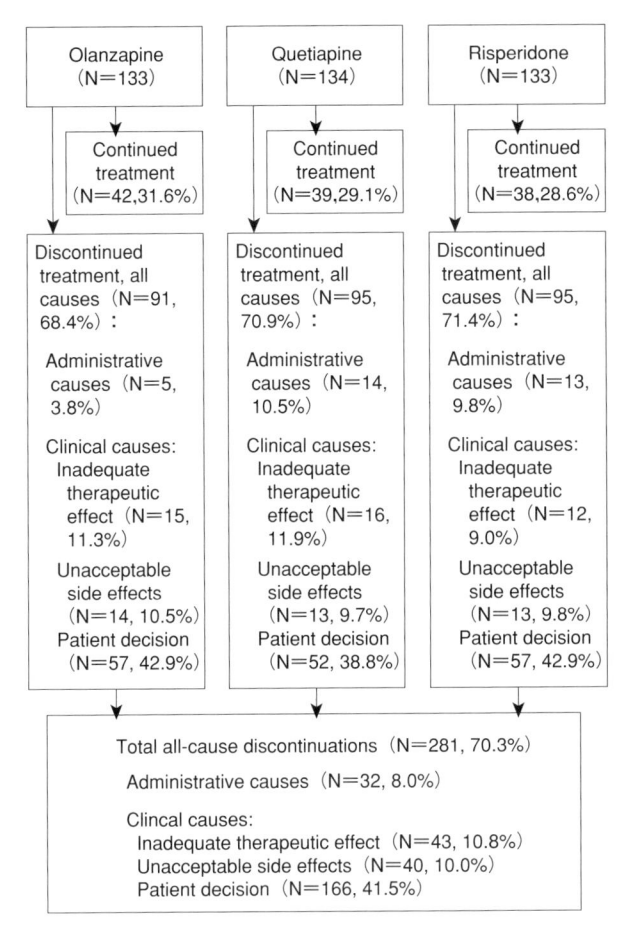

```
┌─────────────────┐  ┌─────────────────┐  ┌─────────────────┐
│   Olanzapine    │  │   Quetiapine    │  │   Risperidone   │
│    (N=133)      │  │    (N=134)      │  │    (N=133)      │
└────────┬────────┘  └────────┬────────┘  └────────┬────────┘
         │                    │                    │
         ▼                    ▼                    ▼
    Continued            Continued            Continued
    treatment            treatment            treatment
  (N=42, 31.6%)        (N=39, 29.1%)        (N=38, 28.6%)
```

Discontinued treatment, all causes (N=91, 68.4%):
- Administrative causes (N=5, 3.8%)
- Clinical causes: Inadequate therapeutic effect (N=15, 11.3%)
- Unacceptable side effects (N=14, 10.5%)
- Patient decision (N=57, 42.9%)

Discontinued treatment, all causes (N=95, 70.9%):
- Administrative causes (N=14, 10.5%)
- Clinical causes: Inadequate therapeutic effect (N=16, 11.9%)
- Unacceptable side effects (N=13, 9.7%)
- Patient decision (N=52, 38.8%)

Discontinued treatment, all causes (N=95, 71.4%):
- Administrative causes (N=13, 9.8%)
- Clinical causes: Inadequate therapeutic effect (N=12, 9.0%)
- Unacceptable side effects (N=13, 9.8%)
- Patient decision (N=57, 42.9%)

Total all-cause discontinuations (N=281, 70.3%)
Administrative causes (N=32, 8.0%)
Clincal causes:
　Inadequate therapeutic effect (N=43, 10.8%)
　Unacceptable side effects (N=40, 10.0%)
　Patient decision (N=166, 41.5%)

図1　早期精神病400例の中止率[14]

valproateと同様な神経保護作用を持つ[11]。BOLDER (BipOLar DepRession) study[6,39]では，大うつ病エピソードを示すBipolar IまたはIIタイプの500例以上の外来患者においてquetiapine 300mg/日群あるいは600mg/日群は，プラセボ群に比べ有意に改善効果を示した。特に悲哀感，睡眠減少，感情喪失，悲観的思考，自殺念慮の各症状の改善効果を認めた。Peuskensらは，quetiapineは抗不安・抗うつ効果と適度で一時的な鎮静

作用を有するため，急性期の激越症状に有用であるとした[29]。このように quetiapine は300mgでの感情病圏における抗うつ効果のみならず，より高用量での情動安定作用を有しているといえよう。

### 6．副作用・随伴事象

副作用や随伴事象などの安全性の詳細については本シリーズの別稿に譲るが，quetiapineはこれまでの抗精神病薬の宿命であった高い錐体外路症状発現と高プロラクチン血症および抗コリン作用が，非定型抗精神病薬の中で最も少ない薬剤の一つとされている[37]。臨床上時に問題になることは，眠気と起立性低血圧である。眠気はヒスタミン $H_1$ 作用が，起立性低血圧はアドレナリン $α_1$ 受容体遮断作用の関与が考えられ，服用時間の工夫や十分な情報提供と対策指導が必要である。また体重増加と高血糖については，その可能性は比較的低頻度であるとの報告が多い[1,22,25]。

## III．治療開始時・短期効果の目標

統合失調症患者の治療目標は，通常の社会生活が可能となる「回復 Recover」であることはいうまでもない。一方「寛解 Remission」は病気そのものは完全に治癒していないが，症状が一時的あるいは永続的に軽減または消失すること（*広辞苑），と定義されることから，統合失調症の治療開始時・短期効果の目標は寛解状態といえよう。しかしながら統合失調症の寛解状態の定義については，ICD-10とDSM-IVでは内容が異なるなど最近まで共通したものはなかった。そこでアメリカ精神医学会では，寛解状態の操作的判断基準を作成する作業部会によりその基準が提案された[2]。PANSSの陽性症状群から妄想，幻覚による行動，概念の統合障害，陰性症状群から情動の平板化，社会的引きこもり，会話の自発性欠如，その他の総合精神病理尺度から不自然な思考内容，衒奇症/不自然な姿勢の計8症状項目がそれぞれ3点（軽度）以下の状態を最低6ヵ月以上維持することが寛解の判断基準となった。これは統合失調症の症状評価尺度から

みた操作的判断基準であるが，患者を中心に「寛解」を考えれば，以下の事柄を満たすことが重要である。

　第一に前景症状の軽減である。急性期病態として最も高頻度にみられるのはいわゆる陽性症状であり，操作的基準の症状項目でもある幻覚や妄想症状や思路障害あるいは精神運動興奮状態の改善が必要である。特に攻撃性・他害行為や激越状態あるいは自傷・自殺企図の迅速な軽減が求められる。また陽性症状のみならず陰性症状や感情障害あるいは認知機能障害が前景にみられることも多く，これらの症状に対しても十分な改善が望まれる。次に治療動機付けの獲得が重要である。急性期ないし亜急性期から患者に対して病的な状態であることの理解を促し，疾患教育により治療動機付けを得ることが望まれる。次に服薬コンプライアンスの獲得が大切である。そのための次の条件として，抗精神病薬由来の錐体外路症状や過鎮静状態などの行動毒性をはじめ，あらゆる副作用の最小化がある。次に薬剤性や治療環境要因などによる二次的な陰性症状や認知機能障害を防止する必要がある。次に患者を中心として医療スタッフと家族・介護者とが治療同盟を形成することである。そして最後の目標として，安定した維持治療への移行とQOL向上の可能性を持たせることである。

## Ⅳ．Quetiapine の短期効果についてのエビデンス

　Schulz らによる急性増悪症例を含む quetiapine と haloperidol の二重盲検比較試験のメタ解析では，同等の有効性が確認されている[32]。

　Perez らによる急性期患者を対象とした risperidone とのオープン比較試験では，12ヵ月時点での平均投与量は，quetiapine 718.5mg/日，risperidone 7.0mg/日であり，BPRS（Brief Psychiatric Rating Scale）で有効と判断された症例は，quetiapine 群と risperidone 群で各々81.3％，77.7％と同等であり，また CGI-I で有効と判断された症例は，quetiapine 群と risperidone 群で各々75.1％，70.0％と同等であった。12ヵ月間の再入院率は，quetiapine 群15.1％，risperidone 群9.9％で，両群間に有意差はな

かった（p=0.200）。随伴事象として，起立性低血圧はquetiapine群で頻度が高く（p=0.035），錐体外路症状，男性の性機能障害は，risperidone群で頻度が高かった（p<0.001）[28]。

Sacchettiらは比較的小規模（各群25症例）な入院患者でのquetiapine（平均590.0mg），olanzapine（平均15.1mg），risperidone（平均5.1mg）の無作為割付臨床試験における短期的（8週間）有効性は同等であったと報告している[31]。

TandonとJibsonはrisperidone，olanzapine，quetiapine，ziprasidone，aripiprazoleについての短期RCT（randomized controlled trial）メタ解析で全て同等の改善度であることを確認している[38]。

Nasrallahらはメタ解析から，急性期に多い激越状態や敵意・攻撃性にquetiapineはhaloperidolよりも有意に優れていたと報告している[24]。

Chengappaらは敵意，激越，攻撃性に対するquetiapineとhaloperidolの有効性について，257名の患者を対象に6週間二重盲検プラセボ対照試験を行い，quetiapineの直接的効果について報告している[7]。

早期精神病者にみられる認知機能障害に対して，KeefeらはCAFÉ studyの中で実施した認知機能テストからquetiapine，olanzapine，risperidoneはいずれも有意に認知機能を改善したと報告している[16]。

統合失調症患者にはしばしば抑うつ症状を前景に認めることがあり，精神心理的介入と適切な薬物選択が求められるが，Meltzerらは4つの6～12週間の無作為化二重盲検試験（quetiapine n=676，haloperidol n=559）の分析と，3つの6週間の無作為化プラセボ対照二重盲検試験（quetiapine n=284，プラセボn=116）の分析を通して，quetiapineは心気的訴え，不安，罪業感，抑うつ気分の各症状項目ではhaloperidolよりも有意に優れており，プラセボ対照試験でも気分関連クラスターの改善に有意に優れていたと報告している[21]。

特に急性期病態に対する用量とその治療反応性の報告として，Ganesanらは精神科救急ユニットにおける急性精神病患者36名を対象とするnaturalitic uncontrolled trial で他者に対する攻撃性の改善効果を認め，平均投与量は第1日203mg，第2日目276mg，第3日目351mg，第4日目373mg，第5日目384mgであったとしている[10]。

Smallらは用量の違いによる6週間での治療反応性を検討し，平均439mg/日群が平均229mg/日群より陽性症状，陰性症状，感情症状に有意な治療反応性を認めたとし，初期目標用量として400mgを推奨し，患者の必要性と認容性を考慮すればさらに高用量の使用を推奨している[33]。

Smithらは，これまで米国では第1日目に50mg，2日目に100mg，3日目に200mg，4日目に300mg，5日目に400mgの投与スケジュールが推奨されていたが，臨床現場でのすみやかな効果を期待し，より短期間での急速増量スケジュールについての安全性および認容性を検討した。従来どおりの群と，200mg/日から開始し3日目で400mg/日の増量スケジュール群と2日目に400mg/日に増量する群が比較された。3群間で循環系や精神神経系の副作用の差はみられず，忍容性にも差異を認めず，急速増量投与でも従来と同様の安全性が確保できると報告している[34]（日本では「1回25mg，1日2回または3回より投与を開始し，患者の状態に応じて徐々に増量する」とされている）。

さらにPaeらは入院を必要とする急性期増悪患者に対して，quetiapineの急速増量法と通常増量法を比較検討した[26]。通常増量群は第1，2，3，4，5日にそれぞれ50mg，100mg，200mg，300mg，400mgを投与し，第6〜14日は400〜800mgに設定するのに対して，急速増量群では，第1，2，3，4日にそれぞれ200mg，400mg，600mg，800mgを投与し，第5〜14日は400〜800mgに設定した。試験期間中の平均投与量は通常増量群600.0±249.4mg/日に対して急速増量群763.3±106.6mg/日であった。PANSSの「興奮」に関するコンポーネントでは急速増量群で早く改善した。また全測定期間を通じ，両群の錐体外路症状評価尺度であるSAS（Simpson–Angus Scale）およびBAS（Barnes Akathisia Scale）スコアに有意の相違はなかった。いずれも忍容性は良好であり，その他の重篤な有害

事象はなかったと報告している[26]。

Arangoらは統合失調症急性増悪の管理に関するquetiapineのレビューの中で，非定型薬の中でも特に錐体外路症状を起こしにくく，さらに鎮静作用もあり，急性増悪に伴う攻撃性，不安，敵意に対して治療効果があると示している。最近の報告および彼らの経験から，従来のスケジュールよりも急速に増量していく投与法を提唱し，quetiapineは急性増悪における第一選択薬の一つであるとしている[3]。

## V．Quetiapineの最適症例

以上のような薬理特性と海外を中心としたエビデンスから，quetiapineの効果がより期待できる症例として以下のような病態の患者が想定されよう。

a）前景となる病態から
 1）陽性症状（幻覚・妄想症状・概念の統合障害など）＋衝動性の調節障害などの情動の顕著な不安定状態を前景とする患者
 2）陽性症状＋不安・抑うつなどの感情症状が持続している症例
 3）陽性症状＋陰性症状＋認知機能障害例
 4）陰性症状前景例
 5）感情症状前景例
 6）認知機能障害前景例
 7）昏迷状態

b）経過・過去の治療歴から
 1）前薬にて不十分な治療反応例，特にtight binding[17,35]抗精神病薬にて効果不十分な症例
 2）前薬の副作用・随伴事象にて忍容性不良な症例，特に錐体外路症状，高プロラクチン血症にもとづく各種身体症状併存例
 3）前薬にてコンプライアンス不良例

## Ⅵ. Quetiapineによる急性期治療ストラテジーと治療例の紹介

Quetiapineによる治療効果が期待できる病態について前述したが，代表的な急性期病態に対する筆者のストラテジーを以下に示す。尚，我が国の用法用量では1回25mg，1日2または3回より投与開始し，最大用量は750mgとされており，一部に用法用量と異なる記載があることに注意されたい。

①幻覚・妄想状態

Quetiapine 100〜200mg/日より開始し，状態により500〜750mg/日まで速やかに増量する。

②幻覚・妄想＋精神運動興奮等の情動不安定状態

Quetiapine 100〜300mg/日より開始し，500mg〜750mg/日まで速やかに増量する。尚も著しい精神運動興奮状態を認める場合にはlorazepam 1〜4mg/日を一時的に補助薬[40]として用いる。尚も精神運動興奮状態が続けばsodium valproate 600〜1,200mg/日を一時的に使用する。

③不安・抑うつ状態

Quetiapine 100〜200mg/日より開始し，状態により300〜750mg/日にて経過観察する。

④昏迷状態

Quetiapine 100〜200mg/日より開始し，状態により400〜750mg/日にて経過観察する。いずれの症例も投与開始後間もなくは起立性低血圧とそれによる随伴事象に注意が必要である。

以下に，統合失調症急性期病態患者に対するquetiapine使用の自験例を示す。

1）30歳台，男性

4年前に退職した後は無職，閉居生活を送っていた。X−5日から突然に狙われている，物陰から襲ってくる，付け狙われている，神が見える，俺はもう終わりだなどと述べ，不眠で食事をとらなくなった。X−1日に

突然包丁を持ち出し，取り押さえようとした兄の手を切りつけた。死にたいと手で首を絞め，電波が襲ってくる，殺されると叫び不穏で警察に保護され精神科初回入院となった。受診時に幻聴，電波体験，被害妄想，思路障害，自殺念慮・企図を認めた。Quetiapine 200mgから開始し，2日目400mg，3日目に500mgとし，7日目には穏やかな表情がみられ，入院前の病状について冷静に述べ病的体験は軽減した。3週間目には社会復帰プログラムに参加しその約1ヵ月後に退院した。Quetiapineは退院前1週間に軽度の眠気のため400mgに変更された。その他の副作用は認めなかった。

2）30歳台，男性，合併症：下腿肉芽腫性皮膚炎

20歳台半ばから12年間の長期にわたり閉居し，時に夜間のみ外出する生活を送っていた。些細なことで家族に暴言や暴力行為を認め，1年以上入浴せず不潔な身なりであった。X−4日全裸となり発語なく摂食しないという昏迷状態にてX日に当院を受診し精神科初回入院となった。独語がみられるも問いには返答なく表情表出もなし。両下肢には深在性真菌症および表在性細菌感染症による肉芽腫性病変を認めた。拒否的態度が強かったが，促しにより摂食し入浴を行う。Quetiapine 200mgから投与開始。3日目に400mg，5日目に600mgとし次第に問いかけに返答するようになり，入院前は周囲に対する被害妄想があったと述べ，他の患者との交流もみられるようになった。現在もquetiapine 600mgにて経過観察中であり，さらに退院に向けて社会復帰プログラムへの参加が予定されている。錐体外路症状は認めず，その他の有害事象も認めていない。

3）30歳台，女性

結婚し子ども一人あり。7年前から近所から見られているなどの被害関係妄想や思路障害や不眠症状あり，B精神科病院に3回の入院治療歴あり。X−1ヵ月から不眠で家族に対する暴言や突然の号泣がみられるなど情動不安定状態となり当院に入院となった。Risperidone 3mgで治療開始されるも，約2週間後に悲哀抑うつ気分と自殺企図を認める。Risperidoneを1mgに減量しquetiapineを300mgから開始した。Quetiapineは

700mgまで漸増しrisperidoneは中止された。次第に被害妄想や抑うつ気分は改善され，錐体外路症状やその他の随伴症状は認めず約1ヵ月後に退院した。

［症例のまとめと考察］

症例1）は著明な幻覚・妄想症状と自殺企図が前景症状の初回治療例である。Quetiapine 200mgから開始し，3日目には500mgと短期間で用量を増加させたが，特に随伴症状は認めず，また700mg程度までの増量を想定していたが，500mgにて良好な症状軽減を認めたためそのまま経過観察とし，その後も安定した状態が得られた。

症例2）は被害妄想，感情障害に加え意思・意欲の障害が著明で，長期の自閉的生活ののち昏迷状態にて入院した初回治療例である。Quetiapine 600mgにて良好な治療反応性を認め，急性期病棟から社会復帰プログラムへの移行が予定されるなど良好な経過を認めている。

症例3）は被害妄想，情動不安定状態で再入院し，前薬投与中にうつ状態を認めたためquetiapineに変更された症例である。Quetiapine 700mgにて忍容性良好でうつ状態は軽快し被害妄想も再燃せず退院となった。

呈示した3症例は幻覚・妄想症状に加え自殺企図例，昏迷状態例，被害妄想と抑うつ状態例など急性期統合失調症に多くみられる病像である。このような典型的な急性期病態に対してquetiapineは十分な治療反応性を認めている。

統合失調症患者の治療開始時・短期効果の目標は既述したように
①前景症状の軽減あるいは消退
②治療動機付けの獲得
③服薬コンプライアンスの獲得
④薬剤性錐体外路症状および過鎮静状態の防止
⑤薬剤性や治療環境要因などの二次的な陰性症状や認知機能障害の防止
⑥患者を中心に医療スタッフと家族・介護者とで治療同盟の形成
⑦安定した維持治療への移行とQOL向上の可能性

であり，これらを常に意識し薬剤選択と用量の妥当性について検証しながら治療を進めていくことが大切である．特に抗精神病薬由来錐体外路症状に対する抗コリン作用性の抗パーキンソン薬を使用しないことが望まれる．

## VII. おわりに

統合失調症患者に対するquetiapineの治療開始時・短期効果について欧米のエビデンスを紹介するとともに，筆者の臨床経験を交え解説した．Quetiapineは薬剤性錐体外路症状と高プロラクチン血症が少ないことが最大の特徴である．これらは従来の抗精神病薬の避けて通れない必須随伴事象であり，これまで多くの患者を悩ませてきたものである．患者のより良い回復を願い，quetiapineの優れた臨床特性を生かした治療を行うことが今後の課題である．また統合失調症患者の脳に構造変化がみられるのであれば，神経保護作用を持つとされる治療薬を用いた今後の多面的な検証が必要である．

### 謝　辞

症例紹介に協力いただいた共同担当医の春日雄一郎医師，辻敬一郎医師，中西正人医師に深謝します．

### 文　献

1) American Diabetes Association, American Psychiatric Association, American Association of Clinical Endocrinologist, et al.: Consensus development conference on antipsychotic drugs and obesity and diabetes. Diabetes Care, 27 : 596-601, 2004.
2) Andreasen, N. C., Carpenter, W. T. Jr., Kane, J. M. et al.: Remission in schizophrenia : proposed criteria and rationale for consensus. Am. J. Psychiatry, 162 : 441-449, 2005.
3) Arango, C., Bobes, J.: Managing acute exacerbations of schizophrenia : focus on quetiapine. Curr. Med. Res. Opin., 20 : 619-626, 2004.
4) Bowden, C. L., Grunze, H., Mullen, J. et al.: A randomized, double-blind, placebo-

controlled efficacy and safety study of quetiapine or lithium as monotherapy for mania in bipolar disorder. J. Clin. Psychiatry, 66 : 111-121, 2005.
5) Buckley, P. F. : Efficacy of quetiapine for the treatment of schizophrenia : a combined analysis of three placebo-controlled trials. Curr. Med. Res. Opin., 20 : 1357-1363, 2004.
6) Calabrese, J. R., Keck, P. E. Jr., Macfaddan, W. et al. : A randomized, double-blind, placebo-controlled trial of quetiapine in the treatment of bipolar I or II depression. Am. J. Psychiatry, 162 : 1351-1360, 2005.
7) Chengappa, K. N. R., Goldstein, J. M., Greenwood, M. et al. : A post hoc analysis of the impact on hostility and agitation of quetiapine and haloperidol among patients with schizophrenia. Clin. Ther., 25 : 530-541, 2003.
8) Citrome, L., Jaffe, A., Levine, J. : Dosing of second-generation antipsychotic medication in a state hospital system. J. Clin. Psychopharmacol., 25 : 388-391, 2005.
9) DelBello, M. P., Kowatch, R. A., Adler, C. M. et al. : A double-blind randomized pilot study comparing quetiapine and divalproex for adolescent mania. J. Am. Acad. Child Adolesc. Psychiatry, 45 : 305-313, 2006.
10) Ganesan, S., Levy, M., Bilsker, D. et al. : Effectiveness of quetiapine for the management of aggressive psychosis in the emergency psychiatric setting : a naturalistic uncontrolled trial. Int. J. Psychiatry Clin. Pract., 9 : 199-203, 2005.
11) 池澤 聰, 中込和幸 : 期待される新規作用機序の気分安定薬. 臨床精神薬理, 10 : 2009-2018, 2007.
12) 稲垣 中, 稲田俊也, 藤井康男 他 : 新規抗精神病薬の等価換算(その1)Quetiapine. 臨床精神薬理, 4 : 681-684, 2001.
13) Kahn, R. S., Fleischhacker, W. W., Boter, H. et al. : Effectiveness of antipsychotic drugs in first-episode schizophrenia and schizophreniform disorder : an open randomised clinical trial. Lancet, 371 : 1085-1097, 2008.
14) Kahn, R. S., 齊藤卓弥, 宮本聖也, 堤祐一郎 :【座談会】初発統合失調症の病態と治療および quetiapine の位置づけ. 臨床精神薬理, 11 : 1593-1605, 2008.
15) 上島国利, 宍倉久里江 : 非定型抗精神病薬 quetiapine の等価換算値および至適用量について. 臨床精神薬理, 7 : 1385-1389, 2004.
16) Keefe, R. S. E., Sweeney, J. A., Gu, H. et al. : Effects of olanzapine, quetiapine, and risperidone on neurocognitive function in early psychosis : a randomized, double-blind 52-week comparison. Am. J. Psychiatry, 164 : 1061-1071, 2007.

17) 菊山裕貴, 宮本聖也, 花岡忠人 他：Quetiapine を使いこなす 第1回 Quetiapine の薬理的メカニズムと臨床効果—Quetiapine の至適用量と loose binding な薬剤の作用機序について. 臨床精神薬理, 11：1381-1389, 2008.
18) 久住一郎, 小山 司：統合失調症治療における quetiapine の位置づけと今後の課題. 臨床精神薬理, 10：1671-1677, 2007.
19) Luo, C., Xu, H., Li, X. M.：Quetiapine reverses the suppression of hippocampal neurogenesis caused by repeated restraint stress. Brain Res., 1063：32-39, 2005.
20) McEvoy, J. P., Lieberman, J. A., Perkins, D. O. et al.：Efficacy and tolerability of olanzapine, quetiapine, and risperidone in the treatment of early psychosis：a randomized, double-blind 52-week comparison. Am. J. Psychiatry, 164：1050-1060, 2007.
21) Meltzer, H., Lee, M.：Quetiapine is significantly superior to haloperidol and placebo in improving mood in patients with schizophrenia. Presented at the 7th World Congress of Biological Psychiatry, Berlin, Germany, 2001.
22) Miller, E. A., Leslie, D. L., Rosenheck, R. A.：Incidence of new-onset diabetes mellitus among patients receiving atypical neuroleptics in the treatment of mental illness − Evidence from a privately insured population. J. Nerv. Ment. Dis., 193：387-395, 2005.
23) 村崎光邦, Goldstein, J. M.：第二世代抗精神病薬誕生物語とその後の展開：Quetiapine. 臨床精神薬理, 11：1061-1070, 2008.
24) Nasralah, H. A., Tandon, R.：Efficacy, safety, and tolerability of quetiapine in patients with schizophrenia. J. Clin. Psychiatry, 63：12-20, 2002.
25) Nasrallah, H.：A review of the effect of atypical antipsychotics on weight. Psychoneuroendocrinology, 28：83-96, 2003.
26) Pae, C. -U., Kim, J. -J., Lee, C. -U. et al.：Rapid versus conventional initiation of quetiapine in the treatment of schizophrenia：a randomized, parallel-group trial. J. Clin. Psychiatry, 68：399-405, 2007.
27) Park, S. W., Lee, S. K., Kim, J. M. et al.：Effects of quetiapine on the brain-derived neurotrophic factor expression in the hippocampus and neocortex of rats. Neurosci. Lett., 402：25-29, 2006.
28) Perez, V., Canãs, F., Tafalla, M. et al.：A 12-month, open-label, comparative study of quetiapine and risperidone in the acute and long-term treatment of schizophrenia. Int. Clin. Psychopharmacol., 23：138-149, 2008.
29) Peuskens, J., Kasper, S., Arango, C. et al.：Management of acutely ill patients in the hospital setting：focus on quetiapine. Int. J. Psychiatry Clin. Pract., 11：61-72, 2007.

30) Riedel, M., Müller, N., Strassing, M. : Quetiapine in the treatment of schizophrenia and related disorders. Neuropsychiatr. Dis. Treat., 3 : 219–235, 2007.
31) Sacchetti, E., Valsecchi, P., Parrinello, G. et al. : A randomized, flexible-dose, quasi-naturalistic comparison of quetiapine, risperidone, and olanzapine in the short-term treatment of schizophrenia : The QUERISOLA trial. Schizophr. Res., 98 : 55–65, 2008.
32) Schulz, S. C., Thomson, R., Brecher, M. : The efficacy of quetiapine vs. haloperidol and placebo : a meta-analytic study of efficacy. Schizophr. Res., 62 : 1–12, 2003.
33) Small, J. G., Kellams, J. J., Kolar, M. C. : Relationship between quetiapine dose and efficacy. Presented at the 15th European College of Neuropsychopharmacology Congress, October 5–9 2002, Barcelona, Spain.
34) Smith, M. A., McCoy, R., Hamer-Maansson, J. et al. : Rapid dose escalation with quetiapine : a pilot study. J. Clin. Psychopharmacol., 25 : 331–335, 2005.
35) 武田俊彦 : リスペリドン, ペロスピロン, クエチアピン, オランザピンはどこが違うのか. 臨床精神医学, 34 : 405–414, 2005.
36) 竹内 崇, 西川 徹 : 新規抗精神病薬 quetiapine の薬理作用メカニズムについて—$D_2$ 以外の受容体に対する作用を中心に. 臨床精神薬理, 11 : 921–928, 2008.
37) Tandon, R., Jibson, M. D. : Safety and tolerability : how do second-generation atypical antipsychotics compare? Current Psychosis and Therapeutics Reports, 1 : 15–21, 2003.
38) Tandon, R., Jibson, M. D. : Comparing efficacy of first-line atypical antipsychotics : no evidence of differential efficacy between risperidone, olanzapine, quetiapine, ziprasidone, and aripiprazole. Int. J. Psychiatry Clin. Pract., 9 : 204–212, 2005.
39) Thase, M. E., Macfaddan, W., Weislar, R. H. et al. : Efficacy of quetiapine monotherapy in bipolar I and II depression : a double-blind, placebo-controlled study (the BOLDER II study). J. Clin. Psychopharmacol., 26 : 600–609, 2006.
40) 堤祐一郎 : 統合失調症急性期重症例における新たな治療技法. 臨床精神薬理, 8 : 1515–1527, 2005.
41) Woodward, N. D., Purdon, S. E., Meltzer, H. Y. et al. : A meta-analysis of neuropsychological change to clozapine, olanzapine, quetiapine, and risperidone in schizophrenia. Int. J. Neuropsychopharmacol., 8 : 457–472, 2005.
42) Xu, H., Qing, H., Lu, W. et al. : Quetiapine attenuates the immobilization stress-induced decrease of brain-derived neurotrophic factor expression in rat hippocampus. Neurosci. Lett., 321 : 65–68, 2002.

### 第1部 Quetiapine を使いこなす

# 第5章　Quetiapine の安全性

三宅誕実　　宮本聖也

## I．はじめに

　統合失調症の薬物療法において抗精神病薬を選択する際には，個々の薬剤がもつ副作用プロフィールに十分習熟した上でリスク/ベネフィットを検討し，長期的アドヒアランスを考慮する視点が重要である[19]。安全性という観点からみた quetiapine の最大のメリットは，第二世代抗精神病薬（SGA）の中でも錐体外路症状（EPS）を発現する頻度が極めて低く，プロラクチン（PRL）への影響が少ない点が挙げられよう（表1）[14,19]。これは，quetiapine がドパミン $D_2$ 受容体に対して結合が弱く（loose binding），素早く解離する（fast dissociation）という薬理学的特徴を有しているためと考えられている[18]。しかし quetiapine は，ある程度の抗 $α_1$ 作用と抗 $H_1$ 作用を有するため，起立性低血圧，めまい，鎮静，眠気や体重増加といった副作用を生じる可能性もある（表2）[17,21]。ただし，短期間のプラセボ対照二重盲検比較試験3本の結果解析[5]では，有害事象による quetiapine の投与中止率はプラセボと同程度（4％vs. 3％）であり，全般的な quetiapine の忍容性は高いと言ってよい[19]。本稿では，筆者らが経験した症例を紹介しながら，他の SGA や第一世代抗精神病薬（FGA）との effectiveness を比較した最近の大規模無作為化比較試験（RCT）などのデータを基に，安全性に関する quetiapine の最新のエビデンスをまとめて，本剤の安全性からみた使い方について論じたい。

## II．症例紹介（その1）

症例1：35歳男性，quetiapineへの切り替えにより急性EPSが軽快した症例（図1）

元来無口で内向的な性格。大学卒業後は派遣業など職を転々としたが，定職には就けずにいた。X−9年（26歳）頃より壁越しに男女の声が聞こえるようになったが病院は受診せず，自宅で自閉的に過ごしていた。X年より徐々に，「壁から声がはっきり聞こえる，追い込まれる」「頭の中で思ったことが筒抜けになる」「どこかの研究所のモルモットになっていると思う」などの訴えが増えたため，心配した両親とともにX年4月にA病院を初診した。幻聴，被害関係妄想，注察妄想，思考伝播などの明らかな陽性症状に加え，自閉，感情の平板化などの陰性症状も認めたため統合失調症と診断した。Olanzapineを5 mg/日から開始したところ，徐々に幻聴は改善したが，じっとできず落ち着きがなくなり拒薬するようになった。そのため本人と相談の上，X年6月に任意入院となった。入院後はrisperidone 2 mg/日に切り替え，3 mg/日に増量したところ，焦燥感も我慢できる程度で陽性症状も軽減したため，X年7月に外泊を行なった。しかし，外泊中焦燥感が強く落ち着きがなくなり不眠も認め，帰院後も1ヵ所にじっとしていることができず絶えず動き回っていた。アカシジアと考え，risperidoneの減量と抗不安薬の内服にて対応したが，本人は内服に対して強い抵抗感を示して拒薬に至った。そのためアカシジアについて十分説明し，quetiapineへの切り替えを提案したところ了承した。Quetiapine 100mg/日から開始し，速やかに400mg/日まで増量したところ，アカシジアはすぐに消失し焦燥感は改善した。切り替え当初は日中の眠気が軽度にみられたが，むしろ「横になって休めるのでいい」と述べていた。Quetiapineに切り替え後陽性症状の再燃もないため，繰り返し外泊を行ったところ，自己評価も良好で本人の服薬に対する満足度も高く，ある程度の病感も得られたため，X年9月に退院となった。退院後，仕事探

表1 抗精神病薬の副作用

| 薬物 | EPS・遅発性ジスキネジア | プロラクチン上昇 | 体重増加 | 糖異常 | 脂質異常 |
|---|---|---|---|---|---|
| Perphenazine | ++ | ++ | + | +? | +? |
| Haloperidol | +++ | +++ | + | 0 | 0 |
| Clozapine | 0 | 0 | +++ | +++ | +++ |
| Risperidone | + | +++ | ++ | ++ | ++ |
| Olanzapine | 0 | 0 | +++ | +++ | +++ |
| Quetiapine | 0 | 0 | ++ | ++ | ++ |
| Perospirone | 0〜+ | + | 0 | + | 0? |
| Aripiprazole | 0 | 0 | 0 | 0 | 0 |
| Blonanserin | + | ++ | 0 | ++ | ++ |

| 薬物 | QTc延長 | 過鎮静 | 低血圧 | 抗コリン性副作用 |
|---|---|---|---|---|
| Perphenazine | 0 | + | 0 | + |
| Haloperidol | 0 | ++ | 0 | 0 |
| Clozapine | 0 | +++ | +++ | +++ |
| Risperidone | + | + | + | 0 |
| Olanzapine | 0 | + | + | ++ |
| Quetiapine | 0 | ++ | ++ | 0 |
| Perospirone | 0? | + | 0 | 0 |
| Aripiprazole | 0 | + | 0 | 0 |
| Blonanserin | 0? | +? | 0 | 0 |

EPS:extrapyramidal symptoms 文献14)に加筆して作成

表2 Quetiapineの受容体親和性(Ki値)と関連する副作用

| 受容体 | 親和性(nM) | Antagonismによる副作用 |
|---|---|---|
| $D_2$ | 180 | EPS(アカシジア,ジストニア,パーキンソニズム,遅発性ジスキネジアなど),高PRL血症(乳汁漏出,性機能障害),NMS |
| $5-HT_{1A}$* | 230 | |
| $5-HT_{2A}$ | 220 | |
| $5-HT_{2C}$ | 1400 | 体重増加,糖尿病 |
| $\alpha_1$ | 15 | 起立性低血圧,めまい,ふらつき,鎮静 |
| $H_1$ | 8.7 | 眠気,鎮静,体重増加,糖尿病 |
| $M_1$ | 100 | 抗コリン性副作用(口渇,便秘,霧視など) |

EPS:extrapyramidal symptoms, PRL:prolactin, NMS:neuroleptic malignant syndrome
*quetiapineはpartial agonist作用

文献17, 21)より抜粋,一部加筆訂正して作成

しに際して一時的に不安感が増悪したが,quetiapineを450mg/日に増量することで改善した。その後は現在まで2年以上再発はなく,良好なアド

図1　症例1の治療経過

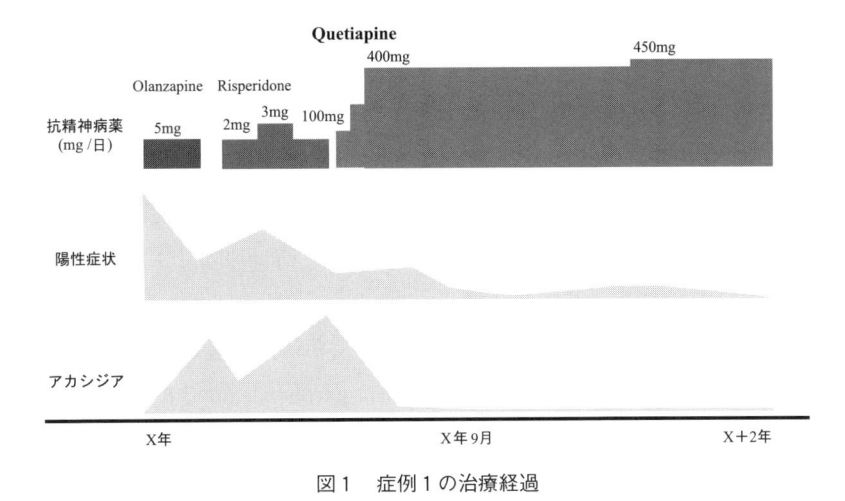

ヒアランスを保ったまま安定した状態を維持して通院できている。

　［症例1の考察］

　本症例は，約9年間未治療の統合失調症で，少量のolanzapineやrisperidoneによりアカシジアが誘発されており，極めてEPSに対して感受性が強い事例と言える。Quetiapineを内服するまでは，服薬イメージの悪化により将来的なアドヒアランスの低下が懸念されたが，quetiapineへの切り替えによってアカシジアや不眠は速やかに改善した。また切り替えによる陽性症状の増悪はなく，高い自己評価が維持でき，現在まで安定した通院加療を継続できている。初発エピソード患者は，EPSに対して概して感受性が高く[19]，少量のrisperidoneやolanzapineの投与でも急性のEPSが生じることがある。その際は抗パーキンソン薬を併用して対応するか，EPSの発現頻度が少ないquetiapineなどに切り替えるかが考えられるが，本症例は後者の対応で良好なアウトカムが得られた典型例と考える。

## III. EPSに関するquetiapineのエビデンス（表3，4）

### 1．急性EPS（アカシジア，ジストニア，パーキンソン症状）

約1,500名の慢性期統合失調症患者を対象としたRCTであるClinical Antipsychotic Trials of Intervention Effectiveness（CATIE）試験[15]のphase 1では，olanzapine，perphenazine，quetiapine，risperidoneおよびziprasidoneの計5剤について18ヵ月間のeffectivenessが評価された。その結果，評価スケールによるEPSの発現頻度は，薬剤間で有意な差を認めなかった。しかし，EPSによる治療中断率はperphenazineで8％と有意に高く，quetiapineは3％と低かった。またquetiapineは，他の4剤と比較して抗コリン薬の併用率が3％と最も低かった。

また，400名の初発エピソード患者を対象に，olanzapine，quetiapineおよびrisperidoneの52週間のeffectivenessを評価したComparison of Atypicals in First Episode of Psychosis（CAFÉ）試験[16]でも，EPSの発現率に関して薬剤間で有意な差を認めなかった。しかし，抗パーキンソン薬の併用率はquetiapineで4％であり，olanzapineの11％と比較して有意に少なかった。

さらに，498名の初発エピソード患者を対象とした無作為化オープン試験であるEuropean First-Episode Schizophrenia Trial（EUFEST）[12]では，amisulpride，olanzapine，quetiapineおよびziprasidoneの1年間のeffectivenessを低用量のhaloperidolと比較した。その結果，副作用による治療中断率はquetiapineが3％と最も低く，haloperidolは20％と有意に高かった。そして，haloperidolとziprasidoneは，他剤に比べて有意にアカシジアの発現率が高く，haloperidolはSGAよりパーキンソン症状の発現率が34％と有意に高かった。EUFESTでも抗コリン薬の併用率は，quetiapineが19％と最も少なかった。

以上3つの大規模な長期effectiveness試験の結果より，EPSの発現率自体はSGAの間で大きな差はないが，抗パーキンソン薬の併用率は

表3 大規模比較試験での QTP データ比較―背景と治療中断率―

| | CATIE phase 1 (n=337) | SOHO (n=583) | CAFE (n=134) | EUFEST (n=104) |
|---|---|---|---|---|
| Study design | Randomized double-blind | Observational open | Randomized double-blind | Randomized open |
| Funding | ― | Eli Lilly | AstraZeneca | AstraZeneca, Pfizer, Sanofi-Aventis |
| Type of schizophrenia | 慢性期すべて | 外来患者すべて | First episode | First episode |
| 試験期間 | 1年半 | 3年 | 1年 | 1年 |
| 対象薬 | OLZ, PER, QTP, RIS, ZIP | AMI, CLZ, OLZ, QTP RIS, 経口/デポ FGA | OLZ, QTP, RIS | AMI, HPD OLZ, QTP, ZIP |
| QTP 1日平均用量 (mg/day) (mean±S.D.) | 543.4±309 | 377.0±222.0 | 506.0±215.0 | 498.6±201.4 |
| あらゆる理由での治療中断率 | 82.0% | 66.1% | 70.9% | 53.0% |
| 副作用による治療中断率 | RIS (10%) PER, QTP, ZIP (15%) OLZ (18%) | OLZ (6.4%) CLZ (8.9%) デポ FGA (9.2%) RIS (10.1%) 経口 FGA (13.3%) AMI (13.7%) QTP (14.2%) | QTP (9.7%) RIS (9.8%) OLZ (10.5%) | QTP (3%) OLZ (6%) ZIP (14%) AMI, HPD (20%) |

CATIE：Clinical Antipsychotic Trials of Intervention Effectiveness, SOHO：Schizophrenia Outpatient Health Outcomes, CAFE：Comparison of Atypicals in First Episode of Psychosis, EUFEST：European First-Episode Schizophrenia Trial, AMI：amisulpride, CLZ：clozapine, FGA：第一世代抗精神病薬, HPD：haloperidol, OLZ：olanzapine, PER：perphenazine, QTP：quetiapine, RIS：risperidone, ZIP：ziprasidone

文献9, 12, 15, 16) より抜粋して作成

quetiapine が最も少ないと言える。したがって，quetiapine を選択することで，抗パーキンソン薬がもたらす不快な末梢性および中枢性抗コリン性副作用を最小限に抑えられる可能性がある。

## 2．遅発性ジスキネジア

抗精神病薬が単剤処方されている7,728名の統合失調症外来患者を対象として，前向きに3年間治療中断率を追跡したオープン比較試験である Schizophrenia Outpatient Health Outcomes (SOHO) 試験[9]では，quetiapine の遅発性ジスキネジア (TD) 発現率は6.0%であり，olanzapine の

5.9%に次いで少なかった。EUFEST[12]では, quetiapine投与によってTDが発現した患者は皆無だった。したがって, quetiapineはTDを極めて起こしにくいSGAと考えられ, 他剤でTDが出現した場合の有力な切り替え候補薬と言える。実際, 高齢者の抗精神病薬の使用に関するエキスパートコンセンサスガイドライン2004年版[1]では, EPSおよびTDの既往歴がある患者への第一選択薬は, quetiapineとなっている。

## Ⅳ. 症例紹介（その2）

症例2：55歳女性, 薬剤性血小板減少症やステロイド誘発性の症状精神病など薬剤脆弱性を有し, 悪性症候群の既往がある症例（図2）

短大卒業後は事務職に従事し, 30歳時に結婚した。X－20年（34歳時）に車との接触事故で頭部を打撲し, A病院にて脳波異常を指摘されたため抗てんかん薬を服用したが, 薬剤性血小板減少症が生じた。A病院内科に入院し, ステロイド治療が開始され身体的には軽快したが, 徐々に易攻撃性, 興奮や被害的な言動が増え始め, 言行動がまとまらなくなった。そのため, 精神科併診となり, 明らかな躁状態と幻覚妄想状態を認めたためステロイド誘発性の症状精神病と診断された。その後ステロイドの減量中止に伴い徐々に精神症状は消失し, 退院後は特に大きな問題はなく生活していた。X－13年（41歳時）に離婚を契機に抑うつ的となったため, A病院精神科を再診し, 既往から双極性障害が疑われたため, 抗うつ薬と気分安定薬の内服が開始となった。しかし以後, 抗うつ薬や気分安定薬により血小板減少症が繰り返し誘発され, ステロイド内服に合わせて精神症状も不安定となり, 内科および精神科への入退院を繰り返した。X－1年（53歳時）, 再び薬剤性血小板減少症が生じて内科に入院となり, 内服中の向精神薬が原因である可能性が高かったためすべて中止したところ, 不穏興奮状態となった。そこでhaloperidolの点滴を開始した後, 悪性症候群を発症した。悪性症候群の軽快後もステロイドの継続使用が必要であったが,

被害妄想が持続していたため，少量のpropericiazineと抗不安薬を投与して退院となった。しかし，X年（55歳時）に「警察に逮捕される」と大声で騒ぎ，興奮状態が続いたためA病院精神科に入院となった。入院後すぐに興奮状態から昏迷状態に移行し，経過からcatatoniaと考えた。まずdiazepamの静脈注射やpropericiazineの増量で経過をみたが，改善に乏しく不全型の悪性症候群の可能性も考えられ，血小板数も低めに経過した。そのため，内服薬をquetiapine 25mg/日に切り替え，100mg/日まで増量した上で修正型電気けいれん療法（m-ECT）を試みた。計2回で昏迷状態は速やかに改善したが，被害妄想が持続していたのに加え気分の高揚感を認めたため，m-ECTを継続しながら慎重にquetiapineを600mg/日まで増量して経過をみた。その後精神症状は安定し，血小板数の低下も認めなかったため，療養継続目的に転院となった。

［症例2の考察］

本症例は，薬剤性血小板減少症加療中にステロイド誘発性の症状精神病を発症し，以後も多彩な精神症状の出現と悪性症候群を合併し，薬剤脆弱性から薬物療法のみでの精神症状のコントロールが非常に困難であった事例である。Quetiapineの内服に至るまでに薬剤性血小板減少症の原因と考えられた薬剤は，抗てんかん薬，抗うつ薬，抗精神病薬，抗不安薬，骨代謝改善薬など数種類におよび，抗精神病薬の使用や中断の影響と考えられる悪性症候群の既往もあったため，薬剤選択は極めて慎重に行う必要があった。本症例は，精神症状の可及的速やかな改善のためにm-ECTを併用したため，quetiapine自体が有効であったかどうかは明らかでない。しかしこれまで薬剤脆弱性により抗精神病薬は十分な用量が使用できなかったが，quetiapineに関しては至適用量での安全な使用が可能であった。

悪性症候群は，SGAを含むすべての抗精神病薬が起こす可能性がある重篤な副作用で，発現頻度は1％未満である。特にhaloperidolなどの高力価のFGAは高リスクとされる[14]。Quetiapineは，SGAの中でも悪性症候群を生じるリスクは極めて少なく，症例報告が散見される程度である。

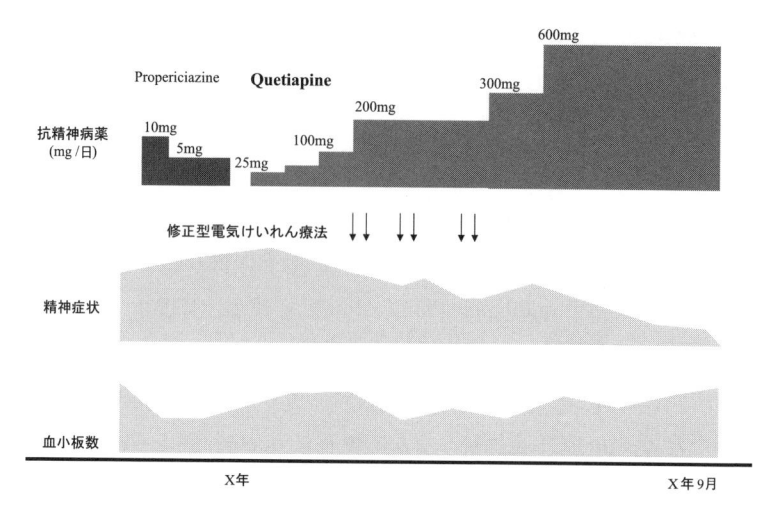

図2　症例2の治療経過

本邦でのquetiapineの市販後特別調査における悪性症候群の報告数は，1,158例中2件（0.17％）であった[3]。また他剤で悪性症候群が惹起された場合，軽快後の服薬再開時は，quetiapineを選択することが推奨されている。本症例のように脳の脆弱性を有し，$D_2$受容体阻害に対して極めて感受性の高い症例では，quetiapineが最も安全なSGAとして有用であると考える。

## V．プロラクチン（PRL）分泌と性機能障害

CATIE試験[15]，CAFE試験[16]およびEUFEST[12]において，quetiapineはPRL値への影響が最も少なかった（表4）。またDossenbachら[6]は，SOHO試験においてolanzapine，risperidone，quetiapineおよびhaloperidolを投与し，1年間の性機能への影響を検討した。その結果quetiapineとolanzapineは，性欲減退，インポテンス，性機能不全，無月経もしくは月経障害などの発現率が，他の2剤と比較して有意に少なかった。したがってquetiapineは，SGAの中で最もPRLへの影響が少なく，性機能障

害に関する安全性は極めて高いと考えられる。実際，最新の Maudsley prescribing guidelines[25]では，急性 EPS，高プロラクチン血症および性機能障害に対する忍容性が乏しい場合，quetiapine は切り替えの第一候補薬の一つとして推奨されている（表5）。

## Ⅵ. メタボリック症候群

体重増加，高血糖，Ⅱ型糖尿病および高脂血症といったメタボリック症候群は，統合失調症患者の43％にみられ[21]，心血管性疾患の危険因子となる[23]という点において最近特に注目されている[19]。本邦では2002年に，quetiapine に対して，血糖値の上昇，糖尿病性ケトアシドーシスおよび糖尿病性昏睡についての緊急安全性情報が出され，糖尿病患者および糖尿病の既往歴がある患者への投与は原則禁忌となった。一方欧米では，糖尿病患者に対して quetiapine は禁忌ではない。肥満および糖尿病と抗精神病薬との関連性について，米国糖尿病学会などの四学会の合意内容[2]によれば，clozapine と olanzapine は体重増加，糖尿病および脂質異常を増加させるリスクが高いとの結論が得られている。しかし quetiapine と risperidone は，体重増加以外は一致した見解に至っていない。またこれらの機序に関して，インスリン抵抗性など諸説あるものの，現時点で明確ではない[2,22]。

### 1．体重増加

Quetiapine による体重増加は，clozapine や olanzapine より少なく，risperidone と同程度であると報告されている[21,22]。SGA の体重への影響をまとめた Nasrallah の総説[20]によると，quetiapine は治療開始5〜6週間で，用量非依存的に約2kg の体重増加を生じる。そして，body mass index（BMI）の低い（＜23）患者の方が体重はより増加する傾向にあるという。また Brecher ら[4]は，quetiapine を52週間投与された統合失調症患者352名の体重増加は，平均3.2kg であったと報告している。

表4 大規模比較試験でのQTPデータ比較―副作用関連―

| | CATIE phase 1 (n=337) | SOHO (n=583) | CAFE (n=134) | EUFEST (n=104) |
|---|---|---|---|---|
| 錐体外路症状 | QTP, RIS<ZIP<OLZ<PER | AMI, CLZ, OLZ QTP<RIS, FGA | QTP<OLZ<RIS (akathisia%) | OLZ<QTP<ZIP<AMI<HPD (parkinsonism%) |
| 遅発性ジスキネジア | ― | CLZ, OLZ, QTP<AMI, RIS, FGA | ― | QTP, OLZ, ZIP<AMI<HPD |
| 抗コリン薬併用率 | QTP<OLZ<ZIP<RIS<PER | ― | QTP<OLZ | QTP<OLZ, ZIP<AMI<HPD |
| プロラクチン値上昇 | QTP<OLZ<ZIP<PER<RIS | QTP<OLZ<CLZ<AMI<FGA<RIS (性機能障害%) | QTP<OLZ<RIS | QTP<HPD<ZIP<OLZ<AMI |
| 体重増加>7% | ZIP<PER<RIS<QTP<OLZ | QTP<AMI<経口FGA<デポFGA<RIS<CLZ<OLZ | QTP<RIS<OLZ | ZIP<HPD<AMI QTP<OLZ |
| 血糖値上昇 | ZIP<PER<RIS<QTP<OLZ | ― | RIS<QTP<OLZ | HPD<AMI<QTP, ZIP<OLZ |
| コレステロール値上昇 | ZIP<RIS<PER<QTP<OLZ | ― | RIS<OLZ<QTP | QTP<HPD, AMI<ZIP<OLZ |
| 中性脂肪値上昇 | ZIP<RIS<PER<QTP<OLZ | ― | RIS<OLZ<QTP | QTP<ZIP<AMI<OLZ, HPD |
| 心電図QTc延長 | RIS<OLZ<ZIP<PER<QTP | ― | ― | ZIP<AMI<HPD<OLZ<QTP |

CATIE：Clinical Antipsychotic Trials of Intervention Effectiveness, SOHO：Schizophrenia Outpatient Health Outcomes, CAFE：Comparison of Atypicals in First Episode of Psychosis, EUFEST：European First-Episode Schizophrenia Trial, AMI：amisulpride, CLZ：clozapine, FGA：第一世代抗精神病薬, HPD：haloperidol, OLZ：olanzapine, PER：perphenazine, QTP：quetiapine, RIS：risperidone, ZIP：ziprasidone

文献9，12，15，16）より抜粋して作成

　CATIE試験[15]では，体重変化や代謝への影響による治療中断率は，olanzapineが31%と有意に高く，quetiapineでは12%であった．また7%以上の体重増加を認めた割合もolanzapineで有意に高く，quetiapineはrisperidoneと同程度であった．SOHO試験[9]，CAFE試験[16]およびEUFEST[12]でも7%以上の体重増加を認めた割合はolanzapineが最も高かった（表4）．CAFE試験[16]では，女性患者の体重とBMIは，risperidoneがquetiapineより有意に増加させていた．

表5 忍容性が乏しい抗精神病薬の切り替え案

| 有害事象 | 推奨薬 | 代替薬 |
| --- | --- | --- |
| 急性錐体外路症状 | Aripiprazole, Olanzapine Quetiapine | Risperidone (< 6 mg/day) |
| 脂質異常症 | Aripiprazole | |
| 耐糖能障害 | Aripiprazole | Risperidone |
| 高プロラクチン血症 | Aripiprazole Olanzapine（軽度，瞬間的なプロラクチンの上昇あり，しかし症状はほとんど認めない） Quetiapine | |
| 起立性低血圧 | Aripiprazole, Haloperidol Sulpiride, Trifluoperazine | |
| QTc延長 | Aripiprazole | Olanzapine |
| 鎮静 | Aripiprazole, Haloperidol Risperidone, Sulpiride | |
| 性機能障害 | Aripiprazole, Quetiapine | |
| 遅発性ジスキネジア | | Aripiprazole, Olanzapine Quetiapine, Risperidone (< 6 mg/day) |
| 体重増加 | Aripiprazole, Haloperidol Trifluoperazine | Quetiapine Risperidone |

文献25) より抜粋し部分邦訳（本邦で使用可能な薬剤のみ記載）

## 2．耐糖能障害

統合失調症患者は，元来一般成人より2～3倍Ⅱ型糖尿病を有するリスクが高いと報告されている[11]。Quetiapineによる耐糖能障害については見解が一致していないが，FGAおよびSGAの投与を受けた10万人の患者を後向きに解析した報告では，olanzapineとclozapineのみ耐糖能障害と関連があると結論付けられている[7]。またCATIE試験[15]の血糖値の変化では，各薬剤群間に有意な差を認めなかったが，グリコヘモグロビン値はolanzapine群で有意に増加していた。同様に他の大規模RCTの結果からも，quetiapineは血糖値上昇を認めるものの，olanzapineよりは少ない可

能性が示唆される（表4）。一方，2002年7月までのquetiapine投与患者のうち，高血糖もしくは糖尿病の発症が46名報告されており，これらのほとんどが投与3ヵ月以内に生じていた[13]。したがって，quetiapineは投与初期から適切な血糖値のモニタリングを行なうことが重要と思われる。

### 3．脂質異常

CATIE試験[15]では，コレステロール値および中性脂肪値は，olanzapine投与群で有意に上昇していたが，quetiapineでもolanzapineの50％程度の上昇を認めた。またCAFE試験[16]では，投与52週後の総コレステロール値および中性脂肪値は，quetiapine投与群で最も上昇していた。一方，EUFEST[12]では脂質系のデータに薬剤間で有意な差を認めなかったものの，quetiapine投与による高コレステロール血症と高中性脂肪血症を併発した割合は，それぞれ28％，26％と最も少なかった。これら大規模比較試験の結果から，程度の差こそあれquetiapineが脂質代謝に影響を及ぼすことは明らかである。また血清脂質の増加は体重の増加と関連し，アドヒアランス低下の原因になる可能性があるため[21]，quetiapineを使用する際には，メタボリック症候群の適切なモニタリングが不可欠である。

## Ⅶ．心血管系副作用

心血管系の副作用には，起立性低血圧，反射性頻脈およびQTc延長などの心電図異常が含まれる。起立性低血圧や反射性頻脈は，quetiapineが有する抗$\alpha_1$作用によって生じ，後述する鎮静作用が相乗効果となって，ふらつきや転倒などのリスクが高まるため，投与初期には特に注意が必要である。これらは，quetiapineを少量より開始することで回避されることが多い。しかしPaeら[24]は，quetiapineを200mg/日から開始して4日目で800mg/日まで増量する急速増量法と，50mg/日から開始して5日目で400mg/日まで増量する通常の方法とで効果と副作用を比較したころ，急速増量法は通常の増量法と同様に安全であることを報告している。

一方，ほとんどの抗精神病薬は何らかの心電図異常をもたらす可能性がある[8]。Harriganら[10]は，QTcへの影響をhaloperidol, thioridazine, ziprasidone, quetiapine, olanzapine, risperidoneの6剤で前向きに比較したところ，すべての薬剤でQTcの延長を認めたが，500msecを超えた薬剤はなかったと報告している。同様にCATIE試験[15]やEUFEST[12]でも，どの薬剤もQTc間隔の重篤な延長は認めず，薬剤間に有意な差はなかった。したがって，quetiapineによる心電図異常は他のSGAと同程度と考えてよいと思われるが，血中濃度を増加させるような薬剤との相互作用には注意が必要である。

## Ⅷ. 過鎮静

Quetiapineの鎮静作用は投与初期に起きやすく，ふらつき，めまい，傾眠や倦怠感として自覚され，時に治療の継続が困難となることがある。実際，短期間のプラセボ対照二重盲検比較試験3本の結果では，16.9％の患者で傾眠がみられ，quetiapine治療を断念した主な理由は，起立性低血圧と傾眠であった[5]。同様に，前述した急速増量法[24]における脱落理由はすべて鎮静である。一方，CATIE試験[15]では，quetiapine投与患者の31％に過眠や眠気を認めたが，不眠はolanzapineを除く他の3剤より少なかった。またCAFE試験[16]では，quetiapineの投与で傾眠を57.5％，睡眠時間の増加を41.8％の患者で認めた。初発エピソード患者は慢性患者と比較して，鎮静作用に鋭敏であることが多いため，quetiapineの投与はなるべく夕食後か眠前に使用するのが望ましい。Quetiapineの鎮静作用を利用できれば，睡眠薬を軽減できる可能性があるため，患者の訴えをよく聞いて最適な用量を設定していく必要がある。

## Ⅸ. おわりに

以上，quetiapineの安全性に焦点を当てて最新のエビデンスを紹介し，これらに留意した症例を提示した。最近の大規模RCTからも，quetiapine

はFGAや他のSGAよりもEPS関連の副作用が少なく，PRLへの影響が少ないことが再確認された。しかし，メタボリック症候群に対するリスクと，起立性低血圧や投与初期の鎮静作用に注意を払う必要がある。これらのモニタリングを適切に行なうことが，quetiapineの安全性を生かし，ベネフィットに変換するために必要な鍵となろう。

## 文　献

1) Alexopoulos, G. S., Streim, J., Carpenter, D. et al. : Using antipsychotic agents in older patients. J. Clin. Psychiatry, 65 suppl. 2 : 5–99, 2004.
2) American Diabetes Association ; American Psychiatric Association ; American Association of Clinical Endocrinologists ; North American Association for the Study of Obesity : Consensus development conference on antipsychotic drugs and obesity and diabetes. Diabetes Care. 27 : 596–601, 2004.
3) アステラス製薬株式会社資料：使用実態における特別調査, 2005.
4) Brecher, M., Leong, R. W., Stening, G. et al. : Quetiapine and long-term weight change : a comprehensive data review of patients with schizophrenia. J. Clin. Psychiatry, 68 : 597–603, 2007.
5) Buckley, P. F. : Efficacy of quetiapine for the treatment of schizophrenia : a combined analysis of three placebo-controlled trials. Curr. Med. Res. Opin., 20 : 1357–1363, 2004.
6) Dossenbach, M., Dyachkova, Y., Pirildar, S. et al. : Effects of atypical and typical antipsychotic treatments on sexual function in patients with schizophrenia : 12-month results from the Intercontinental Schizophrenia Outpatient Health Outcomes (IC-SOHO) study. Eur. Psychiatry, 21 : 251–258, 2006.
7) Gianfrancesco, F., Pesa, J., Wang, R. H. et al. : Assessment of antipsychotic-related risk of diabetes mellitus in a Medicaid psychosis population : sensitivity to study design. Am. J. Health Syst. Pharm., 63 : 431–441, 2006.
8) Glassman, A. H., Bigger, J. T. Jr. : Antipsychotic drugs : prolonged QTc interval, torsade de pointes, and sudden death. Am. J. Psychiatry, 158 : 1774–1782, 2001.
9) Haro, J. M., Suarez, D., Novick, D. et al. : Three-year antipsychotic effectiveness in the outpatient care of schizophrenia : observational versus randomized studies results. Eur. Neuropsychopharmacol., 17 : 235–244, 2007.

10) Harrigan, E. P., Miceli, J. J., Anziano, R. et al. : A randomized evaluation of the effects of six antipsychotic agents on QTc, in the absence and presence of metabolic inhibition. J. Clin. Psychopharmacol., 24 : 62–69, 2004.
11) Holt, R. I., Bushe, C., Citrome, L. : Diabetes and schizophrenia 2005 : are we any closer to understanding the link? J. Psychopharmacol., 19 suppl. 6 : 56–65, 2005.
12) Kahn, R. S., Fleischhacker, W. W., Boter, H. et al. : Effectiveness of antipsychotic drugs in first-episode schizophrenia and schizophreniform disorder : an open randomized clinical trial. Lancet. 371 : 1085–1097, 2008.
13) Koller, E. A., Weber, J., Doraiswamy, P. M. et al. : A survey of reports of quetiapine-associated hyperglycemia and diabetes mellitus. J. Clin. Psychiatry, 2004 : 857–863, 2004.
14) Lehman, A. F., Lieberman, J. A., Dixon, L. B. et al. : Practice guideline for the treatment of patients with schizophrenia, second edition. Am. J. Psychiatry, 161 (2 Suppl.) : 1–56, 2004.
15) Lieberman, J. A., Stroup, T. S., McEvoy, J. P. et al. : Effectiveness of antipsychotic drugs in patients with chronic schizophrenia. N. Engl. J. Med., 353 : 1209–1223, 2005.
16) McEvoy, J. P., Lieberman, J. A., Perkins, D. O. et al. : Efficacy and tolerability of olanzapine, quetiapine, and risperidone in the treatment of early psychosis : a randomized, double-blind 52-week comparison. Am. J. Psychiatry, 164 : 1050–1060, 2007.
17) Miyamoto, S., Duncan, G. E., Goff, D. C. et al. : Therapeutics of Schizophrenia. In : Neuropsychopharmacology : The Fifth Generation of Progress (ed. by Davis, K. L., Charney, D., Coyle, J. T. et al.), pp. 775–807, Raven Press, New York, 2002.
18) Miyamoto, S., Duncan, G. E., Marx, C. E. et al. : Treatment for schizophrenia : critical review of pharmacology and mechanisms of action of antipsychotic drugs. Mol. Psychiatry, 10 : 79–104, 2005.
19) Miyamoto, S., Merrill, D. B., Lieberman, J. A. et al. : Antipsychotic drugs. In : Psychiatry, Third edition (ed. by Tasman, A., Kay, J., Lieberman, J. A. et al.), pp. 2161–2201, John Wiley & Sons, Ltd, Chichester, 2008.
20) Nasrallah, H. : A review of the effect of atypical antipsychotics on weight. Psychoneuroendocrinology, 28 : 83–96, 2003.
21) Nasrallah, H. A. : Atypical antipsychotic-induced metabolic side effects : insights from receptor-binding profiles. Mol. Psychiatry, 13 : 27–35, 2008.
22) Newcomer, J. W., Haupt, D. W. : The metabolic effects of antipsychotic medications.

Can. J. Psychiatry, 51 : 480-491, 2006.
23) Ninomiya, T., Kubo, M., Doi, Y. et al. : Impact of metabolic syndrome on the development of cardiovascular disease in a general Japanese population : the Hisayama study. Stroke, 38 : 2063-2069, 2007.
24) Pae, C. U., Kim, J. J., Lee, C. U. et al. : Rapid versus conventional initiation of quetiapine in the treatment of schizophrenia : a randomized, parallel-group trial. J. Clin. Psychiatry, 68 : 399-405, 2007.
25) Taylor, D., Paton, C., Kerwin, R. : The Maudsley Prescribing Guidelines 9th Edition. Informa Healthcare, London, 2007.

第1部 Quetiapine を使いこなす

# 第6章　長期維持効果・再発予防

坂下和寛　　稲田　健　　石郷岡　純

## I. はじめに

　Quetiapine（QTP）は，clozapine に見られるような弱いドーパミン $D_2$ 受容体拮抗作用と強いセロトニン 5-$HT_2$ 受容体拮抗作用を併せ持つというユニークな薬理学的特性を備え[20]，かつ有害作用の少ない薬剤として開発された。つまり QTP はドーパミン $D_2$ 受容体への親和性が弱く，解離が速いため一時的にしか $D_2$ 受容体を遮断しない（loose and transient）[6]。そのため，継続的に $D_2$ 受容体を遮断する他の抗精神病薬と比べて錐体外路症状（EPS：extrapyramidal symptoms）やアカシジア，遅発性ジスキネジア，高プロラクチン血症といった副作用が起こりづらいという利点がある。また $D_2$ 受容体に限らず多くの受容体に結合親和性を示すことから，他の第二世代抗精神病薬と比べて個性的な特徴があり，その利点と欠点を十分に理解してこそ臨床の現場で「使いこなす」ことのできる薬剤であると言える。

　本稿では特に統合失調症患者の長期の寛解維持効果・症状再発予防において，いかに QTP の特性を理解し活用して「使いこなす」ことが可能であるか考察した。

## II. 維持治療の有効性

　QTP の長期維持効果，再発予防に関する臨床試験は国内外でいくつか

報告されているので，有効性という観点から検証してみたい（表1）。

慢性期の統合失調症患者を対象とした18ヵ月間の無作為二重盲検比較試験であるCATIE study[13]（Clinical Antipsychotic Trials of Intervention Effectiveness）において，全治療中断率（効果不十分，有害事象の発生などを含めたあらゆる理由による治療中断率）はolanzapine（OLZ）群（n＝330）の64％が，QTP群（n＝329）の82％（p＜0.001）とrisperidone（RIS）群（n＝333）の74％（p＝0.002）に比べて有意に低かった。そのうち有害事象の発生による治療中断率はQTP群が15％，OLZ群が19％，RIS群が10％で3群間に有意差はなく，効果不十分による治療中断率はQTP群の28％とRIS群の27％が，OLZ群の15％に比べて有意に高かった（それぞれp＜0.001）。PANSS（Positive and Negative Syndrome Scale）の合計得点はいずれの群でも有意差はなく改善した。平均用量はQTP，OLZ，RISがそれぞれ543.4，20.1，3.9mg/dayであった。この研究の治療中断率から有効性を評価すると，上記の結果はOLZのQTP・RISに対する優位性を示しているが，CATIE studyではOLZの用量設定が最大30mg/dayと他剤より多めに設定されたことを考慮すべきである[17]。

初発の統合失調症患者を対象として行った52週間の無作為二重盲検比較試験であるCAFE study[14]（Comparison of Atypicals in First Episode of psychosis）において，全治療中断率はQTP群（n＝134）が70.9％であり，OLZ群（n＝133）の68.4％，RIS群（n＝133）の71.4％と比較して有意差はなかった。うち有害事象の発生による治療中断率，効果不十分による治療中断率も有意差はなかった。PANSSの合計得点の12週後，52週後の改善度で3群間に有意差はなかったが，陽性症状に限定した得点のみQTP群が，12週後はOLZ（p＝0.017）とRIS（p＝0.031）両群に対して，52週後はOLZ群のみに対して（p＝0.013）有意に改善度が低かった。またCGI（Clinical Global Impression scale）得点の改善度で有意差はなかった。平均用量はQTP，OLZ，RISがそれぞれ506，11.7，2.4mg/dayで，CATIE studyよりOLZ，RISの平均用量が低いのに対してQTPの平均用

表1 CATIE[13]・CAFE[14]study での QTP，RIS，OLZ の有効性・副作用の比較

| | 結果比較 | 平均投与量（mg/day） |
|---|---|---|
| CATIE study | 治療中断率<br>　全中断率　OLZ＜QTP≒RIS<br>　有害事象による中断率　有意差なし<br>　効果不十分による中断率　QTP≒RIS＞OLZ<br>PANSS　有意差なし<br><br>QTP の副作用上位<br>　眠気31%，尿閉・口渇・便秘31%，性機能障害20%<br>　眠気，性機能障害　有意差なし<br>　尿閉・口渇・便秘　QTP＞OLZ≒RIS<br>体重増加　OLZ＞QTP≒RIS<br>血糖値の上昇　OLZ＞QTP≒RIS | QTP＝543.4<br>OLZ＝20.1<br>RIS＝3.9 |
| CAFE study | 全治療中断率　有意差なし<br>PANSS，CGI　有意差なし<br><br>QTP の副作用上位<br>　眠気57.5%，睡眠過多41.8%，体重増加40.3%<br>錐体外路症状　有意差なし<br>　錐体外路症状の治療薬併用率　OLZ＞QTP<br>プロラクチン上昇　RIS＞OLZ≒QTP<br>体重増加率　OLZ＞QTP≒RIS | QTP＝506<br>OLZ＝11.7<br>RIS＝2.4 |

CATIE：Clinical Antipsychotic Trials of Intervention Effectiveness, CAFE：Comparison of Atypicals in First Episode of psychosis, QTP：quetiapine, RIS：risperidone, OLZ：olanzapine, PANSS：Positive and Negative Syndrome Scale, CGI：Clinical Global Impression scale

量はほぼ同じであった。この研究からは QTP，OLZ，RIS の初発の統合失調症患者に対する維持治療における有効性は，ほぼ同等であると言える。

Stroup ら[21]は perphenazine の内服で効果が不十分であった慢性期の統合失調症患者を対象とした無作為二重盲検比較試験を行い，OLZ（n＝39），QTP（n＝38）両群の全治療中断率がそれぞれ39%，42%であり，RIS 群（n＝38）の84%に比べて有意に低かった（p＝0.02）としている。PANSS や CGI の改善度に有意差はなく，平均用量は QTP，OLZ，RIS がそれぞれ586.1，20.7，3.7mg/day であった。この研究での用量は CATIE study に近いが，有効性については同等と言える。全治療中断率において

RISが有意に高くなっている理由については，患者数が限られている点，perphenazineは抗$D_2$作用が強い点でRISと似た受容体結合特性を有している点，などが挙げられる。

　本邦でも東間ら[25]が統合失調症患者106名を対象としてQTP単剤による1年間の外来治療維持率を検討し，薬剤に関連する理由による治療中断率を43.3%と報告した。この値は前述のCATIE studyでのQTPの効果不十分と有害事象の発生による治療中断率の合計28＋15＝43%に近い。また1年後に症状評価できた患者群（n＝45）においてBPRS（Brief Psychiatric Rating Scale）の全ての因子で有意な改善を認めた（$p<0.001$）。QTPの用量は全例で440±220mg/day，維持治療が完了した症例では395±198mg/dayであった。QTPによる維持治療には精神症状の再燃・悪化の抑止のみならず，精神症状の長期的な改善効果が期待できると言える。

　他の第二世代抗精神病薬からQTPへのスイッチングによる有効性に関する研究も報告されている。Larmoら[12]はhaloperidol（HPD）（n＝43），OLZ（n＝66），RIS（n＝55）を単剤投与されていた統合失調症患者をQTPの単剤投与に切り替えて，12週後の有効性・忍容性を評価した。PANSS得点はHPD，OLZ，RIS各群でそれぞれ－32.5，－15.4，－18.5と有意に改善した（$p<0.001$）。CDSS（Calgary Depression Scale for Schizophrenia）では，特にスイッチング前にCDSS得点が6以上とうつ症状を示していた患者群において，HPD（n＝19），OLZ（n＝34），RIS（n＝26）各群でそれぞれ－8.9，－4.3，－5.5と有意な改善を認めた（$p<0.001$）。またSAS（Simpson Angus Scale），BAS（Barnes Akathisia Scale）も有意に減少し改善した（$p<0.001$）。スイッチング前の平均用量はHPD，OLZ，RIS群でそれぞれ6.2，18.1，4.4mg/dayであり，最終的なスイッチング後のQTPの平均用量はそれぞれ501，472，485mg/dayであった。この研究からHPD，OLZ，RISからQTPへのスイッチングにより精神症状の改善やEPSの軽減を期待できることが窺える。抗うつ・不安作用には抗5-$HT_{1A}$受容体作用の関与が指摘されているが[23]，統合失調

症患者のうつ症状に有意な改善効果を認めることはQTPの多彩な受容体結合特性のひとつを示していると言える。さらにQTPの代謝産物であるN-desalkylquetiapineはQTPより強いノルアドレナリン再取り込み阻害作用と，強い5-$HT_{1A}$受容体パーシャルアゴニスト作用を有しているという報告[3]があり，今後の研究が期待される。

### Ⅲ．用量設定と投与回数

　現在本邦でのQTPの平均用量は400mg/day以下と言われている[8]が，至適用量を考えるうえでQTPの等価換算値についての論議は避けて通れない。稲垣ら[2]はRIS：QTP＝1：66としているが，上島ら[4]は2003年のExpert Consensus Guideline Series（ECG）[5]など当時の様々な報告を総合してRIS：QTP＝1：100が妥当としている。

　QTPの維持治療における用量設定については，急性期の治療で600〜750mg/dayの十分量を投与し，その後の維持期は原則そのままの投与量を維持して，患者からの訴えや副作用があれば300mg/dayまでは減量を試みて，その量でも副作用が目立つようであれば他剤への置換を検討すべきではないか，という国内での見解がある[10]。2003年のECG[5]では約70％の専門家が維持期も急性期の用量を継続することが望ましいとしており，初発エピソードの維持治療では300〜600mg/day，反復エピソードでは400〜750mg/day，減量した場合の標準維持治療用量は250〜500mg/dayとの目標用量が提唱されている。前章のいくつかの研究におけるQTPの用量を総合すると500〜600mg/dayであり，先の見解が維持期の用量設定のひとつの目安になると考えられる。個々の患者の身体疾患やリスクを踏まえて，きめ細かい用量設定が必要であることは言うまでもない。

　QTPはＤ２受容体への結合がloose and transientであるという特性があり，投与回数を２〜３回/dayに設定して遮断頻度を確保する必要があるとされる[10]。QTPの後期第Ⅱ相試験[19]において１日２回投与と３回投与の間に有効性・安全性の有意差は認めなかった。ただし低用量の使用で分散

投与すると1回あたりの投与量が不十分になる可能性も考慮すべきである。海外ではQTPの徐放製剤（XR錠）が承認を受けており，将来的には単回投与による服薬アドヒアランスの向上が期待される。

## Ⅳ．副　作　用

　前述したQTPのいくつかの臨床試験を，今度は副作用という観点から検証してみたい。CATIE study[13]における副作用の発生頻度について見ると，QTP群で高かった項目は眠気（31%），尿閉・口渇・便秘（31%），性機能障害（20%）などであった。眠気・性機能障害はOLZ群，RIS群と比べて発生頻度に有意差はなかったが，尿閉・口渇・便秘はOLZ群の24%とRIS群の25%に比べて有意に多かった（$p<0.001$）。逆に不眠はQTP群の18%とOLZ群の16%は，RIS群の24%と比べて有意に低かった（$p<0.001$）。体重増加はOLZ群の30%が，QTP群の16%とRIS群の14%と比べて有意に多かった（$p<0.001$）。血糖値の変化はOLZ群が最も高く（$15.0\pm2.8$ mg/dl），QTP群（$6.8\pm2.5$）とRIS群（$6.7\pm2.0$）はあまり変わらなかった。

　CAFE study[14]においてQTP群の副作用の発生頻度で高かった項目は眠気（57.5%），睡眠時間の延長（41.8%），体重増加（40.3%）などであった。またOLZ群，RIS群と比べて口渇（34.3%）が多かった。EPSは3群間で有意差はなかったが，EPSやアカシジアに対して併用薬を用いて治療した率はOLZ群の11%よりQTP群の4%が有意に低かった（$p=0.021$）。また血中プロラクチン値が上昇したのはRIS群のみで，OLZ・QTP両群との有意差を認めた（ともに$p<0.001$）。体重増加率は12週後でOLZ群の15.7%がQTP群の8.1%，RIS群の8.9%に比べて有意に高く（ともに$p<0.001$），52週後でもOLZ群の24.4%がQTP群の12.5%，RIS群の14.5%に比べて有意に高かった（ともに$p<0.001$）。体重増加率において12・52週後ともQTP群がRIS群より若干低い値を示している点は興味深い。

前述の東間らの研究[25]では，DIEPSS（Drug-Induced ExtraPyramidal Symptoms Scale）（$p<0.01$），AIMS（Abnormal Involuntary Movement Scale）（$p<0.05$）ともに開始時と比べて終了時に得点が低下し，維持治療において副作用を軽減する効果が期待できる。また村下ら[18]は3ヵ月間に大学病院で第二世代抗精神病薬（OLZ，QTP，RIS，perospirone）を使用していた659例（うち統合失調症患者313例，気分障害214例，神経症性障害23例など）について，7％以上の体重増加と新たな2型糖尿病の発生頻度について調べて報告した。体重増加については OLZ 群（n＝89；平均用量9.2mg/day）が15例（16.9％）と最多で，QTP 群（n＝335；平均用量155mg/day）は1例（0.3％），RIS 群（n＝265；平均用量2.8mg/day）は3例（1.1％），perospirone 群（n＝121；平均用量16.1mg/day）は2例（1.7％）であった。また2型糖尿病の発症についても OLZ 群が4例（4.5％）と最多で，QTP 群は2例（0.6％），RIS 群は1例（0.4％），perospirone 群は0例であった。

Gupta ら[1]は，OLZ の内服により精神症状は安定しているが体重が20％以上服用前より増加し，BMI（body mass index）が$25mg/kg^2$以上ある統合失調症圏や双極性障害の患者（n＝12）を対象に，4週間かけて OLZ から QTP に置換してその後6週間継続投与したところ，平均2.25kg の体重減少を認め（$p=0.03$），BMI 平均値も$35.1mg/kg^2$から$34.4mg/kg^2$に減少した。精神症状の悪化や副作用の出現は認めなかった。平均用量は OLZ が12.34mg/day，QTP が392.5mg/day であった。

以上を考察すると，QTP は OLZ，RIS と比べて同等の精神症状に対する有効性を持ちながら，EPS や高プロラクチン血症といった $D_2$ 受容体の遮断による副作用の発現が少なく，維持治療による改善効果も期待できる。高橋ら[22]は長期入院中の慢性統合失調症患者で，遅発性ジスキネジアやジストニアを発症していた12名を対象に，QTP に置換したところ有意に改善が見られたと報告している（$p<0.01$）。

しかし他剤と比べて抗ヒスタミン，アドレナリン $α_1$ 受容体結合を介し

た鎮静効果が強いため眠気，めまい，起立性低血圧といった副作用にも留意すべきである。Tariotら[24]は精神疾患を持つ高齢（65歳以上）の患者（n＝89）に対して52週間QTPを投与したところ（平均用量は137.5mg/day），眠気（31%），めまい（17%），起立性低血圧（15%）といった副作用を認めたと報告している。McManusら[15]の同様の研究でも（n＝151；平均用量100mg/day），眠気（32%），めまい（14%），起立性低血圧（13%）が発生頻度の上位を占めており，特に高齢者への投与に際しては転倒や骨折にも結び付きかねないだけに慎重な配慮が望まれる。

また本邦では，QTPはOLZと同様に糖尿病患者や糖尿病の既往歴のある患者への投与は禁忌となっている。しかしQTP投与後の体重増加や血糖値の上昇はOLZより有意に低く，RISと同程度であり（RISと比べて有意差はないが低値を示している研究もある[14]），今後より詳しく検討される必要があると思われる。

## V. 認知機能への影響

詳細はシリーズの次稿に譲るが，QTPの認知機能の改善効果に関していくつかの臨床試験が報告されている。Woodwardらによるメタ解析[28]では，QTPは特に覚醒度・選択的注意・言語性流暢の改善度においてOLZ，RIS，clozapineと比べて優れた有効性があるとされている。久住ら[9]はQTPに知覚・注意・運動処理機能，言語性流暢，即時記憶再生の改善効果があることを示唆し，また東間らの研究[25]では，1年後の前頭葉機能検査（trail making test）における有意な改善を認めた（p＜0.01）。Keefeら[7]は初発の統合失調症患者を対象として，CATIE studyの認知機能バッテリーとBACS（Brief Assessment of Cognition in Schizophrenia）を用いてQTP，RIS，OLZの認知機能の改善効果を比較して，全体改善度において3群間に有意差はなかったが，12週後の言語性流暢・WAIS-R（Wechsler Adult Intelligence Scale Revised）のdigit symbol testの改善度において，QTPは他の2群より有意に優れていた（p＜0.05）としてい

る。

　これらの結果からQTPにはいくつかの認知機能，特に言語性流暢の改善に有効性が示されている。認知機能の改善により患者への心理社会的アプローチやリハビリテーションが容易となり，維持治療の有効性が相乗的に高まることが期待される。

## VI. 症例提示

　最後にQTPについて経験した1例を提示したい。

　症例　45歳，男性
　同胞2名中末子。出生発達発育に問題なし。
　X－22年（23歳），祖父の逝去を契機に思考吹入，思考奪取を訴えるようになり，近医精神科を受診し統合失調症と診断され通院を開始した。X－13年4月，興奮して家族に粗暴な行動を取るなどしたためA病院に入院した。同年5月当院に転院した。その後加療により寛解しX－12年に退院して，近医に通院しデイケアにも通っていた。しかしX－4年頃から減裂思考，妄想，精神運動興奮が再燃し，当院に再入院した。RIS 5 mg/dayにて陽性症状は寛解したが，意欲低下・無為自閉など陰性症状が前景となり経過していた。

　X年2月頃から不安が強まり落ち着かなくなるとともに多飲水傾向となり，嘔吐を繰り返すようになった。日中の体重も±4～5 kg変動した。RISからQTPに1ヵ月間かけて置換したところ，2ヵ月後には口渇感も減り飲水欲求も減少し，日中の体重変動も±2 kg以内に落ち着いた。現在はQTP 600mg/dayで安定し，陰性症状も改善を認め，開放病棟に移り作業療法などに積極的に参加しながら，退院を見据えたケースワーキングを行っている（図1）。

　本症例は陰性症状が前景化した慢性期の統合失調症の患者であるが，多

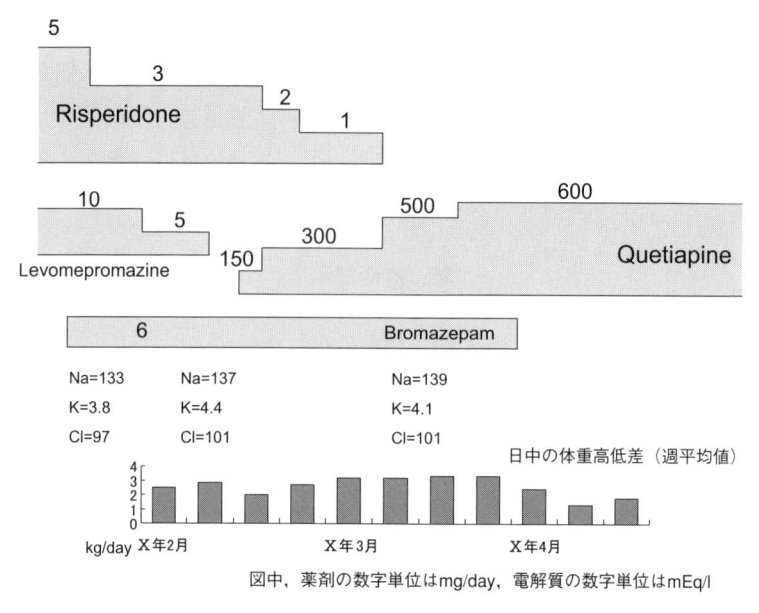

図1 報告症例

飲水の出現を契機に RIS から QTP に置換した。多飲水については，抗精神病薬が慢性的にドーパミン $D_2$ 受容体を遮断することでアンギオテンシン II が増加し，口渇中枢に作用して起こるという仮説が提唱されている[26]。QTP はドーパミン $D_2$ 受容体への結合が loose and transient であり，第一世代抗精神病薬[11,16]や RIS[27]から QTP に置換して多飲水が改善した症例がいくつか報告されている。この症例でも置換後に多飲水が改善しその他の副作用症状もなく，陽性症状の寛解を維持しながら陰性症状も一定の改善を示し quality of life も向上したため，QTP の利点が生かされた症例と言える。

## VII. おわりに

QTP の統合失調症患者の長期の寛解維持効果・症状再発予防における有効性，用量設定・投与回数，副作用，認知機能への影響を，いくつかの

国内外の臨床報告を検証しながら考察した。

　QTP はドーパミン $D_2$ 受容体への loose and transient な結合により EPS やアカシジア，高プロラクチン血症といった有害事象を生じにくいという利点がある。これを踏まえて，維持期においては急性期の用量を維持した十分な用量（500〜600mg/day）を副作用に留意しながら投与していくことで，EPS やアカシジアなどを最小限に抑えた寛解維持・症状再発予防効果を引き出すことができると思われる。さらには認知機能の改善効果や副作用の軽減による高い服薬アドヒアランスの獲得が，相乗的に維持期の統合失調症患者の quality of life を高め，社会的予後の改善につながることが期待される。

　QTP の特性を十分に理解して「使いこなす」ことで，様々な維持期治療における効果の可能性が広がると言える。

文　　献

1 ) Gupta, S., Masand, P. S., Virk, S. et al.: Weight decline in patients switching from olanzapine to quetipine. Schizophr. Res., 70 : 57–62, 2004.
2 ) 稲垣 中，稲田俊也：向精神薬の等価換算 第18回2006年版向精神薬等価換算. 臨床精神薬理，9 : 1443–1447, 2006.
3 ) Jensen, N. H., Rodriguiz, R. M., Caron, M. G. et al.: N-Desalkylquetiapine, a potent norepinephrine reuptake inhibitor and partial 5-HT(1A) agonist, as a putative mediator of quetiapine's antidepressant activity. Neuropsychopharmacology, 33 : 2303–2312, 2008.
4 ) 上島国利，宍倉久里江：非定型抗精神病薬 quetiapine の等価換算値および至適用量について. 臨床精神薬理，7 : 1385–1389, 2004.
5 ) Kane, J. M., Leucht, S., Carpenter, D. et al.: Expert Consensus Guideline Series, Optimizing pharmacologic treatment of psychotic disorders. J. Clin. Psychiatry, 64(suppl. 12) : 1–100, 2003.
6 ) Kasper, S., Tauscher, J., Küfferle, B. et al.: Dopamine- and serotonin-receptors in schizophrenia : results of imaging-studies and implications for pharmacotherapy in schizophrenia. Eur. Arch. Psychiatry Clin. Neurosci., 249(suppl. 4) : Ⅳ/83–Ⅳ/89,

1999.

7) Keefe, R. S. E., Sweeney, J. A., Gu, H. et al.：Effects of olanzapine, quetiapine, and risperidone on neurocognitive function in early psychosis : a randomized, double-blind 52-week comparison. Am. J. Psychiatry, 164：1061-1071, 2007.
8) 菊山裕貴, 宮本聖也, 花岡忠人 他：Quetiapine の薬理的メカニズムと臨床効果—Quetiapine の至適用量と loose binding な薬剤の作用機序について. 臨床精神薬理, 11：1381-1389, 2008.
9) 久住一郎, 小山 司：抗精神病薬による統合失調症の認知障害への対策. 精神科治療学, 20：51-58, 2005.
10) 久住一郎, 古瀬 勉, 吉川憲人 他：精神科治療における quetiapine の位置づけ—統合失調症を中心に. 臨床精神薬理, 9：2095-2112, 2006.
11) 姜 昌勲, 杉原克比古, 五十嵐潤 他：クエチアピンにより病的多飲が改善した精神分裂病患者の1例. Pharma Medica, 20：161-165, 2002.
12) Larmo, I., De Nayer, A., Windhager, E. et al.：Efficacy and tolerability of quetiapine in patients with schizophrenia who switched from haloperidol, olanzapine or risperidone. Hum. Psychopharmacol., 20：573-581, 2005.
13) Lieberman, J. A., Stroup, T. S., McEvoy, J. P. et al.：Effectiveness of antipsychotic drugs in patients with chronic schizophrenia. N. Engl. J. Med., 353：1209-1223, 2005.
14) McEvoy, J. P., Lieberman, J. A., Perkins, D. O. et al.：Efficacy and tolerability of olanzapine, quetiapine, and risperidone in the treatment of early psychosis : a ramdomized, double-blind 52-week comparison. Am. J. Psychiatry, 164：1050-1060, 2007.
15) McManus, D. Q., Arvanitis, L. A., Kowalcyk, B. B.：Quetiapine, a novel antipsychotic : experience in elderly patients with psychotic disorders. J. Clin. Psychiatry, 60：292-298, 1999.
16) 三澤 仁, 伊藤耕一, 加藤 温 他：Quetiapine の投与によって病的多飲, 陽性症状の改善をみた精神分裂病患者の1例. 精神医学, 44：909-911, 2002.
17) 宮本聖也：新規抗精神病薬の登場で統合失調症の治療効果・再発予防効果が上がったか? 臨床精神薬理, 11：11-20, 2008.
18) 村下真理, 久住一郎, 井上 猛 他：非定型抗精神病薬使用患者における糖尿病発症頻度の検討. 臨床精神薬理, 7：991-998, 2004.
19) 村崎光邦, 工藤義雄, 小山 司 他：精神分裂病に対するフマル酸クエチアピンの後期第Ⅱ相試験. 臨床精神薬理, 2：613-631, 1999.
20) Saller, C. F., Salama, A. I.：Seroquel : biochemical profile of a potential atypical an-

tipsychotic. Psychopharmacology, 112 : 285–292, 1993.
21) Stroup, T. S., Lieberman, J. A., McEvoy, J. P. et al. : Effectiveness of olanzapine, quetiapine, and risperidone in patients with chronic schizophrenia after discontinuing perphenazine : a CATIE study. Am. J. Psychiatry, 164 : 415–427, 2007.
22) 高橋三郎, 大曽根彰, 松田晃武 : 遅発性ジストニア・ジスキネジアへの投薬計画 : 12症例の経験. 精神医学, 47(5) : 499–508, 2005.
23) 竹内 崇, 西川 徹 : 新規抗精神病薬 quetiapine の薬理作用メカニズムについて—D2以外の受容体に対する作用を中心に. 臨床精神薬理, 11 : 921–928, 2008.
24) Tariot, P. N., Salzman, C., Yeung, P. P. et al. : Long-term use of quetiapine in elderly patients with psychotic disorders. Clin. Ther., 22 : 1068–1084, 2000.
25) 東間正人, 越野好文, 浜原昭仁 他 : Quetiapine による統合失調症維持療法の有用性. 臨床精神薬理, 11 : 281–290, 2008.
26) Verghese, C., De Leon, J., Simpson, G. M. : Neuroendocrine factors influencing polydipsia in psychiatric patients : an hypothesis. Neuropsychopharmacology, 9 : 157–166, 1993.
27) 渡部雄一郎, 小林慎一, 熊谷敬一 他 : Risperidone 投与中に水中毒から悪性症候群と横紋筋融解症を呈した統合失調症の1例. 臨床精神薬理, 8 : 235–239, 2005.
28) Woodward, N. D., Purdon, S. E., Meltzer, H. Y. et al. : A meta-analysis of neuropsychological change to clozapine, olanzapine, quetiapine, and risperidone in schizophrenia. Int. J. Neuropsychopharmacol., 8 : 457–472, 2005.

第1部 Quetiapineを使いこなす

# 第7章 長期効果——QOL，認知機能

長田泉美　中込和幸

## I．はじめに

　統合失調症の治療は，急性期症状の緩和，再発予防のみならず，生活の質（quality of life：QOL）や社会機能の改善といった長期効果も視野に入れて行う必要がある．良好な社会的予後は，患者，家族，治療者が共通認識を持ち，薬物療法と心理社会療法を併用することによって得られる最大の治療目標である．薬物治療については，第二世代抗精神病薬の認知機能障害に対する有効性は多数報告されているが[18]，特定の認知機能障害が検査上改善されても，実際，社会機能の改善に結びつくかどうかはまだ十分実証されていない．

　本章では，quetiapine（QTP）による長期効果について，特に副作用やQOL，認知機能を中心に，症例を提示し検討する．

## II．症　例

### 1．HaloperidolをQTPに置換し錐体外路症状が改善した症例

［症例1　80歳，女性，統合失調症（図1）］

　X－50年（27歳），幻覚妄想状態となり，A病院に2ヵ月間入院した．その後，再燃，入退院を繰り返していた．

　X－23年（54歳），紹介にて当院初診し外来通院をしていた．X－19年（58歳）母が死亡し，食事，服薬ができず，当院1回目入院となった．終

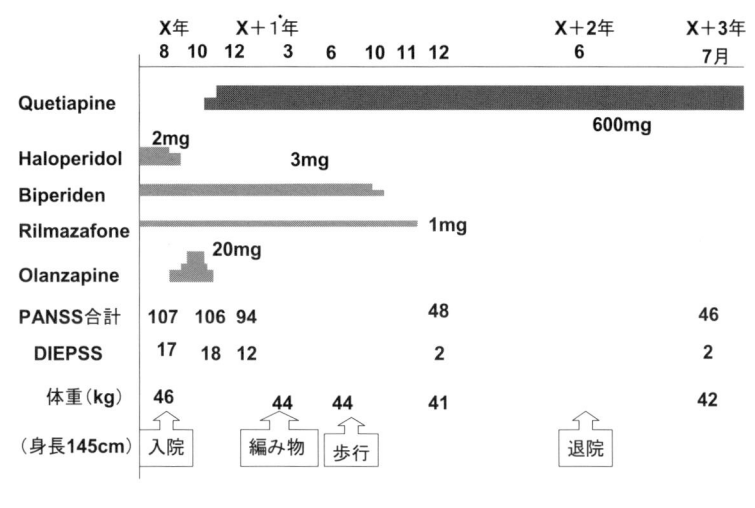

図1 症例1治療経過

日臥床しており，幻聴を理由に行事参加を拒否していた。X−5年（72歳）退院し，養護老人施設に入所した。退院時の内服薬は，haloperidol（HPD）4 mg（1日量，以下同様），bromperidol 6 mg，mosapramine 50 mg，biperiden 4 mg，nitrazepam 10mgであった。

X−2年（75歳）には，内服薬をHPD 4 mg，biperiden 3 mg，rilmazafone 1 mgとした。筋強剛があり，X−1年（76歳）HPDを2 mgに減量した。しかし，歩行障害が出現したため，X年8月（77歳）当院2回目入院となった。上肢に軽度筋強剛と振戦，口唇ジスキネジアを認め，「体に電波をかけられている」と訴えていた。Olanzapine（OLZ）を開始後20 mgまで漸増し，HPDは漸減，中止した。しかしパーキンソン症状は改善せず，10月QTPを投与開始し600mgまで増量，OLZは漸減，中止したところ，12月には振戦，筋強剛が消失した。X＋1年3月（78歳）には編み物を始め，「昔やっていましたから」と笑顔で答えた。X＋1年6月，歩行が可能になった。X＋1年10月，biperiden 3 mgを漸減，中止し，11月rilmazafoneを中止した。X＋2年6月（79歳）退院し，グループホームに

|  | X年 10 | X+1年 1 | 7 | X+4年 7 | 10 | X+6年 7月 |
|---|---|---|---|---|---|---|
| Quetiapine | 200mg | | 400mg | | 600mg | |
| Haloperidol | 2mg | | | | | |
| Biperiden | 2mg | | | | | |
| Olanzapine | | | 10mg | | | |
| PANSS合計 | 75 | 70 | | 84 | 72 | 70 |
| DIEPSS | 14 | 6 | | 4 | 4 | 2 |
| 体重(kg)(身長158cm) | 65 | 65 | | 72 | 72 | 75 |

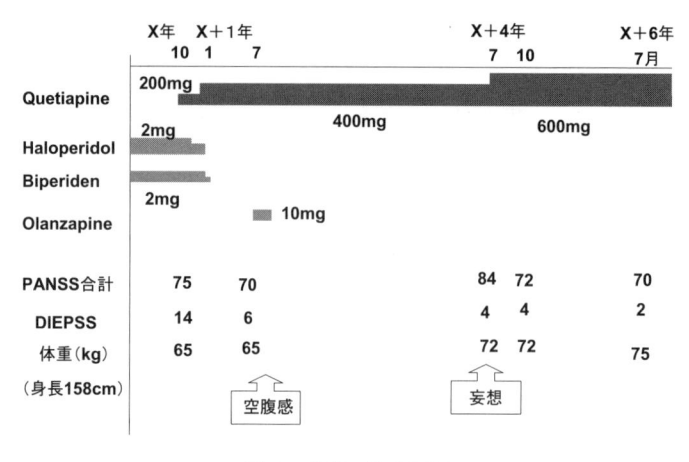

X+1年7月：空腹感
X+4年7月：妄想

図2　症例2治療経過

入所した。X＋3年7月（80歳）現在，安定している。血糖値など血液生化学検査上の異常，体重増加はなく経過している。

［考察］

本症例は，幻聴，体感幻覚，被害妄想，意欲低下が持続していた上に薬物の副作用によって日常生活動作（ADL）低下を来したため，養護老人施設では対応困難とされ，入院となった統合失調症である。HPD を OLZ に変更したが薬原性パーキンソン症状は軽快せず，QTP に置換したところ ADL が改善し，陽性症状が消退したため退院し，グループホームでの生活を維持しており，QOL は向上した。さらに，終日臥床し，短い単語を不機嫌に返すだけであった本症例が，作業療法に参加し，笑顔で話すようになった。これは，錐体外路症状の改善によるものだけではなく，QTP による抑うつ症状改善作用[4]，情動安定化作用が寄与していると考えられる。600mg にて3年間過鎮静なく経過しており，QTP は高齢者に対しても忍容性が高いと言える。介護施設に適応できるか，あるいは在宅生活が可能であるかは，幻覚妄想だけでなく，ADL の程度や情動の安定度が重要となる。薬原性パーキンソン症状や抑うつ症状を来たしにくい QTP[14]

## 第7章 長期効果──QOL，認知機能

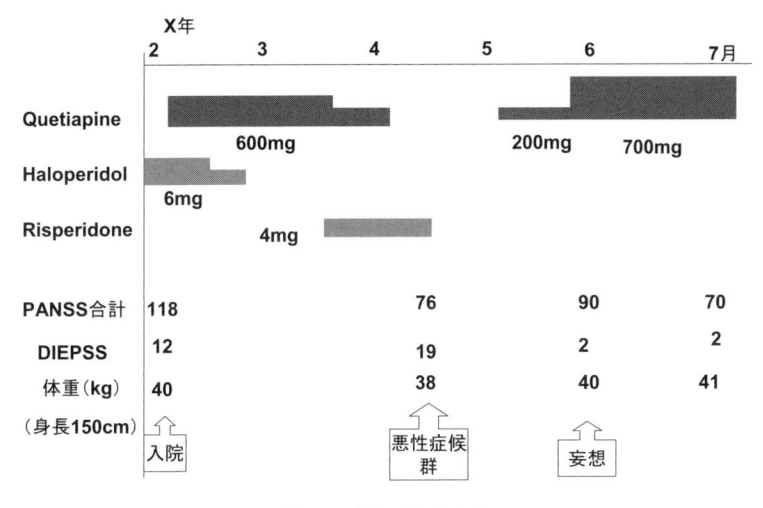

```
          X年
           2      3      4      5      6      7月
Quetiapine    ████████████        ██████████████
              600mg               200mg  700mg
Haloperidol  ██
             6mg
Risperidone       ████████
                   4mg

PANSS合計  118          76     90     70
DIEPSS      12          19      2      2
体重(kg)    40          38     40     41
(身長150cm) ↑           ↑      ↑
            入院      悪性症候群   妄想
```

図3　症例3治療経過

は，必要十分量の投与にて，陽性症状を緩和しながらQOLの維持・向上を可能とするものと期待される．

［症例2　42歳，女性，統合失調症（図2）］

　高校卒業後，就職したが，X−17年（19歳），「職場で嫌がらせを受ける，表情や態度で分かる」と言い，出勤しなくなった．X−15年（21歳），当院を初診した．被害関係妄想，醜形恐怖，不眠を認め，家事は母が行い，無為，自閉的な生活を送っていた．HPD 4〜9 mg, chlorpromazine（CP）50〜150mg, biperiden 3〜4 mg を投与したが，「髪が駄目になった」と訴え，終日テレビを見て過ごす生活が続き，入退院をくり返していた．さらに眼球上転，前屈，仮面様顔貌が出現したため，抗精神病薬を減量すると，錐体外路症状は軽快するが，醜形恐怖，不眠が増悪し不穏となるため治療に難渋していた．

　X−2年（34歳），眼球上転がほぼ毎日出現し，振戦，手の痺れも認めたため，HPD 4 mg を2 mg に漸減し，CP100mgを漸減，中止した．手の

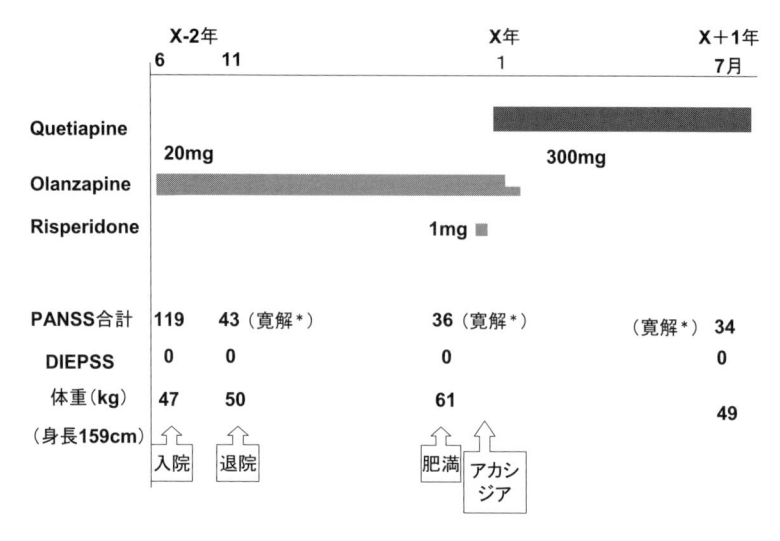

|           | X-2年       |          | X年           | X＋1年     |
|-----------|-------------|----------|---------------|------------|
|           | 6    11     |          | 1             | 7月        |
| Quetiapine |             |          | 300mg         |            |
| Olanzapine | 20mg        |          |               |            |
| Risperidone |            |          | 1mg           |            |
| PANSS合計 | 119 | 43（寛解*） | 36（寛解*） | （寛解*） 34 |
| DIEPSS    | 0   | 0         | 0           | 0          |
| 体重(kg)  | 47  | 50        | 61          | 49         |
| (身長159cm) | ⇧入院 | ⇧退院 | ⇧肥満 ⇧アカシジア |        |

図4　症例4 治療経過
*Andreasenの寛解

痺れは「気にならなくなった」と言い，眼球上転は月1〜2回に減少したが，振戦は持続していた。

X年10月（36歳），「近所から中傷がある」と訴え，母に攻撃的となったため，QTP 200mg 追加した。HPD，biperidenは漸減，中止し，X＋1年1月（37歳），QTP 400mg 単剤とした。眼球上転，手の痺れは消失し，家庭内で穏やかに過ごせるようになった。同年7月，怠薬傾向となったため，1日1回投与可能なOLZに置換することとし，10mg 開始したが，強い空腹感を伴う過食を認め，8月に同剤を中止したところ，過食に対する衝動性は速やかに消失した。X＋4年7月（40歳），隣人に対する被害関係妄想が増強し，警察に頻繁に訴えるようになったため，QTP 400mgを600mgに増量した。X＋6年7月（42歳）現在，ほとんど外出せず，興味，関心は化粧のみであるが，妄想に基づく行動はなく，服薬は規則的である。QTP服用後の6年間で，血糖値など血液生化学検査所見に特記すべき異常は認められなかった。月経は定期的に認められるが，体重は10

kg 増加した。

［考察］

　本症例は，被害関係妄想，自閉が主症状であるが，錐体外路症状が出現しやすいため，薬物調整に苦慮していた統合失調症である。眼球上転が頻発したため，HPD を QTP に置換し，急性ジストニアは消失したが，1日2回の服用スケジュールであったためか，服薬が不規則となった。そこで OLZ への切り替えを試みたが，10mg 追加にて過食を生じ，OLZ は中止した。しかし，この体験にて患者が QTP の長所を実感することとなり，確実に服薬するようになった。その後，被害関係妄想が増悪した際には，QTP 400mg を 600mg に増量することによって軽快した。

　本シリーズの第2回で稲垣ら[5]は，QTP の至適用量は300～400mg/日，等価換算値は『66』としている。この点は議論がある所であるが，本症例のように副作用軽減目的で QTP を開始した場合に，精神症状が悪化した際にはまず QTP 増量を試みるのが現実的であろう。

　本症例は，病的体験に基づく行動は消失したものの，相変わらず自閉的で，体重増加も認め，とても QOL が良好とは言えない。しかし，錐体外路症状の発現率が HPD より有意に低い QTP[2]によって，眼球上転と痺れという患者にとって大きな苦痛であった副作用が消失したことが，アドヒアランスを向上させ，6年間外来で維持されている結果につながっていると思われる。

### 2．Risperidone にて悪性症候群を来たしたため QTP に置換した症例

［症例3　43歳，女性，統合失調症（図3）］

　高校卒業後，家業の手伝いをしていた。X−23年（20歳）幻覚妄想状態となり，以降 B 病院に15回入退院をくり返した。

　X 年2月（43歳），「怖い，怖い」と家人の後追いをし，不眠，食欲低下が認められ，紹介にて当院初診した。待合室で独語が見られたが，幻聴は否認した。同日入院治療を開始し，QTP 600mg 投与，HPD 6 mg は漸減，

中止した。脱衣，自傷行為のため，身体拘束を要することが続き，3月risperidone（RIS）4mgに置換し，4月には孤立的，自閉的ではあるが，食事はとり，病棟で問題なく過ごすようになった。

　X年4月，発熱，筋強剛が出現し，高CPK血症を伴う肝機能障害があり，悪性症候群と診断した。RISを中止し，補液開始後，約2週間で症状軽快し，CPKも正常化したため，5月QTP 200mgのみ内服とした。6月，独語が再燃し，「お父さんが怒っている」と，父は数年前に死亡しているにもかかわらず執拗に訴え，治療に対して拒否的となったため，QTPを700mgまで増量した。7月現在，幻聴について自ら訴えることはなくなり，外出，外泊を始めている。血糖値を含めた血液生化学検査所見に特記すべき事項や体重増加は認められないが，10年以上無月経である。

　［考察］

　本症例は，20年以上入退院をくり返している統合失調症である。HPDを主とした第一世代抗精神病薬で治療されていたが，精神症状は安定せず，振戦，小股歩行などパーキンソン症状も認めたため当院では急性期からQTPを投与した。しかし，6週間経過しても精神運動興奮状態が続いたため，RISに置換したところ，興奮，拒絶は速やかに改善したが，悪性症候群を発症したため，内服薬再開に際してQTPを選択した。精神症状再燃時，QTP 200mgを700mgに増量することで症状軽快した。

　本症例において，QTPは急性期には無効と判断したが，維持期に再投与している。再発予防には持続的な$D_2$受容体遮断は必要ないという説[13]があり，急性期には強力で持続的な$D_2$遮断作用のあるHPDやRISを投与し，維持期には緩く一時的な$D_2$遮断薬であるQTPを投与する方法が有効となる可能性はあり，今後本症例の経過をみていきたい。

　本症例では，統合失調症の認知機能測定に用いられる神経心理検査BACS-J（Japanese version of brief assessment of cognition in schizophrenia）[6]をX年7月に実施した。その結果，作業記憶と語流暢は健常対照群と同等，運動と注意は健常対照群より1標準偏差（standard deviation：

SD），言語記憶と遂行機能は2SD低下しており，総合評価において統合失調症全体の平均と同等であった。QTPの認知機能改善効果については，HPDとの比較[11,15,16]のみならず，RISやOLZなど第二世代抗精神病薬間の比較[7,12,17,18]においても優れており，特に言語記憶，語流暢，注意の改善に有効であると報告されている。本症例は，BACS-Jを1回実施しただけであり，QTPによる認知機能の改善効果であるのか，以前より「読書が好きだった」ことの影響があるのか，現時点では何とも言えない。同時に実施した主観ウェルビーイング評価尺度（subjective well-being under neuroleptics treatment : SWN）[10]は56点（最高得点120点）と低く，薬物の主観的な飲み心地やQOLは必ずしも高くないことが示唆される。QTPに切り替えることにより，主観的ウェルビーイングとEuroQOL（European Quality of Life Scale）が改善したという報告[8]もあり，認知機能と主観的QOLは必ずしも相関するわけではないため，両者を合わせて検討することが重要と思われる。社会的生活レベルが本質的に向上するためには，認知機能と主観的QOLがともに改善することが必要であろう。

### 3．Olanzapineにて体重増加，risperidoneにてアカシジアを来たしたためQTPに置換し標準体重に戻った症例

［症例4　52歳，女性，統合失調症（図4）］

大学卒業後，公務員として働いていた。26歳時結婚したが，2ヵ月で離婚し，その後は両親と3人暮らしであった。

X-9年（42歳），深夜に他県在住の兄宅に行き，「ラジオを聞いていると自分を嘲笑する内容が聞こえてくる」「今日も同じ車がずっとつけてきた」と言った。勤務先でトラブルを起こし転勤になったが，そこでも同僚や上司に攻撃的であり，業務をこなせなくなった。X-3年（48歳），入院した母に毎日付き添い，看護師の対応全てに苦情を言い，母が死亡した際には「まだ息がある」と病室にこもった。

X-2年（49歳），入院した父の病状説明時に，「貴女が送った信楽焼き

が母に影響を与えた。仏壇が父に悪影響を与えている」と兄嫁に殴りかかり，制止する兄も殴打したため，同年6月当院初診した。「お前たちもグルか。医者のふりをしているが一味か」と怒鳴り，殴りかかってきた。同日入院治療を開始し，OLZ 20mg投与したが，拒薬，拒食が続き，鼻注よりの投与とした。1週間後には経口で内服するようになり，速やかに情動が安定し，病的体験は消退した。9月に父が死亡したが，症状悪化することなく，葬式に出席した。同年11月退院し単身生活となった。時間短縮勤務を何回か試みたが，集中力低下，業務遂行困難を指摘され，X-1年（51歳）依願退職した。

1年間で10kg以上の体重増加を認め，本人も気にしており，RISに置換するため同剤1mgを追加したが，アカシジアが出現したため，中止した。X年1月（51歳），QTP 300mgの投与を開始し，OLZを漸減，中止した。徐々に体重減少し，X+1年7月（52歳）現在，元来の体重である49kgを維持し，精神症状も安定している。血液生化学検査所見に特記すべき異常なく経過している。

［考察］

本症例は，40歳過ぎに幻覚妄想状態にて発症した統合失調症である。OLZにて幻覚妄想は急速に軽減し，情動は安定したが，著明な体重増加のために切り替えを余儀なくされた。しかし切り替えたRISにてアカシジアが出現し，QTP 300mgに置換したことで，標準体重に戻り，単身生活を続けている。

初発統合失調症を対象としたCAFE（Comparison of Atypicals in First-Episode psychosis）study[9]では，7％以上の体重増加はQTPとRISについては同程度であり，OLZが有意に多かった。またQTPの長期試験では，26週間で平均2.3kgの体重増加が認められている[3]。本症例は，退院時にはAndreasenの"寛解（remission）"の基準[1]を満たしており，精神症状が著明に改善したので，なおさら体重増加を苦痛に感じており，アドヒアランスを低下させる恐れがあった。本症例と症例1，3はQTPにて

標準体重を維持しているが，症例2では10kgの体重増加がある．肥満は美容的な問題に留まらず，糖脂質代謝異常の誘因ともなるため注意が必要である．

## Ⅲ．おわりに

統合失調症の治療は，急性期，慢性期とも同じ薬剤で行うことが理想的であろう．そういう点では，提示した4症例は全て，他剤からQTPへの切り替え例であり，QTPで治療開始し，継続した例はないので，前薬の影響を受けている可能性は否定できない．さらに，4例ともかろうじてPANSS（Positive and Negative Syndrome Scale）とDIEPSS（Drug-Induced Extrapyramidal Symptoms Scale）を不定期に評価しているだけで，認知機能検査などは定期的に行っておらず，これをもってQTPの長期効果について言及することは困難である．しかし，錐体外路症状が出現しやすい症例，悪性症候群後，抑うつ症状を伴う統合失調症にQTPの選択が有用である可能性は高い．長期効果については，QOLや認知機能の改善ばかりでなく"寛解（remission）"[1]までも視野に入れた臨床のあり方について検討する段階に入ったと思われる．

### 文　献

1) Andreasen, N. C., Carpenter, W. T. Jr., Kane, J. M. et al. : Remission in schizophrenia : proposed criteria and rationale for consensus. Am. J. Psychiatry, 162 : 441-449, 2005.
2) Arvanitis, L. A., Miller, B. G. : Multiple fixed doses of "Seropuel" (quetiapine) in patients with acute exacerbation of schizophrenia : a comparison with haloperidol and placebo. Biol. Psychiatry, 42 : 233-246, 1997.
3) Brecher, M., Zukin, S., Leong, R. et al. : Long-term weigtht change with quetiapine treatment in schizophrenia : a comprehensive data review. Neuropsychopharmacology, 29 : S109, 2004.
4) De Nayer, A., Windhager, E., Irmansyah, X. et al. : Efficacy and tolerability of quetiapine in patients with schizophrenia switched from other antipsychotics. Int. J.

Psychiatry Clin. Pract., 7 : 59-66, 2003.
5) 稲垣 中,稲田俊也 : Quetiapine を使いこなす 第2回 至適用量と等価換算. 臨床精神薬理, 11 : 1575-1585, 2008.
6) Kaneda, Y., Sumiyoshi, T., Keefe, R. et al. : Brief assessment of cognition in schizophrenia : validation of the Japanese version. Psychiatry Clin. Neurosci., 61 : 602-609, 2007.
7) Keefe, R. S., Sweeney, J. A., Gu, H. et al. : Effects of olanzapine, quetiapine, and risperidone on neurocognitive function in early psychosis : a randomized, double-blind 52-week comparison. Am. J. Psychiatry, 164 : 1061-1071, 2007.
8) Lehman, A. F. : Developing an outcomes-oriented approach for the treatment of schizophrenia. J. Clin. Psychiatry, 60 : 30-35, 1999.
9) McEvoy, J. P., Lieberman, J. A., Perkins, D. O. et al. : Efficacy and tolerability of olanzapine, quetiapine, and risperidone in the treatment of early psychosis : a randomized, double-blind 52-week comparison. Am. J. Psychiatry, 164 : 1050-1060, 2007.
10) Naber, D. : A self-rating to measure subjective effects of neuroleptics drugs, relationships to objective psychopathology, quality of life, compliance and other clinical variables. Int. Clin. Psychopharmacol., 10 : 133-138, 1995.
11) Purdon, S. E., Malla, A., Labelle, A. et al. : Neuropsychologocal change in patients with schizophrenia after treatment with quetiapine or haloperidol. J. Psychiatry Neurosci., 26 : 137-149, 2001.
12) Riedel, M., Spellmann, I., Strassing, M. et al. : Effects of risperidone and quetiapine on cognition in patients with schizophrenia and predominantly negative symptoms. Eur. Arch. Psychiatry Clin. Neurosci., 257 : 360-370, 2007.
13) Seeman, P. : Atypical antipsychotics : mechanism of action. Can. J. Psychiatry, 47 : 27-38, 2002.
14) Tandon, R., Jibson, M. D. : Safety and tolerability : How do second-generation atypical antipsychotics compare? Current Psychosis & Therapeutics Reports, 1 : 15-21, 2003.
15) Velligan, D. I., Prihoda, T. J., Sui, D. et al. : The effectiveness of quetiapine versus conventional antipsychotics in improving cognitive and functional outcomes in standard treatment settings. J. Clin. Psychiatry, 64 : 524-531, 2003.
16) Velligan, D. I., Newcomer, J., Pultz, J. et al. : Does cognitive function improve with quetiapine in comparison to haloperidol? Schizophr. Res., 53 : 239-248, 2002.
17) Voruganti, L. P., Awad, A. G., Parker, G. et al. : Cognition, functioning and quality of

life in schizophrenia treatment : results of a one-year randomized controlled trial of olanzapine and quetiapine. Schizophr. Res., 96 : 146-155, 2007.
18) Woodward, N. D., Purdon, S. E., Meltzer, H. Y. et al. : A meta-analysis of neuropsychological change to clozapine, olanzapine, quetiapine, and risperidone in schizophrenia. Int. J. Neuropsychopharmacol., 8 : 457-472, 2005.

## 第1部 Quetiapine を使いこなす

## 第8章 切り替え——前薬からの切り替えに quetiapine の効果が期待できるのはどのような臨床場面か？

渡邉博幸

### I．はじめに

　Quetiapine は，多くのメタ解析や慢性期患者を対象とした試験（それらの多くは，前薬からの切り替え試験である）では，陽性症状に対して，他の抗精神病薬以上の有効性を示さない報告が多い[4,5,12]。

　この要因を論じる上で強調されるのは，quetiapine の至適用量の問題である[10,11,15]。すなわち，quetiapine を有効に使いこなすには，早めに増量し[1,16]，高用量[3,13]を用いなければならないという点である。この問題は，本邦でも大きなテーマであり，本邦の使用量が世界的な標準量に比べて少なすぎることが指摘されている[10,11,15]。

　また，他の抗精神病薬処方の補助的な役割として，不安や不眠に対して levomepromazine の少量投与が併用されたように，quetiapine の眠前少量追加処方なども取りざたされている[11]。これらの用い方から，quetiapine が主剤としてではなく，統合失調症の副次的な症状の対処薬として認識されてしまっており，さらに本薬の至適用量まで増量してその効果を見る検証作業がおざなりになりかねないことが指摘されている[14]。

　しかし，quetiapine はその効果特性と忍容性の高さという点で，対象と状況を選べば，患者の QOL を劇的に変えうるポテンシャルがある[22]。

　本論では，現在知られている quetiapine の臨床知見，薬理学的知見を概

括し，それらを踏まえた quetiapine への切り替えの好適な条件・対象を提案し，その考えに沿って治療した症例を何例か提示して，若干の考察を行いたい。

## Ⅱ．Quetiapine の切り替えに関する臨床・薬理学的知見

以下に最近の quetiapine の薬効および薬理学的特性についての知見を整理する。

①急性期陽性症状に対しての治療効果は，haloperidol と同等である[2]。一方，低力価薬の chlorpromazine と比較した場合の有効性は，有意差はないものの quetiapine がやや優れている[17]。初発エピソード精神病患者400名を対象とした CAFE 試験（Comparison of Atypicals in First-Episode Psychosis）では，1日平均用量を506mg 使用すれば，11.7mg の olanzapine 群や2.4mg の risperidone 群と有効性に差がなく，錐体外路系，体重増加の副作用は，他の2群に比して少ないことが示された[13]。

②Quetiapine には抗うつ効果があり，すでに米国では双極性うつ病の適応が認められている[21]が，その薬理学的機序は不明である。近年の薬理学的研究で，第二世代薬共通の $5-HT_{2A}$ 受容体拮抗作用の他に，quetiapine の代謝産物の一つ N-Desalkylquetiapine が，quetiapine に比し約10倍の $5-HT_{1A}$ 受容体部分アゴニスト作用と，中程度のノルアドレナリン再取り込み阻害活性を持つことが判明した[9]。これらの多様な作用が，quetiapine の持つ抗うつ効果に関与しているのではないかと考えられている。

③抗ヒスタミン作用，抗 $α_1$ 作用が，静穏や眠気をもたらすため，睡眠薬または催眠・鎮静目的の少量の抗精神病薬（ほとんどは levomepromazine や chlorpromazine）の併用が不要となりうる。

④錐体外路症状が少なく，ほとんどの治験ではプラセボ対照と同等の症状発現率であり，抗コリン薬，抗パーキンソン薬の併用を減らすことができる[18]。

⑤患者にとって不快な抗コリン作用も非常に少ないため，便秘，口渇，

排尿困難などへの対処薬の併用を減らすことができる[7]。

⑥CATIE（Clinical Antipsychotic Trials of Intervention Effectiveness）第Ⅰ相試験の結果によれば，risperidoneやolanzapineに比べ，長期中断率が高く[12]，また，第二世代薬からquetiapineに切り替える方法は，olanzapineやrisperidoneに切り替える方法に比べて中断率が高い[19]。

しかし，従来薬perphenazine中止例114名に対しての切り替え薬の有効性を調べたCATIE第Ⅰb相試験では，あらゆる理由による中止までの期間（中央値）の比較で，olanzapine（7.1ヵ月），risperidone（3.6ヵ月）に対して，quetiapine群が9.9ヵ月と最も長かった[20]。

## Ⅲ．Quetiapineの切り替えが成功する臨床状況や対象とは？

以上を踏まえて，quetiapineの切り替えが成功する臨床状況や対象を提案する。

### 1．第一世代低力価薬からの切り替え

第一世代低力価薬（chlorpromazine, levomepromazineなど）で維持されていて，症状増悪がみられる場合は，quetiapineによりさらなる有効性と忍容性の両方を提供できる可能性がある。また，ブチロフェノン系薬で錐体外路症状が生じやすい服薬歴を持っている症例も好適である。

このような症例に対して，相対的に$D_2$遮断作用が強く，抗ヒスタミン作用の弱い第二世代薬に切り替えを試みると，焦燥感や不眠，脱抑制，あるいは錐体外路症状が出やすく，切り替え失敗に至ることがある[6]。Quetiapineは，第一世代高力価薬が何らかの理由により使用できず，低力価薬で維持せざるを得なかった症例に対しても，良い切り替えの適応となる（後述の症例１）。

## 2. 幻覚妄想に加えて，不安，焦燥，不眠，不快気分が患者の主訴となっている場合

Quetiapine の有する抗うつ作用，抗不安作用，睡眠改善作用により，奏効する可能性がある。これらの情動症状は，患者にとって自我違和感，不快感の強い症状であり，また薬剤導入効果が抗精神病症状作用に比べ比較的速やかに現れるため，患者にとって自覚的改善感が得られやすく，服薬への信頼感に結びつきやすい（後述の症例2）。

## 3. 錐体外路系，抗コリン性副作用が問題となる症例

Quetiapine の錐体外路症状の少なさ，抗コリン作用の少なさから，精神病症状自体は背景化していても，これらの副作用に苦しんでいる症例には積極的に切り替えを勧めたい。特に，抗コリン性の副作用である便秘は，長期化して麻痺性イレウス寸前になっている場合がある。切り替えにより劇的に腹部症状が改善し，内服自体が不快な体験にもなる下剤，浣腸などの使用から離脱することができる場合がある（後述の症例3）。

## 4. 焦燥・激越が強く，頻回の治療介入を求める患者の急性期薬物導入法の一つとして

統合失調症や急性精神病状態の精神科救急場面では，従来，精神運動興奮が著しく，協力性の低いケースに焦点が当てられ，その介入が検討されていることが多い。この場合の薬物的アプローチは，従来はベンゾジアゼピンや，haloperidol の非経口投与であり，その守備範囲に食い込むべく，第二世代抗精神病薬の risperidone 内用液や olanzapine 口腔内崩壊錠の有用性が盛んに検討されている[8]。Quetiapine に関しては，急速増量法の忍容性を含めた有用性は高いとする知見もある[1]。

しかし，筆者は短時間で拒絶的な患者を落ち着かせる臨床場面では，患者に導入しやすい剤形があるという点で，risperidone と olanzapine が選択しやすいと考えている[23]。では，切迫した精神科救急治療場面で，

quetiapine を用いないのかといえば，むしろ逆であり，非常に活用できる場があると実感している。

それは，攻撃性は強くないが情緒的混乱が顕著で，不安・焦燥が強く激越状態といえる反面，治療に対して拒否的ではなく，むしろ頻回の治療関与を求める場合である。患者は，不安，焦燥に自分で何とか対処しようと，処方された内服薬を規定以上に飲むことが往々にしてあるが，quetiapine は，初期に最適処方量の滴定をするのに時間がかかる一方，忍容性が高く，処方量増加によっても安全域が広いという利点がある[1,16]。この薬理学的特性を利用して，上記のように不安が強く，頻回の治療介入を要求する症例に対して，薬物療法や治療への受動的退行（病に対処することに対しての自己効力感を失ってしまい，治療主体性を失くして受身の患者役割に埋没すること）を防ぎながら，速やかな精神症状軽減をはかるため，quetiapine 頓用内服による処方量の滴定を試みている（後述の症例4）。

## Ⅳ．症例呈示

症例1―低力価薬からの切り替え例―68歳，男性

高校卒業後，メーカーに4年勤務。私立大学夜間部法学科に入学したが，大学2年次に中退。23歳で迫害妄想顕著となり発症。25歳時に自宅にガソリンを撒き放火したため，警察経由で精神科入院となった。退院後32歳で上京。職を転々と変えて生活していたが，「誹謗中傷を受けている」と感じ，次第に言動がまとまらなくなり，行動も解体し，34歳の3月に当科初診。即日入院となった。19年間入院した後に退院，外来通院となった。その後は何度か，幻聴の増悪による微少再燃があったが，haloperidol 1.5mg の導入でも手指振戦が生じたため，仕事を持っていた患者にとって生活への支障が大きく，もとの chlorpromazine 処方に戻らざるを得なかった。65歳の時に筆者が外来担当となった。

引き継ぎ時の処方は，chlorpromazine 300mg，trihexyphenidyl 6 mg 分

3毎食後，nitrazepam 10mg 分1 就寝前と単剤処方であり，しばらくは「この薬であっています。どこも体調は悪くないです」というステレオタイプな診療が続いていたが，67歳の年末に「実は眠気がひどく，頭の回転が遅くなった。何か突発的なことがあったりすると対応できない。たとえば今，NHKの受診料のことで減免の相談をしているが，説明や手続きが難しくてわからない。万事このような感じで，妻も同病のため頼りにならず，自分でいろいろな公的手続きをこなすのが難しく，何か間違えているんじゃないか，できる手続きをしないままにして大損しているんじゃないかと不安で，年も穏やかに越せない」という内容の訴えがあった。

翌年の1月から，再来受診ごとに，処方されている chlorpromazine を50mg ずつ quetiapine に置換し，3月には quetiapine 450mg 単剤とした。本人の自覚的な改善感としては，「頭がはっきりしてきて，書類が書けます。NHKはうまく減免の手続きをとりました。今までは問題に思っていなかったが，夜中にトイレに起きなくなりました。便秘も治っています。妻の世話や家事もおっくうで無くなりました」ということであった。

本症例は，内服薬による眠気とおそらく抗コリン作用により注意集中困難が慢性的に続き，それを病気のせいだから仕方ないと思い続けて忍従していた患者である。しかし，公的な手続きが思うようにできないと自覚し，外来で相談したため，服薬変更を導入できた。切り替えて初めて，便秘に苦しんでいたのが薬原性であったと実感している。このように薬剤変更して初めて，今まで苦しんでいた症状が実は薬のせいだったということを自覚する例は少なくない[14]。

症例2―幻覚妄想に加えて，不安，焦燥，不眠，不快気分が目立った症例―42歳，男性

小学生の頃から，「人前で大声を出すのではないか」「結婚式に別れの歌を歌うのではないか」と心配していた。29歳の11月頃から，特別な誘因なく「自分ははたして生きているのだろうか，それとも死んでいるのだろう

か」などという観念的な悩みを抱いた．本人の希望で，30歳の5月当科初診．連合弛緩を認め，自生思考が強いことから，陽性症状の陳述が不十分なものの，統合失調症の初期と診断された．thioridazine 30mg が処方されたが，その年の8月に「戦争が起きる気がする，自殺したい，性器を切られる」という妄想気分，妄想着想が生じた．不安が強く，propericiazine を経て，chlorpromazine 550mg と haloperidol 9 mg で不安軽減．以降同薬を主剤として外来継続された．時折，自殺をほのめかして家庭内で暴れたりしたが，その後は，自宅に閉居し外部との交流を絶って生活していた．

　35歳の10月より筆者に外来担当医が交代となった．診療では，陰うつな表情で二言三言話して「いつもの薬をください」と言って帰るというステレオタイプな診療が続いたが，36歳の1月に，慢性的な頭重感，焦燥感が長く続いていて辛いことが初めて語られた．さらに，現在の処方を定めた初診医の所在を執拗に質問した．その意図を尋ねると，「待ち伏せして殺してやりたい」などと，穏やかならぬ発言をした．普段のあっさりした会話とのギャップに驚き，その真意をさらに尋ねてみると，「薬を飲み始めてから，頭痛がひどく，何もできない．人生を棒に振った．薬が影響しているだろうと確信しているが，変更により，また苦しい気持ち，死にたい気持ちが出たらどうしようと不安でいっぱいになる」「『薬に人生を支配された．薬漬けにされた』という思いで煩悶し，その薬を決めた医者に対する怒りがこみ上げて，不穏当なことを言ってしまった」という言葉が相次いで出た．

　母の話では，自宅でも怒りっぽく攻撃的になり，「俺の財産をねらっているだろう」などという被害妄想を口にし，家族を敵視する場面があり，トラブルが絶えず，「何とかして欲しい」との要望が出された．

　上記の持続的な不快気分は統合失調症の精神症状でもあり，また抗精神病薬の副作用による頭痛や倦怠感などの慢性的な身体不快感が，さらに不快気分に拍車をかけていることを本人に指摘し，処方変更を提案した．しかし，本人としては「現在の処方にはこだわりがある，特に chlorpromazine については，飲まないといらいらがひどくなるから，もうやめられない」と処方変更を勧めても断り続けていた。

　36歳の2月，母に対して包丁を向け，威嚇するなどの衝動行為が頻発し，本人も不眠で疲弊してきたため，薬剤の見直しを再度勧め，この時は了解が得られたため，同年3月より薬剤変更を行った。本人に，切り替えの仕方を図表を用いて説明し，「気分を軽くすること」を目的にすると明示した。

　同年6月，haloperidol 9mg を risperidone 6mg に置換した時点で，談話に脈絡が飛ぶところはあるが話の内容は現実味が出てきて，「財産を狙われている，盗られる」といった被害的な訴えが減ってきた。しかし，手指のふるえ，呂律が回りにくいと言う訴えがあり，37歳の1月に risperidone を 4mg に減量し，2月には 2mg とした。同年3月，chlorpromazine 25mg につき quetiapine 25mg で置換を進め，同年7月には，quetiapine 300mg としたところで患者の申し出により他剤を飲まないで様子をみたいと希望があった。quetiapine 300mg 分3 毎食後，risperidone を頓服処方として，最終処方とした。

　数年が経過した現在まで，陽性症状の再発はなく，不機嫌，攻撃的な言動も認めない。診療場面で競馬や自作の詩の話をして帰るというパターンが続いている。近所の喫茶店の店主など気の合う仲間とのコミュニケーションを楽しんでいる。

　これを quetiapine の情動への作用，抗うつ作用と，一元的に結論することはできない。おそらく上記に加えて，副作用の消失，治療関係への安心感，自分が希望した治療が受けられたという自己効力感などが複合的に良い相互作用をしたと考えられる。

　従来処方していた薬を単に増量する方法では，一時的に陽性症状を抑えることはできたとしても，患者にとって主体的に参加できる治療構造を作ることはできず，服薬に対しての主体性をさらに奪い，"薬の前に屈服し，薬にコントロールされる"人生を受忍させることになったかもしれな

い。

### 症例3——長期に続く副作用（頑固な便秘）に苦しんでいた症例——47歳，男性

工業高校を中退後，東京で工員をしていたが，勤めて半年後の19歳の10月，「周りの音が気になって仕事に行けない」と訴え退職し，帰省。家族と同居となったが，独語，空笑を認め，夜中，自室で誰かに対して，怒鳴るような大声で叫び続けたため，近医精神科を受診。統合失調症の診断で即日入院。翌年の20歳7月に退院。退院時は，haloperidol 9 mg を主剤とする単剤療法であり，その後当院外来に通院となった。しかし，就労を試み，無理な仕事内容や仕事量をこなそうとして，破綻。外来も中断となり，怠薬による陽性症状再燃を生じ，当院初診時から15年の間に3回，計5年間の入退院を繰り返した。いずれも陽性症状活発で，精神運動興奮が著しくなり非自発的な入院であった。入退院のたびに抗精神病薬が追加され，haloperidol に加えて chlorpromazine, levomepromazine, zotepine, Vegetamin が処方された。最終退院は35歳時で，その後は外来通院を規則的に続けており，45歳時から筆者が外来担当医となった。

普段から脱抑制的な言動が目立ち，「議員と親しい，世界を動かしている」などの誇大妄想に加え，「組織から狙われている」という被害妄想が活発であった。また性的な内容の妄想をあけすけに語るなど，いわゆる高等感情の鈍麻が目立ち，本人が希望するような再就職の道は限りなく難しいように思われた。

前医から引継いだ処方では，3種類の下剤が処方されていたが，慢性的な便秘が続いており，外来受診時に必ずといっていいほど浣腸を希望し，外来で施行していた。当初の処方は以下の通りである。

haloperidol（3）　　　8錠（233）
zotepine（50）　　　　3錠（111）
levomepromazine（50）　3錠（111）

chlorpromazine（50）　　3 錠（111）
trihexyphenidyl（2）　　3 錠（111）
magnesium hydroxide　1.5mg　3 包
　　　　　　　　　　　分 3　毎食後
Vegetamin A　　　2 錠
nitrazepam（10）　1 錠
sennoside（12）　　4 錠
　　　　　　　　　　　分 1　寝る前
Sodium Picosulfate　1 回20滴　便秘時

＜切り替え経過＞

　複数の主治医を経る中で，すでにどれが主剤なのか不明確になっており，また患者本人も薬の変更に難色を示した。本人が言うには，「外来で何度も変更するたびに，首が突っ張る苦しい症状が出てしまって，頻回の受診を要した。また薬を変更する理由も良くわからなかったし，何かの罰かなとも思っていた。症状を率直に話すと，薬を変えられて，また苦しい思いをするのではないかと恐ろしくなり，先生の前で，症状を口に出せなかった。薬漬けにされて，脳が溶けてしまっているんでしょう。もう他の薬を付け足すのは勘弁してください。お金もかかるし，飲むのも大変なので」「便秘はひどい，薬のせいだと思う。わかっているけどやめられない。外来で浣腸してもらわないと，1週間以上便が出なくて，吐いてしまうこともある」とのことであった。

　そこで，処方を追加するのではなく，現在の処方から必要なもののみを選んで，さらに副作用も少ないものに置き換えていくのだと説明したが，患者は眠れなくなると困ると言い，変更を強く拒んでいた。

　46歳の 2 月，待合室でも落ち着かず再来順番を無視して診察室に入り，怒った口調で「便が出ない。浣腸をすぐやってくれ。ここがエンジェル病棟で，俺の浣腸の場面が，AV ビデオに盗撮されて，売られているんだろう。ここの職員は皆，本当は AV 俳優が化けている」と性的な内容で修飾

された注察妄想をまくし立てた．直後に自宅の母から電話があり，数日眠らずに独語活発で，怒りっぽく，家の壁にこぶしをぶつけたりして落ち着かないことがわかった．

　そこで，「便秘を解消する処方ができる．考えが飛躍しすぎていて，統合失調症の症状がでている．現在の処方でも眠れないのだから，最近の良い薬を試してみる価値はあるのではないか」と説明．「便秘の要因になっているであろう chlorpromazine, levomepromazine, zotepine から一つを選んで，quetiapine に切り替える」と説明．本人の実感としては「levomepromazine がないとまったく眠れないし，不安定になって最終入院した際に，zotepine で気分が落ち着いたという実感がある」ということから，まず chlorpromazine 150mg を quetiapine 200mg 分 2（朝，夕食後）に切り替えることとした．また不眠時頓用薬として，quetiapine 100mg を 1 晩 2 回まで使用するよう指示した．切り替え 1 週後の外来で「8 時間ぐらい眠れるようになった．また不眠時薬として quetiapine を毎日使った」と述べた．Vegetamin A を不眠時頓用にして，quetiapine（100）2 錠を就寝前に定期服用することにした．切り替え 2 週後の再来で，幻覚妄想は消退していた．続いて，quetiapine（100）2 錠をさらに朝・夕食後薬に追加し，1 日計 600mg の処方とした．かなり強い眠気を自覚したことから levomepromazine は中止した．切り替え 4 週後の再来でも陽性症状は認めず，言動もまとまっているため，haloperidol（3）2 錠を中止し，8 週後にはさらに 2 錠，計 4 錠 12mg を減らした．切り替え 12 週後に zotepine を中止したが，症状増悪は認めなかった．現在の処方は以下のとおりである．

　　haloperidol（3）　　　4 錠（112）
　　quetiapine（100）　　 4 錠（202）
　　trihexyphenidyl（2）　3 錠（111）
　　　　　　　　　　　分 3　毎食後
　　nitrazepam（10）　　　1 錠
　　　　　　　　　　　分 1　寝る前

この頃から，便秘は解消し，下剤・浣腸液の使用は中止となった。日中外出し，市営のスポーツセンターで軽運動を楽しめるようになった。便秘がひどい時は，外出先で腹痛が起きたらどうしようと考え，自宅から出られなかったと述懐した。
　切り替え16週後，畑仕事を請け負う会社にパートで入り，午前7時半から12時までの仕事をし始めた。あまり他人と話をしなくてもいいとのことで，体は疲れるが現在まで6ヵ月間以上続けている。
　まだhaloperidolの減薬・中止に課題が残るが，本人の一番の自覚症状である頑固な便秘が解消し，それに応じて生活活動範囲が広がった症例である。

　症例4──不安焦燥が強く，頻回の治療介入を求めた症例──25歳，女性
　19歳当時，付き合っていた恋人との別れ話を機に，「邪魔しているやつがいる」と妄想的になり，「死ね」という幻聴に左右され，情動の混乱を来たし，近医精神科を初診した。risperidone 2 mgを処方され，2週間で幻聴は軽減。情緒も安定し，恋人との別れも「しかたない」と思えるようになり，仕事に打ち込むようにしたという。その後，3〜6週に1回と不規則に通院していたが，仕事が忙しくなり23歳ごろに中断した。
　24歳の3月ごろより不眠となり，「お前は生きる価値がない」という幻聴にさいなまれ，不安焦燥が強まり，手首自傷を繰り返したため，以前通っていた精神科外来へ再来した。
　初診時同様risperidone 2 mgと，不安軽減を目的にlevomepromazine 15 mgが処方された。4日後，予約を待たず再来受診となった。幻聴体験・不眠が続いていたため，risperidone 4 mgに増量。しかし，帰宅しても落ち着かず，処方されたrisperidone 2 mg錠を12錠，levomepromazine 5 mg錠を36錠，頻回に服用してしまった。明確な自殺企図はなかったが，情動の不安定さから考えて，短絡的な衝動行為の危険性が高いと判断され，当科紹介受診となった。

当科初診時，入室するなり「助けて助けて」とすがりつくように泣き叫んだ。音にびくつくそぶりをするので「見られている感じ？」と尋ねると肯定したが，こちらの質問には的確には答えられなかった。「すぐにでも入院したい。入院できなければ手首自傷や大量服薬する」「今までも死にたくなって，自傷行為をすることが何度もあった」と，強い剣幕で一方的にまくしたてるため，今現在，自分の身に起きている混乱を抱えられず，不安や怒りを治療者に投げかけ，かつ即時的な不安解消を望んでいると考えられた。

幻聴体験は比較的明瞭だが，言動はやや操作的な印象もあり，統合失調症と診断するのは慎重を要すると考えたが，切迫性や情緒の混乱は確かで，入院予約した上で，まずは3日後の外来通院を勧め，薬物療法を導入することにした。

本人に，quetiapine 75mg を夕食後に服用し，別に同薬を不安時頓用処方として，「初回の今日は薬との相性を見るために quetiapine 25mg を2錠（50mg），2日目は1日6回（300mg）まで試みる」と説明した。何錠使ったかメモしてもらい，3日目の再来受診の際，その量を確認した上で定期処方を検討すると説明したところ，患者の了解が得られた。防ぎきれない不安，自傷衝動に対しては，電話相談の曜日を決めて対応することとした。

3日目に落ち着いて再来受診。「幻聴はまだ完全にはなくならないが，抵抗できるようになった。手首は2回切ってしまったが，そんなに深い傷ではない。薬はあっているみたいで良く眠れる。quetiapine 25mg 錠を1日計11錠（275mg）使っている。それ以上は何とか使わずに我慢したがまだ辛い」と述べた。

3日目からの定期処方を quetiapine 100mg 錠4錠分3（朝1，昼1，夜2）としてまとめ，さらに不安時頓用に quetiapine 25mg 錠を引き続き処方した。初診から7日後の再来では，1日計600〜650mg 使用（定期分の400mg に頓用で200〜250mg 追加）しており，幻聴は軽減し，本人曰く

「小声になって，脅迫的な言い方ではなくなった」とのこと。定期処方をquetiapine 100mg 錠 6 錠分 3 毎食後として以降は，頓用を使わずに対処できており，幻聴は睡眠不足の時や生活上の様々な心配が出た時に強まるものの，情緒的な混乱に陥ることはなくなった。結局入院することはなく，外来のみで症状は軽快し，職場の同僚などと安定した人間関係を構築しつつある。

　本症例は，急性の情緒的混乱を伴う幻覚妄想状態で，服薬に対してはむしろ積極的，あるいは治療希求性が著しく強いタイプであった。この治療希求性を対陽性症状コーピングとして捉え，頓服処方を用いた速やかな至適用量設定方法を導入，risperidone からの切り替えを行った。このような方法が可能なのは，quetiapine の安全域の広さや情動安定効果を期待できるなどの薬理学的な特性に拠っていることはいうまでもない。

## V. お わ り に

　外来診療では，標的症状に対してどんなに優れた効果を持つ薬剤であっても，患者にとって，服薬への安心感と主体性を得られなければ，服薬行動を長期に維持することは難しい。言い換えれば，患者が切り替えのメリットを実感でき，自己効力感を取り戻せる処方が，患者にとっても最も受け入れやすい処方となる。その意味で，quetiapine は患者にとって，副作用の軽減などアウトカムが実感しやすく，自己効力感を得やすい点で，切り替え薬の良い候補となりうる。しかし，この切り替えを成功させるには，好適症例，治療状況を吟味・選別し，初回用量設定，起立性調節障害や糖尿病のリスクなどに細心の配慮をしながら，速やかに至適用量まで確実に処方する方法をデザインする必要がある。また，本論では触れなかったが，本薬の薬価の問題，添付文書上で定めた処方用量との整合性など，ユーザーの視点を取り入れて quetiapine の良さを引き出すには，様々なレベルの解決課題があることを最後に付記したい。

## 文　献

1) Arango, C., Bobes, J. : Managing acute exacerbations of schizophrenia : focus on quetiapine. Curr. Med. Res. Opin., 20 : 619-626, 2004.
2) Arvanitis, L. A., Miller, B. G. and the Seroquel Trial 13 Study Group : Multiple fixed doses of "Seroquel" ( quetiapine) in patients with acute exacerbation of schizophrenia : a comparison with haloperidol and placebo. Biol. Psychiatry, 42 : 233-246, 1997.
3) Citrome, L., Jaffe, A., Levine, J. et al. : Dosing quetiapine in schizophrenia : How clinical practice differs from registration studies. J. Clin. Psychiatry, 66 : 1512-1516, 2005.
4) Davis, J. M., Chen, N, Glick, I. D. : A meta-analysis of the efficacy of second-generation antipsychotics. Arch. Gen. Psychiatry, 60 : 553-564, 2003.
5) Dossenbach, M., Dyachkova, Y., Pirildar, S. et al. : Effects of atypical and typical antipsychotic treatments on sexual function in patients with schizophrenia : 12-month results from the Intercontinental Schizophrenia Outpatient Health Outcomes (IC-SOHO) study. Eur. Psychiatry, 21 : 251-258, 2006.
6) 榎原雅代, 渡邉博幸, 伊豫雅臣：スイッチングの基礎知識. 臨床精神薬理, 9 : 829-833, 2006.
7) Haro, J. M., Salvador-Carulla, L. : The SOHO (Schizophrenia Outpatient Health Outcome) study : implications for the treatment of schizophrenia. CNS Drugs, 20 : 293-301, 2006.
8) Hatta, K., Kawabata, T., Yoshida, K. et al. : Olanzapine orally disintegrating tablet vs. risperidone oral solution in the treatment of acutely agitated psychotic patients. Gen. Hosp. Psychiatry, 30 : 367-371, 2008.
9) Jensen, N. H., Rodriguiz, R. M., Caron, M. G. et al. : N-desalkylquetiapine, a potent norepinephrine reuptake inhibitor and partial 5-HT1A agonist, as a putative mediator of quetiapine's antidepressant activity. Neuropsychopharmacology, 33:2303-2312, 2008.
10) 菊山裕貴, 宮本聖也, 花岡忠人 他：Quetiapine を使いこなす 第1回 Quetiapine の薬理的メカニズムと臨床効果—Quetiapine の至適用量と loose binding な薬剤の作用機序について. 臨床精神薬理, 11 : 1381-1389, 2008.
11) 久住一郎, 小山 司：統合失調症治療における quetiapine の位置づけと今後の課題. 臨床精神薬理, 10 : 1671-1677, 2007.
12) Lieberman, J. A., Stroup, T. S., McEvoy, J. P. et al. : Effectiveness of antipsychotic drugs in patients with chronic schizophrenia. N. Engl. J. Med., 353 : 1209-1223, 2005.

13) McEvoy, J. P., Lieberman, J. A., Perkins, D. O. et al.: Efficacy and tolerability of olanzapine, quetiapine and risperidone in the treatment of early psychosis: a randomized, double-blind 52-week coparison. Am. J. Psychiatry, 164: 1050-1060, 2007.
14) 宮本 歩: Quetiapine の抗精神病薬としての役割は終わったのか? 臨床精神薬理, 10: 1787-1788, 2007.
15) 村崎光邦, Goldstein, J. M.: 第2世代抗精神病薬誕生物語とその後の展開: Quetiapine. 臨床精神薬理, 11: 1061-1070, 2008.
16) Pae, C. U., Kim, J. J., Lee, C. U. et al.: Rapid versus conventional initiation of quetiapine in the treatment of schizophrenia: a randomized, parallel-group trial. J. Clin. Psychiatry, 68: 399-405, 2007.
17) Peuskens, J., Link, C. G.: A comparison of quetiapine and chlorpromazine in the treatment of schizophrenia. Acta Psychiatr. Scand., 96: 265-273, 1997.
18) Srisurapanont, M., Maneeton, B., Maneeton, N.: Quetiapine for schizophrenia. Cochrane Database Syst Rev.: CD000967, 2004.
19) Stroup, T. S., Lieberman, J. A., McEvoy, J. P. et al.: Effectiveness of olanzapine, quetiapine, risperidone, and ziprasidone inpatients with chronic schizophrenia following discontinuation of a previous atypical antipsychotic. Am. J. Psychiatry, 163: 611-622, 2006.
20) Stroup, T. S., Lieberman, J. A., McEvoy, J. P. et al.: Effectiveness of olanzapine, quetiapine, and risperidone in patients with chronic schizophrenia after discontinuing perphenazine: a CATIE study. Am. J. Psychiatry, 164: 415-427, 2007.
21) Thase, M. E.: Quetiapine monotherapy for bipolar depression. Neuropsychiatr. Dis. Treat., 4: 11-21, 2008.
22) 渡邉博幸: Quetiapine 単剤治療—利点と限界. 臨床精神薬理, 9: 2203-2210, 2006.
23) 渡邉博幸: 千葉大学精神科統合失調症薬物治療手順2007—エビデンスに基づく治療アルゴリズムはユーザーの役に立つのか? 臨床薬理, 39: 225-230, 2008.

# 第 2 部　Quetiapine 理解のために

## 第2部 Quetiapine 理解のために

# 第1章 第二世代抗精神病薬誕生物語とその後の展開：Quetiapine

村崎光邦　Jeffrey M. Goldstein

抄録：Quetiapine fumarate（以下，quetiapine）は，日本では2001年2月に risperidone に次いで登場した第二世代抗精神病薬であるが，脳内の $D_2$ 受容体よりも 5-$HT_2$ 受容体に対する遮断作用が強く，かつ $D_2$ 受容体からの解離が速いため，錐体外路症状や高プロラクチン血症を発現しにくいという特性を有する。日本での quetiapine の投与量は未だ十分量まで増量されているとは言えないが，十分量での有効性および安全性に優れることが認められており，実際，海外においては投与量が徐々に増加している。また，急性増悪時における急速増量法の有効性を示した報告も少なくない。Quetiapine は急性期から維持期に至るまで有用性の高い薬剤であるが，その適正な投与法については今後も検討していく必要があると考えられる。さらに，ユニークな受容体結合プロファイルにより，海外で承認されている双極性障害をはじめ，大うつ病などの種々の精神疾患に対しても作用する可能性があり，適応症の拡大が期待される。

## Ⅰ．Quetiapine の誕生

1969年，第二世代抗精神病薬として最初にオーストリアで承認された clozapine は，陽性症状と陰性症状の両方に奏効し，錐体外路症状（extrapyramidal symptom, EPS）や高プロラクチン血症をもたらさない画期的な新薬として注目を集め，従来の定型抗精神病薬に対して非定型抗精神

---

初出：特集　抗精神病薬の歴史的動向，臨床精神薬理，11（6）：1061-1070, 2008.

病薬とみなされた[25]。しかし，無顆粒球症という重篤な副作用が認められて，一旦は開発が中断されたものの，海外ではその非定型性が惜しまれ[24]，開発再開され治療抵抗性統合失調症への適応が認められている。Clozapine はその発見以来，徐々に作用機序が解明されていき，dirty drug with rich pharmacology の中で，弱いドパミン（DA）$D_2$受容体拮抗作用と強力なセロトニン5-$HT_{2A}$受容体拮抗作用が中心的な役割を果たしているとされた[7]。そして，clozapine と同様の受容体拮抗作用を有し，かつ有害作用の少ない clozapine-like の抗精神病薬の開発が精力的に進められた。1980年にZeneca社（現Astra Zeneca社）で研究が始められ，数多くの化合物の中から1985年に見出された薬剤のひとつが clozapine と類似した骨格を有している dibenzothiazepine 誘導体の quetiapine fumarate（以下，quetiapine）である[28]（図1）。

## Ⅱ．Quetiapine の作用特性

### 1．受容体結合プロファイル

Quetiapine の神経伝達物質受容体への親和性は clozapine と同様に広範囲に認められ，in vitro 試験[39]の結果によると，$\alpha_1$，$H_1$受容体に対する親和性が強く，次いで5-$HT_{2A}$，$\alpha_2$，5-$HT_{1A}$，$D_2$受容体と続く。5-$HT_{2A}$受容体に対しては抗精神病作用の本態である$D_2$受容体の10倍以上高い親和性が認められた。Muscarine 受容体にはほとんど作用しないことから，clo-

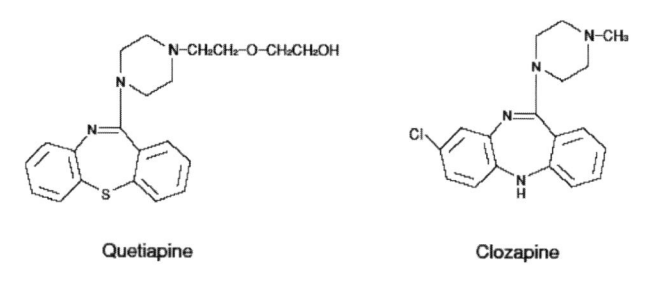

図1　Quetiapine と clozapine の構造式

zapine と異なり抗コリン作用に基づく有害作用が少ない可能性が示唆された（表1）。

また，ラットを用いて in vivo での $D_2$ および 5-$HT_2$ 受容体の占有率および時間経過を検討した試験では，quetiapine と clozapine は $D_2$ および 5-$HT_2$ 受容体を同様に占有するが，$D_2$ 受容体からの解離は両剤とも速く，quetiapine でより速かった[40]。これに対し，定型抗精神病薬の haloperidol は 5-$HT_2$ 受容体には作用せず，$D_2$ 受容体を持続的に占有した。なお，Kapur や Seeman ら[16,41]は quetiapine と clozapine の $D_2$ 受容体からの速やかな解離こそ，両剤の非定型性を示すものであるとして，fast dissociation 仮説を提唱している。

### 2．神経生理学的作用

陽性症状などの精神症状は中脳辺縁系の DA 経路（A10）との関連が強いが，ラットにおける in vivo 研究において，$d$-amphetamine 誘発神経活性に対する quetiapine の抑制作用は，黒質線条体 DA ニューロン（A9）よりも A10 において，より強いことが認められた[10]。これより，quetiapine は A10 に選択的に作用する可能性が示唆された。

表1　ヒト脳組織での各種受容体に対する第二世代抗精神病薬の親和性（Ki；nM）
（文献39）より抜粋，改変）

| 受容体 | Clozapine | Quetiapine | Olanzapine | Risperidone |
| --- | --- | --- | --- | --- |
| $D_2$ | 210 ± 30 | 770 ± 30 | 20 ± 3 | 3.77 ± 0.04 |
| 5-$HT_{1A}$ | 160 ± 20 | 300 ± 20 | 610 ± 80 | 190 ± 20 |
| 5-$HT_{1D}$ | 130 ± 10 | 560 ± 90 | 150 ± 20 | 3.9 ± 0.5 |
| 5-$HT_{2A}$ | 2.59 ± 0.01 | 31 ± 4 | 1.48 ± 0.05 | 0.15 ± 0.02 |
| 5-$HT_{2C}$ | 4.8 ± 0.4 | 3500 ± 500 | 4.1 ± 0.2 | 32 ± 4 |
| $α_1$ | 6.8 ± 0.8 | 8.1 ± 0.9 | 44 ± 4 | 2.7 ± 0.3 |
| $α_2$ | 15.0 ± 0.6 | 80 ± 10 | 280 ± 30 | 8 ± 1 |
| $H_1$ | 3.1 ± 0.5 | 19 ± 1 | 0.087 ± 0.005 | 5.2 ± 0.5 |
| Muscarinic | 9 ± 1 | 1400 ± 200 | 36 ± 5 | 34000 ± 3000 |

### 3. 非臨床試験

動物実験によりquetiapineの抗精神病作用ならびにEPSやプロラクチンに及ぼす影響について検討が行われた。

#### 1）抗精神病作用

DA作動薬のapomorphineまたはamphetamineにより誘発したよじ登り運動（マウス），遊泳障害（マウス），運動亢進（ラット），visual searching（ネコ），瞬目および条件回避反応（リスザル）のいずれにおいても，quetiapineは用量依存的に，かつclozapineや定型抗精神病薬（haloperidol, chlorpromazine）と同様の抗精神病作用を示した[26]。また，5-HT作動薬のquipazineで誘発した首振り運動（マウス）に対しても用量依存的な抑制作用を示し[1]，quetiapineがserotonin-dopamine拮抗薬としての特性を有することが確認された。

#### 2）EPS惹起作用

Quetiapineのカタレプシー惹起作用をラットで調べたところ，haloperidolに比べ有意に弱いことが認められた。また，サルにおけるジストニア反応は，quetiapineとclozapineはともに極めて弱く，定型抗精神病薬と有意な差が認められた。これらよりquetiapineによるEPSの発現は少ないことが示唆された[26]。

#### 3）プロラクチン濃度への影響

ラットにおいてquetiapineの腹腔内投与によりhaloperidolと同様のプロラクチン濃度上昇が認められたが[40]，haloperidolでは持続的な上昇がみられたのに対し，quetiapineによる上昇は一時的で速やかに消退した。

### 4. 臨床試験

非臨床試験より，quetiapineは第二世代抗精神病薬として有望な特性を有することが確認されたことを踏まえ，多くの臨床試験が実施された[17,22,29-33]。その結果，投与初期より適度な鎮静作用を発現，陽性および陰性症状に対して有効，EPS発現が極めて少ない，プロラクチン値への影響が

少ないことが確認され，日本では2000年12月に承認を得て，2001年より臨床使用されている。

### 5．市販後臨床試験

日本における quetiapine の臨床第Ⅲ相試験では，最終全般改善度において対照薬の haloperidol および mosapramine と同等の有効性が確認されたが，quetiapine および対照薬群ともに陽性・陰性症状評価尺度（PANSS）陽性尺度スコアにおける有意な改善は認められなかった[17, 28]。これは組み入れ患者に陰性症状優位な対象患者が多かったことが一因と考えられる。そのため，陽性症状に対する効果を検証することを目的として市販後臨床試験[14]が実施された。その結果，quetiapine の12週間投与（平均投与量424mg／日）により，PANSS 陽性尺度スコア，陰性尺度スコア，総合精神病理評価尺度スコアおよび総スコアのいずれにおいても有意な改善を示すことが認められた。

## Ⅲ．Quetiapine の現状

### 1．用量

Quetiapine は $D_2$ 受容体親和性が比較的弱く，受容体に結合しても速やかに解離するため，他の第二世代抗精神病薬と比べて EPS が極めて少ないことが特徴である。Quetiapine の忍容性が高いことを考慮して，有効性を得るのに十分な量が投与されているかどうかの検証が必要になってきている。

米国エキスパートコンセンサスガイドラインによると，risperidone 4 mg に相当する quetiapine 投与量は439.0mg[15]とされ，その後に行われた調査では，256名の専門医のうち51％が risperidone 4 mg に相当する quetiapine 投与量として600mg と回答している[3]。一方，ニューヨーク州の精神科病院において1997〜2003年に行われた第二世代抗精神病薬の投与量に関する調査では，risperidone の平均投与量は徐々に減少しているの

に対し，quetiapineとolanzapineでは増加傾向がみられている[5]。特にquetiapineは2004年には平均620mg/日へと大幅に増大しており，500mg/日以上が投与された患者の割合が56.1％となっていた（図2）[6]。

これらの調査結果より，海外ではより高い有効性を得るために十分量のquetiapineを投与することが浸透しつつあると考えられる。これに対し，日本における統合失調症での平均投与量は250mg/日程度であり[18]，著しく少ない。50mg，100mgの併用といった処方がなされており平均投与量が低くなってしまっているのではないかと考えられる。前述のように，市販後臨床試験では平均424mg/日の投与により陽性症状に対する有効性が確認されている[14]。Quetiapineは750mg/日まで使っても副作用頻度は変わらないと報告されており，統合失調症の薬物療法において，副作用が少ないことは良好な服薬アドヒアランスを期待できるという観点からも，非常に有用性が高い。Quetaipineの適正な投与量を検証し，積極的な治療を行う必要があると考えられる。

### 2．急性期における急速増量法

統合失調症の急性増悪時の症状に対して，quetiapineの急速増量法による有益なデータが相次いで報告されている。海外では，quetiapineの増量法として，初日50mg，2日目100mg，3日目200mg，4日目300mg，5日目400mg，6～14日目までに400～800mgの用量に調節するのが標準的

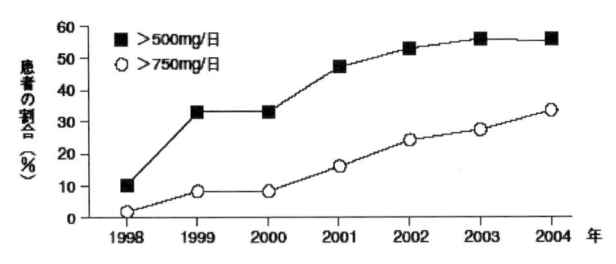

図2　ニューヨーク州精神科病院におけるquetiapine投与患者のうち500mg/日以上または750mg/日を投与した患者の割合[6]

とされている．これに対して，最近，急速増量法として，初日200mg，2日目400mg，3日目600mg，4日目800mg，5〜14日目までに400〜800mgに調節する方法が推奨されている[37]．

急性増悪時には速やかに症状を緩和して興奮を鎮める必要があるが，quetiapineを初日に平均203mg投与したところ，2日目の他人への攻撃スコアが83％低下したという報告[9]がある．また急性症状で入院した患者35例に対しquetiapine 100〜400mg/日で投与を開始し，症状が緩和するまで急速増量法を行った結果，最大1,600mg/日（13日目）という超高用量まで可能だったことが報告されている（図3）[35]．この試験では，4週間後の臨床全般印象度改善スコア（CGI-I）は，94.3％の患者で改善，うち37.1％は著明に改善し，悪化した患者はいなかった．5％以上の副作用は，日中の眠気5.7％，口渇5.7％，起立性低血圧14.2％であった．日本におけるquetiapineの承認最大用量（750mg）を大幅に超える投与方法ではあるが，かなり急激な増量によって，高い有効性が得られた例として重要なエビデンスと言えるだろう．

最近，日本においても急性期入院患者5例に対しquetiapineを1日目

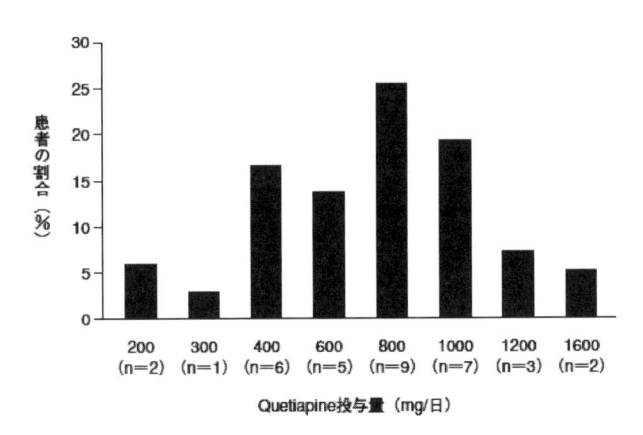

図3 統合失調症急性期（1〜4週）におけるquetiapine増量試験における最大投与量の分布[35]

表2 第二世代抗精神病薬の認知機能障害に対する効果[20]

| | QTP | CLZ | RIS | OLZ |
|---|---|---|---|---|
| 知覚・注意・運動処理機能 | ◎ | ◎ | ○ | ○ |
| 実行機能 | ○ | ○ | ○ | ○ |
| 作動記憶 | △ | △ | ◎ | ○ |
| 言語性学習・記憶 | ○ | ○ | ○ | ◎ |
| 視覚性学習・記憶 | × | × | × | △ |
| 言語性流暢 | ○ | ◎ | △ | ○ |

◎大多数の報告で有効, ○有効の報告が多い, △有効と無効の評価が分かれている, ×無効の報告が多い
QTP：quetiapine, CLZ：clozapine, RIS：risperidone, OLZ：olanzapine

100mg, 2日目200mg, 3日目400mg, 4日目600～700mgと急速増量投与を行った結果が報告されている[8]。このうち1例は口渇のため10日目で薬剤を変更し, 1例は再燃のため他剤を併用したが, 全例で簡易精神症状評価尺度（BPRS）の改善がみられ, 4例がquetiapine単剤で軽快し退院に至った。ただし, quetiapineは$\alpha_1$遮断作用が強いため, 投与初期の起立性低血圧の発現に十分に注意する必要がある[38]。

### 3. 維持期における認知機能改善効果

第二世代抗精神病薬の認知機能障害に対する有効性に関しては, 多くの報告がある。久住ら[19]は, quetiapineが知覚・注意・運動処理機能（Continuous Performance TestおよびDigit Symbol Substitution Test）, 言語性流暢（Word Fluency Test）ならびに即時記憶再生の改善効果を有することを示唆している。Quetiapine, olanzapine, risperidoneおよびclozapineの認知機能改善効果に関する報告を領域別にまとめると, 表2[20]のようになる。Woodwardら[44]は, これらの薬剤の認知機能改善効果に関するメタ解析を行い, quetiapineは覚醒度（Vigilance）・選択的注意や言語性流暢において, 他の3剤より優れていることを示した。認知機能の改善効果は, 統合失調症患者の社会的機能予後に関連しており, その点からも

quetiapine の長期投与の有用性が示唆される。

### 4．大規模臨床試験からみる quetiapine の位置づけ

既に医療現場では統合失調症に対する第二世代抗精神病薬の使用が定着しているが，各薬剤の効果や安全性には差がある。それぞれの位置づけや使い分けに関する情報を得るために北米で実施された大規模な試験として，慢性期統合失調症患者を対象とした CATIE（Clinical Antipsychotic Trials of Intervention Effectiveness）試験と早期精神病患者を対象とした CAFE（Comparison of Atypicals in First-Episode psychosis）試験がある。

1）CATIE 試験（Phase I）[21]

本試験の概要は，最初の薬物治療から平均14年を経過した成人統合失調症患者1,460例を対象とし，quetiapine，olanzapine，risperidone，ziprasidone（本邦未発売）および perphenazine 群に無作為に割り付けて二重盲検試験を実施し，主要評価項目を治療中断としたものである。その結果，いずれの被験薬でも有用性が認められたが，olanzapine は他の薬剤よりも治療継続性に優れ，再発入院も少なかった。治療中断までの期間は，olanzapine 群が quetiapine 群や risperidone 群より有意に長かったが，perphenazine 群や ziprasidone 群とは有意差がなかった。一方，olanzapine 群では体重増加や代謝への影響による治療中断率が他剤より有意に高かった。

この CATIE 試験は大規模な naturalistic study（非統制的関与）として非常に重要な試験であるが，結果を評価するにあたっては，いくつかの議論が生じている。まず，主要評価項目として採用された治療中断は，非特異的な多様な要素を包含した評価であるが，反面，治療中断の基準が明確ではない。また，比較対照とした perphenazine 群では遅発性ジスキネジアの既往歴のある症例を除外しており，perphenazine に有利な結果になったため，olanzapine 以外の薬剤との有意差が認められなかった可能性がある。投与量については，olanzapine のみ通常よりも50％高い用量の投与

が可能であったことや，対象患者の約72％が既に薬物治療を受けていたため，本試験では被験薬への切り替えが適切に行われたかどうか，あるいは前薬中止によるリバウンドはなかったかという問題がある。さらに各薬剤の1錠中の含有量が異なるため，被験薬の増量の程度が同等ではない可能性も考えられる。したがって，慢性期統合失調症患者に対する各種抗精神病薬の有効性と安全性に関しては，本試験の結果だけに依存するのではなく，さらなる検討が望まれる。

2）CAFE 試験[23]

本試験では早期精神病患者400例（統合失調症231例，統合失調症様障害115例，統合失調感情障害54例）を quetiapine（1日平均用量506mg），olanzapine(11.7mg) および risperidone（2.4mg)群に無作為に割り付け，52週間の二重盲検比較試験を行った。主要評価項目は治療中断率とし，有効性は PANSS，CGI 等で評価した。その結果，治療中断率に群間差は認められなかった（図4）。また，PANSS 総スコアで「治療効果あり」と判定された患者は，各薬剤間で有意な差は認められず，有害事象の発現も3群で同様であった。EPS の発現にも群間差はみられなかったが，パーキンソニズムまたはアカシジアの発現に対する薬物を併用した患者の割合は olanzapine 群（11％）に比べ quetiapine 群（4％）で有意に少なかった。体重増加は olanzapine 群が他の2群より有意に多く，52週後の7％以上の体重増加例は olanzapine 群で80％，quetiapine 群50％，risperidone 群58％であった。さらに，女性患者における体重および BMI の増加は，risperidone 群の方が quetiapine 群より多く，quetiapine は体重に及ぼす影響が少ないことが示された。一方，血中プロラクチン濃度は risperidone 群で上昇が認められ，他の2群と有意差がみられた。

以上より，quetiapine は早期精神病において他の第二世代抗精神病薬と同等の効果が得られることが示唆された。

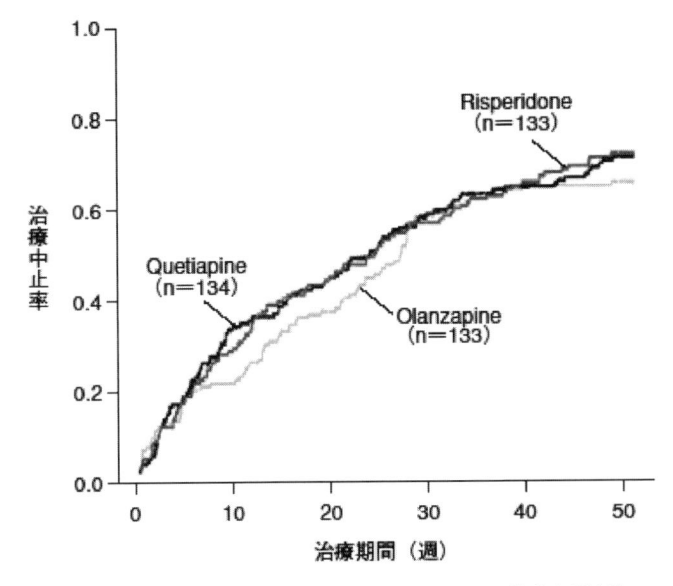

第1章　第二世代抗精神病薬誕生物語とその後の展開：Quetiapine　139

図4　早期精神病における第二世代抗精神病薬の治療中断率[23]

## 5．安全性（糖尿病，体重増加）

　Quetiapine は olanzapine と同様に糖尿病の患者や糖尿病の既往歴のある患者には禁忌となっているが，体重増加や高血糖の頻度は olanzapine とは明らかに異なっている。村下ら[34]は，北海道大学病院において第二世代抗精神病薬を使用された659例の追跡調査の結果，quetiapine の新規糖尿病発症頻度は，risperidone と同程度であり，olanzapine より少なかったと報告している。今後も本剤投与中は体重増加や血糖値に注意していく必要はあるが，直近2年間に糖尿病での死亡例は報告されていない。

## 6．統合失調症以外の海外での適応

　Quetiapine は統合失調症の治療薬として既に88ヵ国で承認されているが，77ヵ国では双極性障害に伴う急性躁病，さらに11ヵ国では双極性障害に伴ううつ病相に対しても適応が承認されている。海外で双極性障害の急

性躁病相に対する適応承認を受けているのは，olanzapine, risperidone, aripiprazole も同様であるが，うつ病相に対しても適応が認められているのは quetiapine だけである。

この根拠となっているのは BOLDER（BipOLar DEpRession）I[4]および II[43]試験である。すなわち，大うつ病エピソードを有する双極 I 型または II 型障害の500例以上の外来患者を対象とした placebo 対照二重盲検比較試験において，quetiapine 300mg/日群および600mg/日群は placebo 群に比べ有意な有効性を示し，評価項目のほとんどで改善がみられた。特にうつ症状である悲哀感，睡眠減少，感情喪失，悲観的思考，自殺念慮の改善が優れていた。また，躁病の発現は BOLDER I 試験では placebo 群と差はなかったが，BOLDER II 試験では300mg で placebo 群よりも有意に少なかった。双極性うつ病相に対する効果は第二世代抗精神病薬の種類によって異なることが示唆されている。

### 7．Quetiapine の抗うつ作用のメカニズム

Quetiapine の抗うつ作用には，脳内の神経伝達物質に対する多様な作用[36,45]が関連していると考えられる。Quetiapine の活性代謝物 norquetiapine は norepinephrine transporter（NET）に対する強い親和性を有しており NET を遮断する。さらに quetiapine は $\alpha_2$ 受容体に対する中程度の親和性があり，その $\alpha_2$ 受容体遮断作用が，前頭前野における DA 量増加に寄与していると考えられている[12,42]。一方，$5-HT_{2A}$ 受容体に対し quetiapine および norquetiapine は高い親和性を示し，$5-HT_{1A}$ 受容体にもパーシャルアゴニスト作用を有している。このように quetiapine は，$\alpha_2$ 受容体，$5-HT_{2A}$ 受容体拮抗作用，$5-HT_{1A}$ 受容体パーシャルアゴニスト作用に加え，NET 遮断作用などを示すことにより，抗うつ作用を発揮すると考えられ，さらにはもっと広範囲な抗精神病作用の可能性も示唆される。

最近，単極性うつ病に対し，quetiapine 徐放製剤（XR 錠：後述）の単

剤投与[27]およびadd-on投与[2]（他の抗うつ薬治療にquetiapineを追加併用）のいずれにおいても，抑うつ症状および不安症状の有意な軽減がみられ，しかもその効果は投与開始1週後より発現することが報告されている。わが国でもこの2つの試験が計画され，実施されようとしている。

## Ⅳ．Quetiapineの今後

最近の米国における処方数を解析したデータでは，quetiapineの処方数は増加傾向にあり，第二世代抗精神病薬の中で最も多く，抗精神病薬全体の約1/3を占めている[11]。この理由としては，統合失調症へのquetiapineの使用方法に関するエビデンスの蓄積により600mg以上の十分量投与の妥当性が浸透してきたこと，EPSの発現やプロラクチン上昇が少ないなど安全性が高く使いやすいことがあげられる。さらに，統合失調症，双極性障害に加え，米国では適応外であるが気分障害や不安障害に対する有用性の高さから，処方が拡大・増加している。現在，米国において大うつ病性障害（MDD）や全般性不安障害（GAD）に対するplacebo対照試験を実施中である。

最近，quetiapineの1日1回投与を可能とした徐放製剤（XR錠）が開発され，米国，オランダで承認を受けたのを皮切りに，各国で順次，使用が可能になる予定である。この徐放製剤を用いた臨床試験[13]では，急性期治療および再発予防に対し400, 600, 800mg/日投与が有効かつ安全であることが確認され，従来の製剤からの切り替えも可能であることが認められている。1日1回投与が可能になることにより，服薬アドヒアランスの向上も期待される。

日本においては現在，統合失調症に対して25mg錠，100mg錠，50％細粒が承認されているが，最近，600mg以上の十分量処方や統合失調症以外の疾患への処方数が拡大していることから，今後の剤型追加や適応拡大が期待される。

## おわりに

Quetiapine の統合失調症に対する有効性と安全性は既に確立されているが，日本での投与量は海外に比べると著しく少ない。Quetiapine は EPS や高プロラクチン血症などの有害事象が極めて少ないことを踏まえ，今後，適正な投与量について検討していく必要があると思われる。また，神経伝達物質受容体に対して多様な特性を有することを考慮すると，quetiapine は種々の精神疾患に対する適応拡大が大いに期待できる薬剤である。

## 文　献

1) AstraZeneca 社内資料 DIR000047
2) Bauer, M., Pretorius, H., Earley, W. et al. : Results from Phase III study of extended release quetiapine fumarate (quetiapine XR) as add-on to antidepressants in patients with major depressive disorder (MDD). Presented at the 7th International Forum on Mood and Anxiety Disorders : P07, Budapest, Hungary, December 2007.
3) Buckley, P. F., Kapur, S., Baldassano, C. F. et al. : Choosing the right dose of an atypical antipsychotic : art of science? Presented at the 157th Annual meeting of the American Psychiatric Association, New York, May 2004.
4) Calabrese, J. R., Keck, P. E. Jr., Macfadden, W. et al. : A randomized, double-blind, placebo-controlled trial of quetiapine in the treatment of bipolar I or II depression. Am. J. Psychiatry, 162 : 1351-1360, 2005.
5) Citrome, L., Jaffe, A., Levine, J. : Dosing of second-generation antipsychotic medication in a state hospital system. J. Clin. Psychopharmacol., 25 : 388-391, 2005.
6) Citrome, L., Jaffe, A., Levine, J. et al. : Dosing quetiapine in schizophrenia : How clinical practice differs from registration studies. J. Clin. Psychiatry, 66 : 1512-1516, 2005.
7) 出村信隆：抗精神病薬開発における clozapine 研究の意義．臨床精神薬理，10：2091-2106, 2007.
8) 古瀬 勉：陽性症状が顕著な急性期統合失調症に対する quetiapine 急速増量療法について．臨床精神薬理，9：2263-2268, 2006.
9) Ganesan, S., Levy, M., Bilsker, D. et al. : Effectiveness of quetiapine for the management of aggressive psychosis in the emergency psychiatric setting : an naturalistic un-

controlled trial. Int. J. Psychiatry Clin. Pract., 9:199-203, 2005.
10) Goldstein, J. M., Litwin, L. C., Sutton, E. B. et al.: Seroquel : electrophysiological profile of a potential atypical antipsychotic. Psychopharmacology (Berl), 112:293-298, 1993.
11) IMS Health : NPA data, N5A1+Symbyax- Total prescription.
12) Jensen, N. H., Rodriguiz, R. M., Caron, M. G. et al.: N-Desalkylquetiapine, a potent norepinephrine reuptake inhibitor and partial 5-HT(1A) agonist, as a putative mediator of quetiapine's antidepressant activity. Neuropsychopharmacology, 2007 Dec 5 [Epub ahead of print]
13) Kahn, R. S., Schulz, S. C., Palazov, V. D. et al.: Efficacy and tolerability of once-daily extended release quetiapine fumarate in acute schizophrenia : a randomized, double-blind, placebo-controlled study. J. Clin. Psychiatry, 68:832-842, 2007.
14) 上島国利, 小山 司, 村崎光邦：統合失調症に対する quetiapine fumarate(商品名：セロクエル®)の市販後臨床試験—陽性症状を有する統合失調症患者に対する quetiapine fumarate の有効性および安全性の検討. 臨床精神薬理, 9:1629-1639, 2006.
15) Kane, J. M., Leucht, S., Carpenter, D. et al.: The expert consensus guidline series. Optimizing pharmacologic treatment of psychotic disorders ; Guideline. J. Clin. Psychiatry, 64(Suppl. 12):1-100, 2003.
16) Kapur, S., Seeman, P.: Does fast dissociation from the dopamine d(2) receptor explain the action of atypical antipsychotics? : A new hypothesis. Am. J. Psychiatry, 158:360-369, 2001.
17) 工藤義雄, 野村純一, 井川玄朗 他：フマル酸クエチアピンの精神分裂病に対する臨床評価—塩酸モサプラミンを対照とした二重盲検比較試験. 臨床医薬, 16:1807-1842, 2000.
18) 久住一郎, 古瀬 勉, 吉川憲人 他：精神科治療における quetiapine の位置づけ—統合失調症を中心に. 臨床精神薬理, 9:2095-2112, 2006.
19) 久住一郎, 小山 司：抗精神病薬による統合失調症の認知障害への対策. 精神科治療学, 20:51-58, 2005.
20) 久住一郎, 小山 司：統合失調症治療における quetiapine の位置づけと今後の課題. 臨床精神薬理, 10:1671-1677, 2007.
21) Lieberman, J. A., Stroup, T. S., McEvoy, J. P. et al.: Effectiveness of antipsychotic drugs in patients with chronic schizophrenia. N. Engl. J. Med., 353:1209-1223, 2005.
22) 前田久雄, 中村 純, 辻丸秀策 他：フマル酸クエチアピンの治療抵抗性精神分裂病に

対する臨床効果. 臨床精神薬理, 2 : 653-668, 1999.
23) McEvoy, J. P., Lieberman, J. A., Perkins, D. O. et al. : Efficacy and tolerability of olanzapine, quetiapine and risperidone in the treatment of early psychosis : a randomized, double-blind 52-week comparison. Am. J. Psychiatry, 164 : 1050-1060, 2007.
24) Meltzer, H. Y. : What's atypical about atypical antipsychotic drugs? Curr. Opin. Pharmacol., 4 : 53-57, 2004.
25) Meltzer, H. Y., Matsubara, S., Lee, J. C. : The ratios of serotonin2 and dopamine2 affinities differentiate atypical and typical antipsychotic antipsychotic drugs. Psychopharmacol. Bull., 25 : 390-392, 1989.
26) Migler, B. M., Warawa, E. J., Malick, J. B. : Seroquel : behavioral effects in conventional and novel tests for atypical antipsychotic drug. Psychopharmacology (Berl), 112 : 299-307, 1993.
27) Montgomery, S., Cultler, A., Lazarus, A. et al. : A randomized, placebo-controlled study of once-daily extended release quetiapine fumarate (quetiapine XR) monotherapy in patients with major depressive disorder (MDD). Presented at the 7th International Forum on Mood and Anxiety Disorders : P51, Budapest, Hungary, December 2007.
28) 村崎光邦 : Quetiapine の基礎と臨床. 臨床精神薬理, 4 : 657-680, 2001.
29) 村崎光邦, 小山 司, 福島 裕 他 : 精神分裂病に対するフマル酸クエチアピンの臨床評価―Haloperidolを対照薬とした二重盲検比較試験. 臨床精神薬理, 4:127-155, 2001.
30) 村崎光邦, 工藤義雄, 小山 司 他 : 精神分裂病に対するフマル酸クエチアピンの後期第II相試験. 臨床精神薬理, 2 : 613-631, 1999.
31) 村崎光邦, 工藤義雄, 小山 司 他 : 長期投与におけるフマル酸クエチアピンの精神分裂病に対する有効性および安全性の検討. 臨床精神薬理, 2 : 633-652, 1999.
32) 村崎光邦, 島田英子, 吉本 渉 他 : フマル酸クエチアピン(ICI204,636)の健常成人男子を対象とした第I相試験. 臨床評価, 27 : 101-144, 1999.
33) 村崎光邦, 山内俊雄, 八木剛平 他 : 精神分裂病に対するフマル酸クエチアピンの前期第II相試験. 日本神経精神薬理学雑誌, 19 : 53-66, 1999.
34) 村下真理, 久住一郎, 井上 猛 他 : 非定型抗精神病薬使用患者における糖尿病発症頻度の検討. 臨床精神薬理, 7 : 991-998, 2004.
35) Nagy, J. : Efficacy, safety and tolerability of quetiapine : short-term high doses with long follow up. Int. J. Psychiatry Clin. Pract., 9 : 16-21, 2005.
36) Nyberg, S., Takano, S., Grimm, B. et al. : PET-measured D2, 5HT2, and norepineph-

rine transporter(NET) occupancy by quetiapine and N-desalkyl-quetiapine in nonhuman primates. Presented at the 20th European College of Neuropsychopharmacology Congress : P. 1. c. 022, Vienna, October 2007.
37) Pae , C. -U., Kim, J. -J., Lee, C. -U. et al. : Rapid versus conventional initiation of quetiapine in the treatment of schizophrenia : a randomized, parallel-group trial. J. Clin. Psychiatry, 68 : 399–405, 2007.
38) Peuskens, J., Kasper, S., Arango, C. et al. : Management of acutely ill patients in the hospital setting : focus on quetiapine. Int. J. Psychiatry Clin. Pract., 11 : 61–72, 2007.
39) Richelson, E., Sounder, T. : Binding of antipsychotic drugs to human brain receptors focus on newer generation compounds. Life Sci., 68 : 29–39, 2000.
40) Saller, C. F., Salama, A. I. : Seroquel : biochemical profile of a potential atypical antipsychotic. Psychopharmacology, 112 : 285–292, 1993.
41) Seeman, P., Tallerico, T. : Rapid release of antipsychotic drugs from dopamine D2 receptors : an explanation for low receptor occupancy and early clinical relapse upon withdrawal of clozapine or quetiapine. Am. J. Psychiatry, 156 : 876–884, 1999.
42) Svensson, T. H. : α-Adrenoceptor modulation hypothesis of antipsychotic atypicality. Prog. Neuropsychopharmacol. Biol. Psychiatry, 27 : 1145–1158, 2003.
43) Thase, M. E., Macfadden, W., Weisler, R. H. et al. : Efficacy of quetiapine monotherapy in bipolar I and II depression : a double-blind, placebo-controlled study (the BOLDER II study). J. Clin. Psychopharmacol., 26 : 600–609, 2006.
44) Woodward, N. D., Purdon, S. E., Meltzer, H. T. et al. : A meta-analysis of neuropsychological change to clozapine, olanzapine, quetiapine, and risperidone in schizophrenia. Int. J. Neuropsychopharmacol., 8 : 457–472, 2005.
45) Yatham, L. : Exploring atypical mechanisms : beyond the antipsychotic action. Presented at the 20th European College of Neuropsychopharmacology Congress ; C. 04. 03, Vienna, October 2007.

## 第2部 Quetiapine 理解のために

## 第2章 新規抗精神病薬 quetiapine の薬理作用メカニズムについて
——D₂以外の受容体に対する作用を中心に——

竹内　崇　　西川　徹

抄録：新規抗精神病薬 quetiapine は，定型抗精神病薬に比べて，同等の陽性症状改善作用とより優れた陰性症状改善作用を示し，認知機能障害および抑うつや不安などの気分症状に対する治療作用も有している。さらに，副作用面での特徴として錐体外路症状の発現が少ないことや血中プロラクチン値を上昇させないことが挙げられる。これら臨床特性は quetiapine が有する薬理プロファイル（5-HT$_{2A}$，5-HT$_{1A}$，α$_1$，α$_2$受容体などに対する親和性が D$_2$受容体に対する親和性と比較して相対的に高いことや quetiapine 代謝物の NA 再取り込み阻害作用など）が寄与していると考えられる。本稿では，quetiapine の D$_2$以外の受容体への作用を中心に，それらがどのように臨床特性に関与しているのかについて考察する。

## I. はじめに

　Haloperidol（以下 HPD と略）を始めとする定型抗精神病薬は，D$_2$受容体遮断作用により統合失調症の幻覚や妄想などの陽性症状を改善するものの，錐体外路症状（以下 EPS と略）の発現や血中プロラクチン値の上昇などの副作用を引き起こす。一方，quetiapine（以下 QTP と略）などの新規抗精神病薬は，定型抗精神病薬に比べて，同等の陽性症状改善作用とより優れた陰性症状改善作用を示し，かつ EPS などの副作用も少ないこと

が知られている[3]。

　これら新規抗精神病薬における臨床特性には，$D_2$受容体と比べ5-$HT_{2A}$受容体に対して親和性が高いという共通の薬理プロファイルが一部関与していると考えられるが，新規抗精神病薬の薬理プロファイルは必ずしも一定ではなく，各種受容体に対する作用もそれぞれ異なっている。

　QTPはclozapine（以下CLZと略）と類似した構造を有する新規抗精神病薬であり，その薬理特性として，$D_2$受容体に比べ5-$HT_{2A}$受容体への親和性が高い以外に，5-$HT_{1A}$，$α_1$，$α_2$受容体などに対する親和性が$D_2$受容体に対する親和性と比較して高いという特徴も有している[21]。

　本稿では，$D_2$以外の受容体に対するQTPの作用がどのように臨床特性に寄与しているのかについて，CLZおよび他の新規抗精神病薬との比較も含めて考察する。

## II．QTPの各種受容体結合プロファイル

　表1に示したように，ヒト脳組織を用いた受容体結合試験において，QTPの$D_2$受容体に対する親和性（Ki；770nM）は，CLZ（Ki；210nM）と同様，risperidone（以下RISと略）やolanzapine（以下OLZと略）に比べて低い[21]。一方，QTPは5-$HT_{2A}$受容体（Ki；31nM），$α_1$受容体（Ki；8.1nM），$α_2$受容体（Ki；80nM）に高い親和性を示し，$D_2$受容体に対する親和性との相対比較において，CLZと類似したプロファイルを有している（表2）。また，5-$HT_{1A}$（Ki；300nM）受容体に対して，CLZと同様，パーシャルアゴニストとして作用することが報告されており[16]，$D_2$受容体に対する親和性との相対比較において，5-$HT_{2A}$受容体，$α_1$受容体，$α_2$受容体と同じく，CLZと類似したプロファイルを示している（表2）。

表1 ヒト脳組織での各種受容体に対する親和性（Ki；nM）

|  | haloperidol | clozapine | quetiapine | olanzapine | risperidone |
|---|---|---|---|---|---|
| $D_2$ | 2.6 | 210 | 770 | 20 | 3.8 |
| $5-HT_{1A}$ | 1800 | 160 | 300 | 610 | 190 |
| $5-HT_{1D}$ | 40 | 130 | 560 | 150 | 3.9 |
| $5-HT_{2A}$ | 61 | 2.6 | 31 | 1.5 | 0.15 |
| $5-HT_{2C}$ | 4700 | 4.8 | 3500 | 4.1 | 32 |
| $\alpha_1$ | 17 | 6.8 | 8.1 | 44 | 2.7 |
| $\alpha_2$ | 600 | 15 | 80 | 280 | 8.0 |
| $H_1$ | 260 | 3.1 | 19 | 0.09 | 5.2 |
| mACh | >10000 | 9.0 | 1400 | 36 | >10000 |

Richelson, E. and Sounder, T.：Life Sci., 68：29-39, 2000. より引用・改変

表2　$D_2$受容体に対する親和性との相対比較

|  | $D_2$ | $\alpha_1{}^{1)}$ | $D_2/\alpha_1{}^{2)}$ | $\alpha_2$ | $D_2/\alpha_2$ | $5-HT_{1A}$ | $D_2/5-HT_{1A}$ | $5-HT_{2A}$ | $D_2/5-HT_{2A}$ |
|---|---|---|---|---|---|---|---|---|---|
| Haloperidol | 2.6 | 17 | 0.2 | 600 | <0.1 | 1800 | <0.1 | 61 | <0.1 |
| Clozapine | 210 | 6.8 | 31 | 15 | 14 | 160 | 1.3 | 2.6 | 81 |
| Quetiapine | 770 | 8.1 | 95 | 80 | 9.6 | 300 | 2.6 | 31 | 25 |
| Olanzapine | 20 | 44 | 0.5 | 280 | <0.1 | 610 | <0.1 | 1.5 | 13 |
| Risperidone | 3.8 | 2.7 | 1.4 | 8 | 0.5 | 190 | <0.1 | 0.2 | 25 |

1) Ki（nM），2) Ki 比（$D_2$受容体に対する親和性との比較）
Richelson, E. and Sounder, T., Life Sci., 68：29-39, 2000. より一部引用

## III．QTP の臨床特性への関与が想定される主な薬理プロファイル

### 1．陽性症状改善作用について

　QTP は RIS や OLZ などの新規抗精神病薬と同等に陽性症状を改善することが示されている[26]。一般的に，陽性症状改善作用には $D_2$ 受容体拮抗作用が大きな役割を果たしていることはよく知られている。QTP は $D_2$ 受容体に対する親和性が低く，$D_2$ 受容体からの速い解離が報告されている[11]。また最近の PET 研究では，高用量においても 50～60％程度の $D_2$ 受容体占

有率であることが示された[14]。以上のことから考えても，QTPによる陽性症状改善作用はD$_2$受容体拮抗作用だけで説明することは困難であると思われる。

Svensson[24]は，α$_1$受容体拮抗薬であるprazosinの末梢投与がドパミン（DA）神経活動を抑制すること，ノルアドレナリン（NA）神経の起始核である青斑核の電気刺激により腹側被蓋野（VTA）のDA神経細胞がα$_1$受容体を介して活性化されること，D$_2$受容体拮抗薬racloprideによるラットの中脳辺縁系DA神経細胞の活性化がprazosinの併用により減弱することなどの非臨床試験の結果から，α$_1$受容体拮抗作用が陽性症状の改善に関与している可能性を示している。

したがって，D$_2$受容体拮抗作用に比べて明らかに強いα$_1$受容体拮抗作用を有するQTPのような薬剤（表2）は，D$_2$受容体拮抗作用に基づく中脳辺縁系DA神経細胞の活性化を強力に抑制すると考えられる。

### 2．陰性症状改善作用について

統合失調症および統合失調感情障害患者における無作為化対照試験のメタ解析の結果，QTPはRISやOLZなどの新規抗精神病薬と同等に陰性症状を改善することが報告されている[26]。

前頭葉皮質におけるDAの活性低下が陰性症状を引き起こすという仮説が提唱されている[5,33]ことから，QTPなどの新規抗精神病薬によるラット前頭葉皮質における細胞外DA濃度上昇[7,8,15]が陰性症状の改善に寄与している可能性が考えられる（表3）。QTPによるDA濃度上昇のメカニズムには，5-HT$_{2A}$受容体拮抗作用および5-HT$_{1A}$受容体パーシャルアゴニスト作用が関与していることが示されている[8]。さらに，α$_2$受容体拮抗薬であるidazoxanが前頭前野のDA前シナプスに存在するα$_2$受容体の遮断作用によりDA遊離を促進することが推測されており，α$_2$受容体拮抗作用も陰性症状の改善に関与している可能性があると思われる[24]。

一方，DA活性上昇による陰性症状改善の考え方にはまだ矛盾する点も

表3　ラット脳部位における DA 遊離に対する作用

|  | mPFC | NAC | STR |
|---|---|---|---|
| clozapine | ↑ | → | → |
| quetiapine | ↑ | → |  |
| olanzapine | ↑ | ↗ |  |
| risperidone | ↑ | ↑ |  |
| haloperidol | → | ↑ | ↑ |

mPFC：medial prefrontal cortex, NAC：nucleus accumbens, STR：striatum
Kuroki, T. et al., J. Pharmacol. Exp. Ther., 1999, Ichikawa, J. et al., Neuropsychopharmacol., 2002, Ichikawa, J. et al., Brain Res., 2002. より引用・改変

ある。たとえば，統合失調症において前頭葉の DA の代謝または伝達の低下を示唆するデータが必ずしも明確ではないこと[32,35]，臨床的に統合失調症様の陽性・陰性症状を惹起する N-methyl-D-aspartate（以下 NMDA と略）受容体拮抗薬 phencyclidine（PCP）の急性投与が前頭葉の DA 遊離を著明に促進すること[18,29]，強力な DA 受容体遮断作用を有する定型抗精神病薬が陰性症状の明らかな悪化を引き起こさないこと[1,20]，DA 作動薬で陰性症状を改善する作用が明らかではないこと[22]などが挙げられる。今後さらなる研究の進展が待たれるが，DA 活性上昇は抗うつ薬と共通の作用[19,25]であることから，抗うつ効果に関係する可能性，および認知機能障害改善と関係する可能性が考えられる。

### 3．認知機能改善作用について

QTP は，統合失調症患者の認知機能を改善し，一部の認知機能テスト（Stroop Colour-Word, Paragraph recall, Verbal fluency）においては，HPD に比べ有意な改善作用を示すこと[30]や，定型抗精神病薬から QTP への切り替えが定型抗精神病薬による治療を継続した場合に比べ，切り替え

6ヵ月後の認知機能を有意に改善すること[31]などが報告されている。さらに，統合失調症および統合失調感情障害において，CLZ，QTP，OLZ，RIS による認知機能の変化を神経心理検査を用いて評価した試験のメタ解析の結果，QTP は vigilance and selective attention, verbal fluency, delayed recall の項目で特に大きな改善効果を示すことが認められている[34]。

認知機能を改善する QTP のメカニズムについては，2. の項で述べたように，5-$HT_{2A}$ 受容体拮抗作用，5-$HT_{1A}$ 受容体パーシャルアゴニスト作用および $α_2$ 受容体拮抗作用による前頭葉皮質における細胞外 DA 濃度上昇が寄与している可能性が考えられる。

また QTP は，HPD とは異なり，ラット前頭葉皮質における細胞外アセチルコリン（Ach）濃度を上昇させる[8]ことが知られており，これが認知機能改善に寄与している可能性も考えられる（図1）。この前頭葉皮質での ACh 濃度上昇は 5-$HT_{1A}$ 受容体アンタゴニスト（WAY100635）により有意に抑制されることから，QTP の 5-$HT_{1A}$ 受容体パーシャルアゴニスト

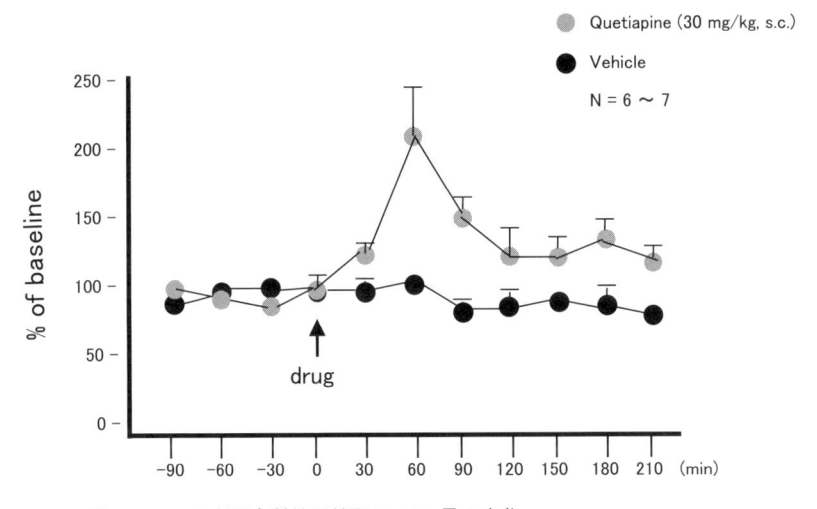

図1　ラット大脳皮質前頭前野の ACh 量の変化
　　　Ichikawa, J. et al.：Br. Res., 956：349-357, 2002. より引用・改変

作用が部分的に関与していることが示唆されている[8]。

統合失調症の認知機能障害の基盤となる情報処理ネットワークの異常を客観的に検出する指標として注目されている prepulse inhibition（PPI）は知覚運動情報処理系の機能を反映すると考えられており，統合失調症患者ではPPIが減弱している。ラットでのPCPによって生じるPPIの減弱に対してHPDは無効であるがQTPは拮抗作用を示す[36]。また，$\alpha_1$受容体拮抗薬（prazosin）がPCPによるPPIの減弱に対して拮抗作用を示すこと，$\alpha_1$受容体作動薬（cirazoline）がPPIの減弱を引き起こし，この作用に対してQTPが拮抗することも報告されている[2,4]。これらの結果は，PCPによるPPI減弱のメカニズムに$\alpha_1$受容体が関与しており，QTPの改善効果のメカニズムの1つとして，$\alpha_1$受容体拮抗作用が寄与している可能性を示唆している。

### 4．感情症状（うつ・不安）改善作用について

QTPは統合失調症患者における不安およびうつ症状に対して長期に渡って効果を示すことが報告されている[13]。また，統合失調症患者のうつ症状に対してQTPは投与前に比べて有意なうつ症状の改善が見られたが，HPDには有意な作用が認められなかった[20]。さらに，前薬（RIS，OLZ，HPDなど）の治療からQTPへ切り替えることにより抑うつ症状が改善するという報告がなされている[6]。

抗うつ作用あるいは抗不安作用のメカニズムについては，$5-HT_{2A}$受容体拮抗作用や$5-HT_{1A}$受容体パーシャルアゴニスト作用が直接関与していることは知られているが，2．の項で述べたように，$5-HT_{2A}$受容体拮抗作用，$5-HT_{1A}$受容体パーシャルアゴニスト作用，$\alpha_2$受容体拮抗作用による前頭葉皮質における細胞外DA濃度上昇を介しても寄与していると考えられる。また，抗うつ薬のmianserinやmirtazapineなどが有する$\alpha_2$受容体拮抗作用が抗うつ効果と関連していることから，QTPの$\alpha_2$受容体拮抗作用も抗うつ作用に関与しているものと思われる。

さらに，抗うつ薬である nortriptyline や maprotiline などの主メカニズムが NA 再取り込み阻害作用であることが知られているが，最近，QTP の代謝物である N-desalkylquetiapine（以下 DQTP と略）が QTP の約100倍強力な NA 再取り込み阻害作用（human NA transporter に対する Ki；12nM）を有していることが明らかとなった[9]。また，DQTP は QTP の約10倍強い 5-$HT_{1A}$ 受容体パーシャルアゴニスト作用（human 5-$HT_{1A}$ 受容体に対する Ki；45nM）も有している。DQTP の NA 再取り込み阻害作用および 5-$HT_{1A}$ 受容体パーシャルアゴニスト作用も，QTP の抗うつ作用に一部寄与している可能性が考えられる[9]。

## 5．錐体外路症状（EPS）について

QTP は EPS を発現しにくく，その頻度は低用量（75mg/日）から高用量（750mg/日）までプラセボと同程度であることが報告されている[1]。また，QTP への切り替えは，切り替え前（RIS，OLZ，HPD などによる単剤治療）に比べて，EPS が少なくなるという報告もみられる[6]。

EPS は線条体における $D_2$ 受容体遮断により生じるが，PET 研究における QTP（600mg/日）による線条体での $D_2$ 受容体占有率は CLZ と同様に30％以下で，OLZ や RIS に比べて明らかに低いことがわかっている[12]。

5-$HT_{2A}$ 受容体拮抗作用は DA 神経の発火や DA 遊離を亢進するため，$D_2$ 受容体遮断に拮抗して EPS を軽減すると考えられている[10]。さらに，QTP のような $D_2$ 受容体に対する親和性が低い薬剤は，内因性 DA が少ない辺縁系などでは比較的高い占有率を示すが，内因性 DA が多い線条体では高い占有率を得ることができないという考え方も提唱されている[23]。

## 6．グルタミン酸神経に対する作用

QTP の21日間の連続投与（25mg/kg/day，皮下投与）がラット側坐核の NMDA 受容体サブユニット（NR-1，NR-2C）の mRNA レベルの減少や海馬の alpha-amino-3-hydroxy-5-methyl-4-isoxazolepropionic acid（以下AMPAと略）受容体サブユニット（GluR-B, GluR-C）のmRNAレベルの増加を示すことが報告されている[28]。また，QTPの28日間の連続投与（10mg/kg/day, 皮下投与）によって，ラット尾状核/被殻におけるNMDA結合の有意な減少，AMPA結合の有意な増加も報告されている[27]。一方，ラット前頭葉皮質切片を用いた電気生理実験において，QTPは錐体細胞におけるNMDA誘発反応を低濃度で増強する（EC50；8.5nM）ことが示されている[17]。

これらの報告から，QTPはNMDA受容体やAMPA受容体などのグルタミン酸受容体に何らかの影響を及ぼしていると考えられるが，ラット脳組織を用いた受容体結合試験において，QTPはNMDA受容体，AMPA受容体，kainic acid受容体に対して非常に低い親和性（Ki＞10μM）しか示さない[27]ことから，グルタミン酸受容体への直接的な作用に基づくものではないと思われる。

QTPのグルタミン酸神経に及ぼす作用の詳細や統合失調症の認知機能などとの関連については今後の研究課題である。

## Ⅳ. ま と め

QTPはCLZと類似した受容体結合プロファイルを有しており，5-$HT_{2A}$，5-$HT_{1A}$，$α_1$，$α_2$受容体などに対する親和性が$D_2$受容体に対する親和性と比較して相対的に高く，また前頭葉皮質においてDAおよびAChの遊離促進作用を示す。これらの薬理特性およびそれらに基づくと想定される臨床効果について，表4にまとめた。

今回紹介したQTPの薬理メカニズムが決してすべてを説明するわけではない。前述したように，QTPの代謝物の詳細，また直接的な関与は報告されていないが，グルタミン酸神経に対する作用など，今後のさらなる幅広い研究が望まれ，それらが新たな創薬に繋がることを期待したい。

表4　QTPの臨床特性およびそれらへの関与が想定される薬理プロファイル

| 臨床特性 | 想定される薬理プロファイル |
| --- | --- |
| 陽性症状改善作用 | ・$D_2$受容体拮抗作用（側坐核）<br>・$α_1$受容体拮抗によるDA神経活性化抑制（腹側被蓋野） |
| 陰性症状改善作用 | ・5-$HT_{2A}$受容体拮抗作用，5-$HT_{1A}$受容体パーシャルアゴニスト作用，$α_2$受容体拮抗作用によるDA遊離*（前頭皮質） |
| 認知機能改善作用 | ・5-$HT_{2A}$受容体拮抗作用，5-$HT_{1A}$受容体パーシャルアゴニスト作用，$α_2$受容体拮抗作用によるDA遊離（前頭皮質）<br>・5-$HT_{1A}$受容体パーシャルアゴニスト作用などによるACh遊離（前頭皮質）<br>・$α_1$受容体拮抗作用によるPCP誘発PPI減弱の抑制 |
| 感情症状改善作用** | ・5-$HT_{2A}$受容体拮抗作用，5-$HT_{1A}$受容体パーシャルアゴニスト作用，$α_2$受容体拮抗作用によるDA遊離（前頭皮質）<br>・5-$HT_{2A}$受容体拮抗作用<br>・5-$HT_{1A}$受容体パーシャルアゴニスト作用<br>・$α_2$受容体拮抗作用 |
| 錐体外路症状軽減作用 | ・5-$HT_{2A}$受容体拮抗作用，5-$HT_{1A}$受容体パーシャルアゴニスト作用によるDA神経活性化（線条体）<br>・弱い$D_2$受容体拮抗作用による低い$D_2$受容体占有率（線条体） |

*陰性症状との関係については矛盾する所見があり，今後の検討を要する（本文参照）
**QTPの代謝物の有するNA再取り込み阻害作用や5-$HT_{1A}$受容体パーシャルアゴニスト作用も寄与している可能性がある

## 文　献

1) Arvanitis, L. A., Miller, B. G. : Multiple fixed doses of "Seroquel" (quetiapine) in patients with acute exacerbation of schizophrenia : a comparison with haloperidol and placebo. Biol. Psychiatry, 42 : 233–246, 1997.

2) Bakshi, V. P., Geyer, M. A. : Phencyclidine-induced deficits in prepulse inhibition of startle are blocked by prazosin, an alpha-1 noradrenergic antagonist. J. Pharmacol. Exp. Ther., 283 : 666–674, 1997.

3) Burton, S. : Symptom domains of schizophrenia : the role of atypical antipsychotic agents. J. Psychopharmacol., 20 (6 Suppl.) : 6–19, 2006.

4) Carasso, B. S., Bakshi, V. P., Geyer, M. A. : Disruption in prepulse inhibition after alpha-1 adrenoceptor stimulation in rats. Neuropharmacology, 37 : 401–404, 1998.

5) Carter, C. S., Perlstein, W., Ganguli, R. et al. : Functional hypofrontality and working memory dysfunction in schizophrenia. Am. J. Psychiatry, 155 : 1285-1287, 1998.
6) De Nayer, A., Windhager, E., Irmansyah, et al. : Efficacy and tolerability of quetiapine in patients with schizophrenia switched from other antipsychotics. Int. J. Psychiatry Clin. Pract., 7 : 59-66, 2003.
7) Ichikawa, J., Dai, J., O'Laughlin, I. A. et al. : Atypical, but not typical, antipsychotic drugs increase cortical acetylcholine release without an effect in the nucleus accumbens or striatum. Neuropsychopharmacology, 26 : 325-339, 2002.
8) Ichikawa, J., Li, Z., Dai, J. et al. : Atypical antipsychotic drugs, quetiapine, iloperidone, and melperone, preferentially increase dopamine and acetylcholine release in rat medial prefrontal cortex : role of 5-HT1A receptor agonism. Brain Res., 956 : 349-357, 2002.
9) Jensen, N. H., Rodriguiz, R. M., Caron, M. G. et al. : N-Desalkylquetiapine, a potent norepinephrine reuptake inhibitor and partial 5-HT(1A) agonist, as a putative mediator of quetiapine's antidepressant activity. Neuropsychopharmacology : 1-10, 2007.
10) Kapur, S., Remington, G. : Serotonin-dopamine interaction and its relevance to schizophrenia. Am. J. Psychiatry, 153 : 466-476, 1996.
11) Kapur, S., Seeman, P. : Does fast dissociation from the dopamine D2 receptor explain the action of atypical antipsychotics? : A new hypothesis. Am. J. Psychiatry, 158 : 360-369, 2001.
12) Kasper, S., Tauscher, J., Küfferle, B. et al. : Dopamine- and serotonin-receptors in schizophrenia : results of imaging-studies and implications for pharmacotherapy in schizophrenia. Eur. Arch. Psychiatry Clin. Neurosci., 249(Suppl. 4) : 83-89, 1999.
13) Kasper, S. : Quetiapine is effective against anxiety and depressive symptoms in long-term treatment of patients with schizophrenia. Depress. Anxiety, 20 : 44-47, 2004.
14) Kessler, R. M., Ansari, M. S., Riccardi, P. et al. : Occupancy of striatal and extrastriatal dopamine D2 receptors by clozapine and quetiapine. Neuropsychopharmacology, 31 : 1991-2001, 2006.
15) Kuroki, T., Meltzer, H. Y., Ichikawa, J. : Effects of antipsychotic drugs on extracellular dopamine levels in rat medial prefrontal cortex and nucleus accumbens. J. Pharmacol. Exp. Ther., 288 : 774-781, 1999.
16) Newman-Tancredi, A., Gavaudan, S., Conte, C. et al. : Agonist and antagonist actions of antipsychotic agents at 5-HT1A receptors : a [$^{35}$S]GTPγS binding study. Eur. J. Phar-

macol., 355 : 245-256, 1998.
17) Ninan, I., Jardemark, K. E., Wang, R. Y. : Differential effects of atypical and typical antipsychotic drugs on N-methyl-D-aspartate- and electrically evoked responses in the pyramidal cells of the rat medial prefrontal cortex. Synapse, 48 : 66-79, 2003.
18) Nishijima, K., Kashiwa, A., Hashimoto, A. et al. : Differential effects of phencyclidine and methamphetamine on dopamine metabolism in rat frontal cortex and striatum as revealed by in vivo dialysis. Synapse, 22 : 304-312, 1996.
19) Owen, J. C., Whitton, P. S. : Effects of amantadine and budipine on antidepressant drug-evoked changes in extracellular dopamine in the frontal cortex of freely moving rats. Brain Res., 1117 : 206-212, 2006.
20) Purdon, S. E., Malla, A., Labelle, A. et al. : Neuropsychological change in patients with schizophrenia after treatment with quetiapine or haloperidol. J. Psychiatry Neurosci., 26 : 137-149, 2001.
21) Richelson, E., Souder, T. : Binding of antipsychotic drugs to human brain receptors focus on newer generation compounds. Life Sci., 68 : 29-39, 2000.
22) Sanfilipo, M., Wolkin, A., Angrist, B. et al. : Amphetamine and negative symptoms of schizophrenia. Psychopharmacology, 123 : 211-214, 1996.
23) Seeman, P., Corbett, R., Van Tol, H. H. : Atypical neuroleptics have low affinity for dopamine D2 receptors or are selective for D4 receptors. Neuropsychopharmacology, 16 : 93-110, 1997.
24) Svensson, T. H. : α-Adrenoceptor modulation hypothesis of antipsychotic atypicality. Prog. Neuropsychopharmacol. Biol. Psychiatry, 27 : 1145-1158, 2003.
25) Tanda, G., Carboni, E., Frau, R. et al. : Increase of extracellular dopamine in the prefrontal cortex : a trait of drugs with antidepressant potential? Psychopharmacology, 115 : 285-288, 1994.
26) Tandon, R., Jibson, M. D. : Comparing efficacy of first-line atypical antipsychotics : no evidence of differential efficacy between risperidone, olanzapine, quetiapine, ziprasidone, and aripiprazole. Int. J. Psychiatry Clin. Pract., 9 : 204-212, 2005.
27) Tarazi, F. I., Baldessarini, R. J., Kula, N. S. et al. : Long-term effects of olanzapine, risperidone, and quetiapine on ionotropic glutamate receptor types : implications for antipsychotic drug treatment. J. Pharmacol. Exp. Ther., 306 : 1145-1151, 2003.
28) Tascedda, F., Lovati, E., Blom, J. M. et al. : Regulation of ionotropic glutamate receptors in the rat brain in response to the atypical antipsychotic Seroquel (quetiapine fu-

marate). Neuropsychopharmacology, 21 : 211-217, 1999.
29) Umino, A., Takahashi, K., Nishikawa, T. : Characterization of the phencyclidine-induced increase in prefrontal cortical dopamine metabolism in the rat. Br. J. Pharmacol., 124 : 377-385, 1998.
30) Velligan, D. I., Newcomer, J., Pultz, J. et al. : Does cognitive function improve with quetiapine in comparison to haloperidol? Schizophr. Res., 53 : 239-248, 2002.
31) Velligan, D. I., Prihoda, T. J., Sui, D. et al. : The effectiveness of quetiapine versus conventional antipsychotics in improving cognitive and functional outcomes in standard treatment settings. J. Clin. Psychiatry, 64 : 524-531, 2003.
32) Winblad, B., Bucht, G., Gottfries, C. G. et al. : Monoamines and monoamine metabolites in brains from demented schizophrenics. Acta Psychiatr. Scand., 60 : 17-28, 1979.
33) Wolkin, A., Sanfilipo, M., Wolf, A. P. et al. : Negative symptoms and hypofrontality in chronic schizophrenia. Arch. Gen. Psychiatry, 49 : 959-965, 1992.
34) Woodward, N. D., Purdon, S. E., Meltzer, H. Y. et al. : A meta-analysis of neuropsychological change to clozapine, olanzapine, quetiapine, and risperidone in schizophrenia. Int. J. Neuropsychopharmacol., 8 : 457-472, 2005.
35) Wyatt, R. J., Karoum, F., Casanova, M. F. : Decreased DOPAC in the anterior cingulate cortex of individuals with schizophrenia. Biol. Psychiatry, 38 : 4-12, 1995.
36) Yamada, S., Harano, M., Annoh, N. et al. : Involvement of serotonin 2A receptors in phencyclidine-induced disruption of prepulse inhibition of the acoustic startle in rats. Biol. Psychiatry, 46 : 832-838, 1999.

第2部 Quetiapine 理解のために

# 第3章 陽性症状が顕著な急性期統合失調症に対する quetiapine 急速増量療法について

古 瀬　勉

抄録：陽性症状が顕著な急性期の統合失調症患者5例（統合失調感情障害の1例を含む）に対して，quetiapine 600mg/日以上への急速増量法（治療開始4日後に600mg/日を投与）による治療を実施した。その結果，口渇のため薬剤を変更した症例が1例，途中症状の再燃のため他の薬剤を併用した症例が1例あったが，残りの3症例は，全て quetiapine 600～700mg/日の単剤で軽快後退院した。Quetiapine 服用1週後には5症例ともに BPRS の改善がみられ，精神症状の項目としては，敵意，猜疑心，興奮，緊張，幻覚による行動の改善がみられた。以上，陽性症状が顕著な急性期の統合失調症の治療に対して，副作用の少ない quetiapine の十分量への急速増療法は，忍容性に優れ有用性の高い治療方法と思われる。

## I. はじめに

　第二世代抗精神病薬（SGAs）は，単に錐体外路症状などの副作用が少ないばかりではなく，陽性症状・陰性症状の改善や認知機能の改善をもたらし，患者の在院日数を短縮し社会復帰率が高まることが指摘されている[6,25]。この SGAs の特徴を生かし，わが国でも精神病性疾患の急性期治療において haloperidol や levomepromazine の非経口投与に代わり，初期から SGAs を使用することが主流になってきている[13]。

初出：臨床精神薬理（症例報告），9 (11)：2263-2268, 2006.

2001年度版の精神科救急の Expert Consensus Guideline Series では，経口投与可能な場合は risperidone（RIS），olanzapine（OLZ）に次いで，quetiapine（QTP）は第2選択薬として位置づけられている[1]。QTP は低力価の抗精神病薬であること，また薬剤を漸増しなければならないことから，急性期や初発の統合失調症に対して第1選択薬として敬遠されているようだ[27]。しかし，最初に使用された薬剤による急性期の有害作用は，生活の質の低下を引き起こすばかりではなく，長期予後を決める服薬コンプライアンスを低下させる要因となっていると考えられている[9]。病気の性質上長期に服薬する必要があるため，単に錐体外路症状が少ないという点のみならず，高プロラクチン血症や糖・脂質代謝異常などの副作用にも注意を払った上で，治療薬剤が選択されるべきだろう[14]。最近，副作用の少ない QTP の特徴を生かし，初発例や急性増悪期の統合失調症に対して QTP を短期間（2〜3日間）で急速に用量を増量し，維持療法とする方法が注目されている[2,5,17]。しかし，わが国では QTP 急速増療法の有用性に関する検討はなされていない。

今回，DSM-Ⅳで統合失調症の診断基準を満たした急性期入院症例に対して，QTP 単剤を朝・就寝前の1日2分服で，第1病日100mg（夜間に入院した場合は夜間1回100mg），第2病日200mg，第3病日400mg，第4病日600〜700mg と24時間毎に急速に増量する治療を実施したので，その経過を若干の考察を加えて報告する。なお，症例の内訳は陽性症状が顕著な統合失調症の初発2例，服薬中断後の再燃・急性増悪2例，統合失調感情障害1例の合計5例であり，精神症状評価として簡易精神症状評価尺度（BPRS）[22]と陽性・陰性症状評価尺度（PANSS）[23]を使用し，BPRS は投与前（0週），1週，2週，4週に，PANSS は投与前（0週目）と4週にそれぞれ実施した。

## Ⅱ. 症例提示

### 症例1　25歳男性，統合失調症

入院期間：X年11月25日からX＋1年1月6日。

高校卒業後，美装関係の仕事に就くが会社が倒産し，X－2年より自宅に閉じこもりがちな生活をしていた。絵が得意で中学生の頃より独特の絵を描いていた。X－1年，中央の展覧会に入選し，それを機に絵画作成に没頭していた。X年10月頃より，絵のアイデアが盗まれていると自室を新聞紙で覆い，昼夜逆転の生活をするようになった。父親が出火の危険性を注意したところ「お前が某国の指示でアイデアを盗んでいたのは分かっていた」と興奮し，当院救急外来（以下，ER）を深夜に受診して即日入院となった。入院時は，「そこに某国のスパイが隠れているだろう」「僕には超能力があるんだ」と精神運動興奮状態であった。何とか説得してQTP 100mg/日とflunitrazepam 2mg/日，brotizolam 0.5mg/日を服用してもらい第1病日は良眠した。第4病日には，伸ばし放題の頭髪を看護師に切ってもらい「いままで恐ろしくて外出ができなかった，ありがとうございます」と語るまでになった。QTP最大量700mg/日を使用し，同じ量を維持し軽快退院している。

### 症例2　53歳女性，統合失調感情障害

入院期間：X年12月9日からX＋1年2月27日。

X－16年，父の看病のため実家に帰省したが，突然テレビで自分のことが放送されていると幻覚妄想状態となり，当院を受診し初回入院をしている。その後抑うつ的になり希死念慮を訴え，X－14年，X－13年の2回入院をしている。X－1年より通院が途絶えていた。X年10月頃より，気分の高揚があり浪費傾向になった。11月末に高額な和服を購入した。その理由は「この服を買いなさいとお告げがあったから」と入院後に語っている。高齢の両親の世話をして3人で生活をしていたが，「これから私は何

をしても許される」と親に暴力的になったため，息子に伴われ受診し，即日入院となった．第1病日にQTP 100mg/日（昼・就寝前），睡眠導入剤としてbrotizolam 0.25mgを服用して良眠した．入院後も「私は○○ではありません」「○○は死んでいます」と語っていた．しかし，QTP最大600mg/日まで使用したところ，第7病日までには気分の改善が認められ病棟内での生活に落ち着きがみられた．4週間後に日中の眠気を訴えるため400mg/日に減量して軽快退院している．

### 症例3　36歳女性，統合失調症

入院期間：X年12月12日からX+1年1月5日。

高校卒業後，アルバイトを転々として26歳で結婚した．30歳頃より，外出を嫌うようになった．X年6月に同じアパートの住人が自殺を図り警察官の出入りがあった．以来，「刑事に追跡されている」「マイクロチップを埋め込まれた」と幻覚妄想状態になり，当院を受診し即日入院となった．第1病日にQTP 100mg/日（昼・就寝前），睡眠導入剤としてbrotizolam 0.25mgを服用して良眠した．第7病日には食欲も出て落ち着いたと表現していたが，第10病日QTP 700mg/日内服中，「薬を飲んでもまだ自分の性器のことをみんなが噂している」「口が渇き，薬は飲みたくない」と訴えるため薬剤を変更した．Perospirone（PRS）に変更したところアカシジアが出現し，OLZ 20mg/日に変更するも患者も家族も入院治療に懐疑的になり，未治のまま退院した．その後，外来通院中にRISに変更して軽快している．

### 症例4　42歳男性，統合失調症

入院期間：X年12月15日からX+1年3月30日。

X-21年，S市を徘徊中警察官の職務質問を受け精神運動興奮状態になり，S市内の精神病院に措置入院となっている．X-20年，錐体外路症状を残したまま地元の当院を紹介され，以後当院に入退院を繰り返してい

た。X－1年より，服薬を拒否し医療中断となっていた。X年秋頃より易刺激的になり，同年12月15日A市内の英会話教室で「契約違反があったのではないか，3年前のお金を返せ」と興奮状態になり，警察官に伴われ当院ERを受診し措置入院となった。入院時は，「何も悪いことはしていない，警察は前から僕を入院させようと仕組んでいた」「今日ここに入院することは前から分かっていた」と妄想的で現実検討能力に欠けた話を興奮しながら語った。第1病日にQTP 100 mg／日（昼・就寝前），睡眠導入剤としてflunitrazepam 2 mg，brotizolam 0.5 mgを使用したが睡眠は浅く，翌日QTP 200 mgに増量してlevomepromazine 25 mgを追加して良眠した。QTP急速増量法で第7病日には精神症状は改善し，700 mg／日で維持療法をしていた。しかし6週目に，入院したばかりの若い境界例の女性に対する看護師の対応を巡って一方的に突然興奮し，症状が再燃した。緊急に電気けいれん療法（ECT）を3回行ってRISを追加することで対応した。RIS 6 mg／日まで追加漸増している間に，「足がムズムズして，最初に入院した時の辛い気持ちを思い出す」「QTPの方が気分が良かった」と語った。その後，QTPは700 mg／日のまま持続しRISを3 mg／日に減量し，併用したまま維持量として軽快退院している。

### 症例5　36歳女性，統合失調症

入院期間：X＋1年1月31日から同年3月28日。

高校を卒業後，事務員として働いた。同じ職場の男性に恋愛妄想を抱き，突然男性宅を訪れX－14年に初回入院をしている。X－11年に結婚し，X－7年第2子出産時に幻覚妄想状態となり2回目の入院となった。2回の入院中ともにhaloperidolを使用したが，生理が止まったり構音障害が出現し，服薬に対して拒否的になった。X－3年から通院中断となっていた。X年暮れより，霊的体験を家族に語り，娘に災いが及ぶとクラブ活動を唐突に禁止し，夫が浮気をしていると責めるようになった。精神科受診を拒否していたが家族に伴われ当院ERを受診し，即日入院となっ

た。第1病日にQTP 100mg/日（昼・就寝前），睡眠導入剤としてbrotizolam 0.25mgで良眠しているが，入院後数日間は「厄払いに行かなければならない」「家族が大変な目に遭っている」「ここにいると殺されるような気がします」と落ち着かなく廊下を徘徊していた。第7病日には，睡眠覚醒の生活リズムも確保され落ち着きが出てきた。しかし，依然として霊的体験を語り看護師に深々とお辞儀をするなど不自然な行動がみられた。第3週目頃からは安定した病棟生活を送り，外泊を繰り返しQTP 700mg/日を維持量として軽快退院している。

## III. 結　果

5症例全例ともQTP急速増量法により血圧や脈拍などの循環器系に異常を生じることはなく，また血糖値の上昇もみられなかった。5例中4例は，QTP単剤で軽快後退院した。症例3は，口渇のために第10病日に薬剤の変更をした。症例4は，6週目に症状の再燃がありECTを施行した後，RISを追加して6mg/日まで増量し，その後はRIS 3mg/日に減量して併用療法とした。

BPRSの結果から，全例が1週間で総合得点が減少した。0週目の平均±標準偏差は79.0±10.2で，1週後の平均は53.2±9.8であった（表1）。改善度の著しいBPRSの項目は，敵意，猜疑心，興奮，緊張，幻覚による行動であった（図1）。

表1　BPRS総得点

| 症例 | 投与前 | 1週後 | 2週後 | 4週後 |
| --- | --- | --- | --- | --- |
| 1 | 89 | 48 | 34 | 22 |
| 2 | 76 | 48 | 39 | 35 |
| 3 | 88 | 61 | — | — |
| 4 | 64 | 43 | 37 | 32 |
| 5 | 78 | 66 | 47 | 26 |
| Mean | 79.0 | 53.2 | 39.3 | 28.8 |
| S.D. | 10.2 | 9.8 | 5.6 | 5.9 |

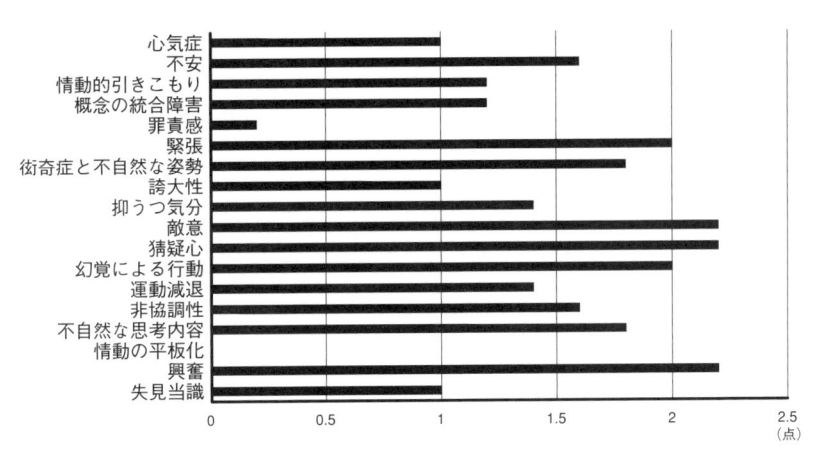

## 第3章 陽性症状が顕著な急性期統合失調症に対する quetiapine 急速増量療法について

図1 投与1週後のBPRS項目別改善点数の平均値

表2 PANSS得点

| 症例 | 陽性尺度 | | 陰性尺度 | | 総合精神病理評価尺度 | |
|---|---|---|---|---|---|---|
| | 投与前 | 4週後 | 投与前 | 4週後 | 投与前 | 4週後 |
| 1 | 45 | 13 | 22 | 11 | 73 | 26 |
| 2 | 29 | 19 | 20 | 16 | 53 | 38 |
| 4 | 33 | 23 | 17 | 14 | 42 | 34 |
| 5 | 31 | 14 | 22 | 11 | 63 | 30 |
| Mean | 34.5 | 17.3 | 20.3 | 13.0 | 57.8 | 32.0 |
| S.D. | 7.2 | 4.6 | 2.4 | 2.4 | 13.3 | 5.2 |

　PANSSは，1例が口渇のため第10病日で薬剤の変更を要したため，5例中4例施行することができた。その結果を表2に示す。0週目と4週目の比較では，平均で陽性症状評価尺度34.5±7.2から17.3±4.6へ，陰性症状評価尺度20.3±2.4から13.0±2.4へ，総合精神病理評価尺度は57.8±13.3から32.0±5.2へとそれぞれ減少した。

## IV. 考　案

　急性期の治療において薬物療法の有害作用は，その時期の治療の質の低

下をもたらすばかりではなく，長期予後を決める服薬コンプライアンスを決定づける要因となっていると考えられている[9]。

今回の症例4，5も，初期の治療における抗精神病薬の副作用が治療中断に至った大きな要因と思われた。特に症例4は，初発時に使用された抗精神病薬による錐体外路症状が，治療への不信感に発展している。症例5は，抗精神病薬により生理不順，乳汁分泌が出現し，服薬を中断する要因となっていた。症例3は，QTPにより口渇が出現して薬剤の変更を余儀なくされPRSに変更したが，アカシジアのため再度OLZに変更をした。QTP服用1週後において不安感が改善したにもかかわらず短期間で薬剤を次々に変更したため，患者本人も家族も入院治療に懐疑的になり未治のまま退院となった。

以上のように，急性期の治療において初期に患者が体験する薬物有害事象は，その後の治療継続を困難にする要因と思われる[14]。

したがって，錐体外路症状や高プロラクチン血症の発現が少ないQTPは服薬コンプライアンスやアドヒアランスを高めるため，急性期統合失調症の治療に有用な薬剤である。ただ，QTPは低力価の抗精神病薬であること，また用量を漸増しなければならないことから，急性期や初発の統合失調症に対して第1選択薬としては敬遠されているように思われる。

一方，QTPを急性期から有効に使用するために急速増量法が報告されている[2,5,17]。急速増量の方法は，統合失調症の臨床効果として有効であろうと想定されているQTPの用量（400～700mg/日）まで1週間以内に増量する方法である。QTPにはα1拮抗作用があり，初期から大量に投与すると血圧低下や頻脈など循環器系の副作用が出現する可能性があるため漸増することが推奨されているが[10,11]，今回の5症例ともに急速増量することによる血圧低下などの有害事象は生じなかった。

QTPは，急速増量することにより治療開始から1週間以内で充分な効果を発揮するとされている[20]。今回の5症例も，1週間以内でBPRSスコアが減少し，敵意，猜疑心，興奮，緊張，幻覚による行動といった項目で

大きな改善がみられた。QTPが，急性期の統合失調症における攻撃性や敵意に対して有効であるとの報告は多く[3,12,21]，早期に治療者との関わりが成立し，生活療法に導くことが可能になる。このように，急性期治療においてEPSの出現が無く，感情面での改善がもたらされることは，再発リスクを減らし長期罹患率にも好影響を与えるとされている[8,16]。

症例4は，4週間でPANSSスコアも充分に改善したが，6週目に再燃している。QTPはD2受容体に対してルーズな結合をしていることが薬理特性とされており[4]，ストレスや急激な感情変化が加わったときに，内在性ドパミンが急激に遊離されて再燃に至ったものと推定される[18,24]。難治の統合失調症に対してclozapine（CLZ）が推奨されているが，CLZもD2受容体に対して比較的ルーズな結合を示すことより，最近はaugmentation療法の有効性が報告されている[19]。また，再燃を繰り返す統合失調症に対しても，augmentation療法を推奨している報告もある[15]。症例4は，QTP 600mg/日を維持療法としてRIS 3 mg/日を追加して軽快後退院している。SGAsのaugmentation療法は，今後の検討課題と思われる。

## V．ま と め

1．QTP急速増量法は，陽性症状が顕著な急性期精神病状態に有効な治療法である。
2．急性期の初期治療において，薬物有害事象は長期予後にかかわるので，副作用が少ないQTPを適切に用いることは検討に値すると思われる。

## 文　献

1 ）Allen, M. H., Currier, G. W., Hughes, D. H. et al. : The Expert Consensus Guideline Series. Treatment of behavioral emergencies. Postgrad. Med., 1-88, 2001.
2 ）Arango, C., Bobes, J. : Managing acute exacerbations of schizophrenia : focus on quetiapine. Curr. Med. Res. Opin., 20 : 619-626, 2004.

3) Arvanitis, L. A., Miller, B. G. : Multiple fixed doses of "Seroquel" (quetiapine) in patients with acute exacerbation of schizophrenia : a comparison with haloperidol and placebo. The Seroquel Trial 13 Study Group. Biol. Psychiatry, 42 : 233-246, 1997.
4) Brambilla, P., Barale, F., Soares, J : Atypical antipsychotics and mood stabilization in bipolar disorder. Psychopharmacology (Berl), 166 : 315-332, 2003.
5) Cheer, S. M., Wagstaff, A. J. : Quetiapine. A review of its use in the management of schizophrenia. CNS Drugs, 18 : 173-199, 2004.
6) Davis, J. M., Chen, N., Glick, I. D. : A meta-analysis of the efficacy of second-generation antipsychotics. Arch. Gen. Psychiatry, 60 : 553-564, 2003.
7) Davis, J. M., Chen, N. : Choice of maintenance medication for schizophrenia. J. Clin. Psychiatry, 64 : 24-33, 2003.
8) DeQuardo, J. R. : Pharmacologic treatment of first-episode schizophrenia : early intervention is key to outcome. J. Clin. Psychiatry, 59 : 9-17, 1998.
9) Fleischhacker, W. W., Oehl, M. A., Hummer, M. : Factors influencing compliance in schizophrenia patients. J. Clin. Psychiatry, 64 : 10-13, 2003.
10) Garver, D. L. : Review of quetiapine side effects. J. Clin. Psychiatry, 61 : 31-33, 2000.
11) Goren, J. L., Levin, G. M. : Quetiapine, an atypical antipsychotic. Pharmacotherapy, 18 : 1183-1194, 1998.
12) Hellewell, J. S. E., Cantillon, M., Mckellar, M. et al. : 'Seroquel' : efficacy in aggression, hostility and low mood of schizophrenia. Int. J. Neuropsychopharmacology, 2 : S 112, 1999.
13) 伊藤寿彦, 柳沢宏一, 塚田和美 : 重症統合失調症の急性期入院治療における非定型精神病薬の効果の検討. 臨床精神薬理, 8 : 1545-1549, 2005.
14) Kelly, D. L., Conley, R. R., Carpenter, W. T. : First-episode schizophrenia : a focus on pharmacological treatment and safety considerations. Drugs, 65 : 1113-1138, 2005.
15) Lindenmayer, J. P. : Treatment refractory schizophrenia. Psychiatr. Q., 71 : 373-384, 2000.
16) Lieberman, J. A., Perkins, D., Belger, A. et al. : The early stages of schizophrenia : speculations on pathogenesis, pathophysiology, and therapeutic approaches. Biol. Psychiatry, 50 : 884-897, 2001.
17) Pajonk, F. G., Schwertner, A. K., Seelig, M. A. : Rapid dose titration of quetiapine for the treatment of acute schizophrenia and acute mania : a case series. J Psychopharmacol. 20 : 119-124, 2006.

18) Reinstein, M., Bari, M., Ginsberg, L. et al. : Quetiapine and risperidone in outpatients with psychotic disorders : results of the QUEST trial. Poster presented at the American Psychiatric Association's Annual Meeting, May 15–20, Washington D. C. 1999.
19) Remington, G., Saha, A., Chong, S. A. et al. : Augmentation strategies in clozapine-resistant schizophrenia. CNS Drugs, 19 : 843–872, 2005.
20) Smith, M. A., McCoy, R., Hamer-Maansson, J. et al. : Rapid dose escalation with quetiapine : a pilot study. J. Clin. Psychopharmacol. 25 : 331–335, 2005.
21) Small, J. G., Kolar, M. C., Kellams, J. J. : Quetiapine in schizophrenia : onset of action within the first week of treatment. Curr. Med. Res. Opin., 20 : 1017–23, 2004.
22) 戸坂　薫, 染矢俊幸：精神分裂病および他の精神病性障害―症状評価尺度を中心に. 臨床精神医学, 増刊号：79–86, 1999.
23) 山田 寛, 増井寛治, 菊本弘次：陽性・陰性症状評価尺度(PANSS)マニュアル. 星和書店, 東京, 1991.
24) Yatham, L. N. : Efficacy of atypical antipsychotics in mood disorders. J. Clin. Psychopharmacol., 23 : S9–S14, 2003.
25) Weiden, P., Aquila, R., Standard, J. : Atypical antipsychotic drugs and long-term outcome in schizophrenia. J. Clin. Psychiatry, 57 : 53–60, 1996.

第2部　Quetiapine 理解のために

# 第4章　慢性統合失調症患者に対する急速増量法を用いた quetiapine へのスイッチングの有用性

諸治隆嗣　宇佐見和哉　大久保武人

抄録：抗精神病効果が期待できる用量へ短期間内に迅速に展開する急速増量法を用いて，慢性に経過している統合失調症患者12例を対象に quetiapine（以下 QTP と略）を1週間以内に600mg/日以上へと増量するスイッチングを試みた。QTP へのスイッチング前後（直前，スイッチング開始後1，2，4，8週目）における精神症状は Brief Psychiatric Rating Scale（以下 BPRS と略）を用いて評価した。その結果，BPRS 総スコアはスイッチング前に比べてスイッチング後1週目を含む全ての評価時点で有意に低下した。また BPRS 下位項目18項目のうち不自然な思考内容，概念の統合障害，幻覚による行動，猜疑心，衒奇症と不自然な姿勢の5項目を「陽性症状」，情動的引きこもり，運動減退，情動の平板化，非協調性の4項目を「陰性症状」としたクラスター分けをして検討すると，陽性症状5項目のうち「猜疑心」を除く4項目と陰性症状4項目の全てで BPRS スコアの有意な低下が認められた。以上の結果は，急速増量法を用いた QTP へのスイッチングが慢性に経過している統合失調症に対する有用な治療法の1つになる可能性を示唆している。

## は じ め に

Quetiapine（以下 QTP と略）はジベンゾチアゼピン系に分類される非定型抗精神病薬である。その特徴的な薬理学的特性により統合失調症にお

初出：臨床精神薬理（原著論文），11(8)：1499-1506, 2008.

ける陽性症状をはじめとして，定型抗精神病薬では治療が困難とされてきた陰性症状や認知障害に対して有用であること，定型抗精神病薬に比べて錐体外路症状（以下EPSと略）や血中プロラクチン値上昇などの有害事象の発現が少ないことが知られている[2]。用法に関しては，「1回25mg，1日2または3回より投与を開始する」と添付文書に記載されており，用量幅は50～750mg/日ときわめて幅広く設定されているにもかかわらず抗精神病効果が期待できる初期目標用量（initial target dose；以下ITDと略）は600mg/日と考えられている特異な薬剤である[7]。QTPには投与初期に$α_1$受容体に対する比較的強い遮断作用に起因する一過性の低血圧が出現することがあるために漸増法が望ましいとされ，ITDまで増量するのに時間を要するという問題もあった。ところが，最近，初発や病状の急性増悪を来した統合失調症の症例に対して1週間以内というきわめて短期間にITDまで展開することで急性期の諸症状をコントロールでき，しかも重篤な有害事象が見られないとの報告が相次いで行われている[1,4,6,9,10]。

一方，haloperidol（以下HPDと略），risperidone（以下RISと略），olanzapine（以下OLZと略）の単剤療法を行い，その効果が不十分であった，あるいはEPSなどの有害事象のために治療の継続が困難であった統合失調症でQTP単剤へのスイッチングが治療効果や有害事象の面で有用であるとの報告がある[3]。さらに，前田ら[8]は治療抵抗性統合失調症患者に対してQTP単独投与を試み，有効かつ安全性が高いとも報告している。

上述したように，QTPは初発や急性増悪を来した統合失調症のみならず治療抵抗性統合失調症の治療においても有用な薬剤であり，また，短期間の内に迅速にITDまで展開しても高い忍容性と早期の症状改善が認められたとの報告は非常に注目されるところである。しかし，種々の抗精神病薬による薬物療法が行われてきたにもかかわらず，慢性の経過を辿っている統合失調症の症例において，既に投与されていた抗精神病薬からQTPへのスイッチングを短期間内に迅速にITDまで展開する試みは未だ報告されていない。そこで今回，慢性の経過を辿っている統合失調症を対象に

クロスオーバー法を用いて1週間以内に迅速にQTPをITDへと展開するスイッチングを試み，その有用性と安全性を検討したので報告する。

## I．対象と方法

### 1．対象

ICD-10で統合失調症と診断された入院患者12例（男性5例，女性7例）を対象とした。なお今回対象となった症例は，さまざまな抗精神病薬による治療が行われてきたにもかかわらず急性増悪を繰り返し，その結果，治療抵抗性とも言える状態に陥って社会復帰が困難となり，長期間にわたる入院が続いている患者を選択した。患者背景は，平均年齢：56.3±11.3歳，発症年齢：22.2±6.9歳，罹病期間：33.9±8.8年，入院回数：5.6±3.7回であった（表1）。なお，数値はいずれも平均値±標準偏差で表示した。

### 2．用法・用量スケジュール

QTPへのスイッチング（以下，QTPへのスイッチングを「スイッチング」と略）は，クロスオーバー法を用いること，1週間以内に抗精神病効果が期待できるとされるITD（600mg/日以上）へと展開すること以外には，初回投与量，投与回数/日などに関しては特定の規定を設けなかったが，観察期間内に可能な限りQTP単剤処方になることを原則とした。しかし，対象患者の精神症状や副作用の発現などによって，QTP単剤へのスイッチングが困難な場合，スイッチング開始前に処方されていた既存の抗精神病薬との併用および用量の増減などの調整，抗精神病薬以外に処方されていた抗不安薬，気分安定薬，抗パーキンソン薬，睡眠導入薬の併用などに関しては，担当医師にその判断が全て委ねられた。

### 3．検討項目

1）有効性の評価

表1 患者背景

| 症例No. | 年齢(歳) | 性 | 発症年齢(歳) | 罹病期間(年) | 入院回数 | 病名 |
|---|---|---|---|---|---|---|
| 1 | 62 | 女 | 31 | 30 | 4 | 統合失調症 |
| 2 | 37 | 女 | 19 | 18 | 2 | 統合失調症 |
| 3 | 72 | 女 | 38 | 34 | 3 | 統合失調症 |
| 4 | 54 | 男 | 21 | 33 | 4 | 統合失調症 |
| 5 | 66 | 男 | 20 | 46 | 3 | 統合失調症 |
| 6 | 65 | 女 | 20 | 45 | 2 | 統合失調症 |
| 7 | 53 | 女 | 19 | 34 | 11 | 統合失調症 |
| 8 | 68 | 女 | 28 | 40 | 4 | 統合失調症 |
| 9 | 61 | 男 | 21 | 39 | 6 | 統合失調症 |
| 10 | 52 | 男 | 16 | 36 | 6 | 統合失調症＋精神遅滞 |
| 11 | 39 | 女 | 20 | 18 | 8 | 統合失調症 |
| 12 | 47 | 男 | 13 | 34 | 14 | 統合失調症 |

　精神症状に対する有効性の評価には簡易精神症状評価尺度（Brief Psychiatric Rating Scale，以下 BPRS と略）を用いた．有効性の判定はスイッチング直前，開始後1，2，4，8週目に，処方変更を行った医師により実施された．

　2）安全性の評価

　「重大な副作用」として QTP の添付文書に記載されている有害事象のうち，代謝系に関連する「高血糖」「肝機能障害」並びに造血系に関連する「無顆粒球症（あるいは白血球減少）」に関しては，スイッチング開始直前と観察終了直後に血液一般検査並びに血液生化学検査を実施して発現の有無を調べた．また，発現頻度の高い循環器系に関連する「低血圧」に関しては，観察期間中毎日，起床後（06：00）に測定し，また，精神症状を評価する各時点で問診により「起立性低血圧」の有無を確かめた．

　3）解析方法

各評価時点でのBPRSスコアは，18項目のうち，不自然な思考内容，概念の統合障害，幻覚による行動，猜疑心，衒奇症と不自然な姿勢の5項目を「陽性症状」，情動的引きこもり，運動減退，情動の平板化，非協調性の4項目を「陰性症状」の2つのクラスターに分け，残りの9項目（緊張，不安，抑うつ気分，罪責感，敵意，興奮，心気症，誇大性，失見当識）を「その他」とした[11]。スイッチング前後における総スコア，陽性症状，陰性症状並びにその他とした9項目におけるスコア変化はWilcoxonの符号付順位和検定を用いて統計学的に検定した。有意水準は$p<0.05$（両側検定）とした。なお，BPRSを含めた各数値は，いずれも平均値±標準偏差で表示した。

## II. 結　果

### 1. スイッチング前後における処方内容

スイッチング開始前，開始時および開始8週後の処方内容（各時点で処方されていた治療薬とその用量）は表2に示した通りである。QTP初回投与量は75mg/日および100mg/日が各々1例，300mg/日が10例であった。スイッチング開始後，QTPのITDの600mg/日以上が処方されるまでに要した日数は全例で1週間以内であったが，3日が3例，4日が8例，5日が1例であった。QTP最大投与量は750mg/日が5例，700mg/日が6例，600mg/日が1例であった。

スイッチング開始直前に処方されていた抗精神病薬の種類数とchlorpromazine（以下CPと略）等価換算量[5,7]はそれぞれ$2.1±1.0$，$1,120.9±574.6$mg/日であり，スイッチング開始8週後の最終評価時点ではそれぞれ$1.9±0.8$，$1,338.1±420.9$mg/日であった。

最終評価時点であるスイッチング開始8週後にQTP単剤治療になった症例は12例中4例であり，3症例（症例1，2，4）では抗パーキンソン薬の中止や睡眠導入薬の減量あるいは中止が可能となった。

第4章 慢性統合失調症患者に対する急速増量法を用いた quetiapine へのスイッチングの有用性 175

表2 Quetiapine および他の主な向精神薬の処方経過

| 症例 No. | QTP 投与直前<br>上：抗精神病薬(mg)<br>下：他の主な向精神薬(mg) | QTP 投与開始時<br>上：QTP(mg), 抗精神病薬(mg)<br>下：他の主な向精神薬(mg) | QTP 600mg 到達日数 | QTP 最大投与量 (mg) | QTP 投与開始8週後<br>上：抗精神病薬(mg)<br>下：他の主な向精神薬(mg) |
|---|---|---|---|---|---|
| 1 | HPD(4.5), OLZ(20)<br>LZP(3) | 300　HPD(4.5), OLZ(10)<br>　　　LZP(3) | 3日目 | 750 | QTP 単剤(750)<br>LZP(3) |
| 2 | OLZ(20)<br>PRX(40) | 300　OLZ(10)<br>　　　PRX(20) | 4日目 | 700 | QTP 単剤(700) |
| 3 | RIS(5)<br>LZP(1.5) | 300　RIS(3)<br>　　　LZP(1.5) | 3日目 | 600 | QTP 主剤(500), RIS(4) |
| 4 | BP(18), RIS(6), LP(50) | 300　BP(18), LP(50) | 4日目 | 750 | QTP 単剤(750)<br>LZP(1.5) |
| 5 | LP(200), RIS(8)<br>VPA(800) | 75　LP(200), RIS(8)<br>　　VPA(800) | 4日目 | 700 | QTP 主剤(700), LP(100), RIS(4)<br>VPA(800) |
| 6 | OLZ(20) | 300 | 4日目 | 750 | QTP 単剤(750) |
| 7 | RIS(9), ZP(150), OLZ(20), LP(25)<br>Li(600), LZP(3) | 300　RIS(6), ZP(150), OLZ(10), LP(25)<br>　　　Li(600), LZP(3) | 4日目 | 750 | QTP 主剤(750), RIS(6)<br>LZP(3) |
| 8 | HPD(18), ZP(150), TP(12) | 300　HPD(18), ZP(150), TP(12) | 4日目 | 700 | QTP(700), HPD(4.5), TP(12) |
| 9 | RIS(6), LP(150), TP(12) | 300　RIS(4), LP(75), TP(6) | 4日目 | 700 | QTP 主剤(700), RIS(4) |
| 10 | RIS(8), LP(50)<br>CBZ(600), VPA(600), LZP(3) | 300　RIS(8), LP(50)<br>　　　CBZ(600), VPA(600), LZP(3) | 4日目 | 700 | QTP(700), RIS(8)<br>CBZ(600), VPA(600), LZP(3) |
| 11 | RIS(5)<br>LZP(1.5) | 100　RIS(6)<br>　　　LZP(1.5) | 5日目 | 700 | QTP 主剤(700), RIS(4)<br>LZP(1.5) |
| 12 | RIS(8), LP(25)<br>VPA(600), LZP(2) | 300　RIS(4), LP(25)<br>　　　VPA(600), LZP(2) | 3日目 | 750 | QTP(750), RIS(8), LP(50) VPA(1200) |

【抗精神病薬】　QTP：quetiapine, HPD：haloperidol, OLZ：olanzapine, RIS：risperidone, BP：bromperidol, LP：levomepromazine, ZP：zotepine, TP：timiperone
【主な向精神薬】　Li：lithium, VPA：sodium valproate, CBZ：carbamazepine, PRX：paroxetine, LZP：lorazepam

## 2．スイッチング前後におけるBPRSの変化

スイッチング開始直前，開始後1，2，4，8週目におけるBPRS総スコアはそれぞれ69.0±12.7，53.6±14.4，48.6±12.5，45.8±12.7，44.2±13.1であり，スイッチング開始後1週目を含む全ての評価時点での総ス

コアはスイッチング開始直前と比べて有意に低下していた（図1a）。症例3および8の2症例でのBPRS総スコアは，スイッチング開始前に比べて低下していたものの最終評価時点の8週目で上昇が見られた。しかしその後，処方内容を変更することなく良好な経過を辿った。

スイッチング開始直前，1，2，4，8週目における陽性症状（不自然な思考内容，概念の統合障害，幻覚による行動，猜疑心，衒奇症と不自然な姿勢）に関するBPRSスコアは，それぞれ$24.0 \pm 5.1$，$19.3 \pm 5.1$，$17.8 \pm 5.2$，$16.4 \pm 4.7$，$16.0 \pm 4.7$であり，BPRS総スコアと同様にスイッチング開始後の全ての評価時点でスイッチング開始直前に比べて有意な低下がみられた（図1b）。陰性症状（情動的引きこもり，運動減退，情動の平板化，非協調性）に関するBPRSスコアでも，スイッチング開始後の各評価時点（1週目$16.8 \pm 5.0$，2週目$14.7 \pm 4.4$，4週目$13.8 \pm 4.1$，8週目$13.3 \pm 3.8$）で，スイッチング開始直前（$22.2 \pm 2.4$）に比べて有意な低下

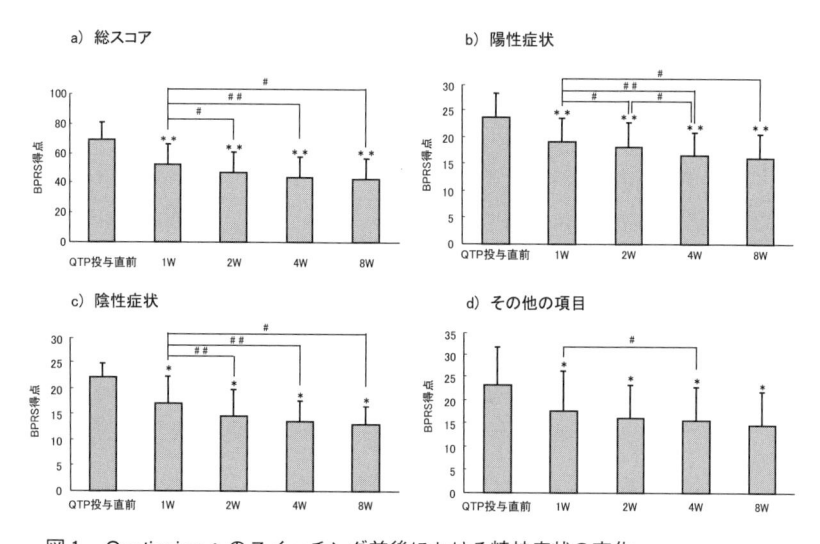

図1 Quetiapineへのスイッチング前後における精神症状の変化
BPRS：Brief Psychiatric Rating Scale（簡易精神症状評価尺度）
\*：$p<0.05$ vs. QTP投与直前，\*\*：$p<0.005$ vs. QTP投与直前，
#：$p<0.05$，##：$p<0.005$（Wilcoxonの符号付順位和検定）

を示した（図1c）。その他の項目（緊張，不安，抑うつ気分，罪責感，敵意，興奮，心気症，誇大性，失見当識）のスコアもスイッチング開始直前（23.0±9.2）と比べてスイッチング開始後の各評価時点で，1週目は17.5±8.5，2週目は16.2±7.1，4週目は15.7±7.4，8週目は14.8±7.5といずれも有意に低下した（図1d）。

スイッチング開始直前のBPRSスコアが4点以上であった項目は，陽性症状4項目（不自然な思考内容，概念の統合障害，幻覚による行動，衒奇症と不自然な姿勢），陰性症状の全項目（情動的引きこもり，運動減退，情動の平板化，非協調性）の計8項目であった（表3）。これらの8項目は，スイッチング開始後8週目においてスイッチング開始直前と比べていずれも有意に低下した。項目別に改善率をみると，非協調性（46%），幻覚による行動（43%），情動の平板化（39%），運動減退（37%），情動的引きこもり（36%），衒奇症と不自然な姿勢（33%），不自然な思考内容（29%），概念の統合障害（24%）の順であった（表3）。

表3 BPRS下位項目別の変化

| BPRS項目[a] | QTP投与直前 | QTP投与後8週目 | 平均改善率（%） |
| --- | --- | --- | --- |
| 不自然な思考内容 | 5.5±1.0 | 3.9±1.3** | 29 |
| 概念の統合障害 | 5.5±0.9 | 4.2±1.3** | 24 |
| 幻覚による行動 | 4.2±1.9 | 2.4±1.3* | 43 |
| 衒奇症と不自然な姿勢 | 5.4±1.0 | 3.6±1.0** | 33 |
| 情動的引きこもり | 5.6±0.9 | 3.6±1.1** | 36 |
| 運動減退 | 5.4±0.7 | 3.4±1.1** | 37 |
| 情動の平板化 | 5.6±0.7 | 3.4±1.0** | 39 |
| 非協調性 | 5.4±0.8 | 2.9±0.9** | 46 |

a）QTP投与直前にBPRS得点の平均値が中等度（4点）以上を示した項目
\*：$p<0.01$，\*\*：$p<0.005$ vs. QTP投与直前（Wilcoxonの符号付順位和検定）

## 3. 有害事象

　QTPによる有害事象のうち，添付文書で「重大な副作用」として記載されている高血糖，糖尿病性ケトアシドーシス，糖尿病性昏睡，悪性症候群，けいれん，無顆粒球症，白血球減少，肝機能障害，黄疸，遅発性ジスキネジアは対象となった12症例のいずれでも認められなかった。また，血圧，体重，血糖値についても，全症例でQTPへのスイッチング開始前後で異常値はみられなかった。なお，眠気，立ち眩み・ふらつき，EPSなどQOL（quality of life）に影響を与える可能性のある事象，および急速にスイッチングすることによる離脱症状などは認められなかった。

## Ⅲ. 考　察

　今回の試みで対象となった患者背景は表1に示したように，罹病期間が33.9±8.8年と長く，平均年齢が56.3±11.3歳と高年齢の患者であった。いずれの症例も頻繁な症状の再燃あるいは急性増悪を繰り返し，その都度入院治療を受けてきたものの寛解に至らず，社会生活が困難なために入院が継続している患者であった。これらの患者に対して，クロスオーバー法を用いて1週間以内という短期間に迅速に抗精神病効果が期待できるITD（QTP 600mg/日以上）へ増量するスイッチングを試みた。スイッチング開始後1週目に行った精神症状の評価でBPRS総スコアの有意な改善が認められた。その後，時間経過と共にBPRS総スコアはさらに低下傾向を示した。スイッチング後1週間という短期間で有意な症状改善がみられ，その改善がスイッチング開始後8週間の観察期間継続していたことは特筆すべきことである。そこで，BPRS評価尺度18項目を統合失調症に特徴的な「陽性症状」並びに「陰性症状」の2つのクラスターと「その他の症状」に分けて，QTPがどのような症状に好ましい効果が認められたかについての検討を試みた。スイッチング開始直前に4点以上のスコアであった項目は，不自然な思考内容，概念の統合障害，幻覚による行動，衒奇症，不自然な姿勢，情動的引きこもり，運動減退，情動の平板化，非協調性の8

項目であった。これら8項目は陽性症状と陰性症状の2つのクラスターに分類される症状であり，最終評価を行ったスイッチング開始後8週目のBPRSスコアと比べてみると，いずれの項目も有意に改善されていた。また，8項目の改善率は24～46％であったが，とりわけ陰性症状の4項目では36～46％と高い改善率であった。この結果はQTPが陽性症状・陰性症状のいずれにも優れた効果のあることを示しているが，とりわけ陰性症状に有用なことを示唆している。

統合失調症の中核症状である「陽性症状」「陰性症状」「認知障害」「感情障害」のうち，「陰性症状」が統合失調症の社会復帰を困難にしている重要な要因，つまり①仕事／社会活動の障害，②社会的引きこもり，③身だしなみをはじめとした身体衛生への関心の喪失などと深く関わっていることは周知の通りである。したがって，今回試みた急速なQTPのITDへのスイッチングで見いだされた結果は，慢性に経過する統合失調症を社会復帰へ導く1つの有用な手段になると思われる。

今回対象となった症例では過去に多剤併用・大量療法が行われていた。それにもかかわらず，病状が不安定であったり，改善がみられなかったりして，社会復帰できないまま入院が継続していた。そこで時間をかけて処方内容の見直しが図られていた。QTPへのスイッチングもその一環として試みられたこともあって，QTP単剤化の可能性を調べることも目的の1つであった。スイッチング開始直前の抗精神病薬の数は2.1±1.0，スイッチング開始後8週目が1.9±0.8であった。スイッチング開始直前の種類数が比較的少なかったのは，処方内容の見直しがスイッチング開始直前まで行われていたことを反映している。CP等価換算したスイッチング開始直前と開始後8週目における抗精神病薬の用量はそれぞれ1,120.9±574.6mg/日と1,338.1±420.9mg/日で，両者の間に有意差のなかったことに関しても同様のことがいえる。

ところで，QTP単剤化が可能になった症例数をみると，対象患者12症例中4例に過ぎなかった。しかし，最終評価時点で処方されていた全ての

抗精神病薬をCP等価換算し，QTP用量が50％を超えた場合を「QTPが主剤となった」と定義すると，その症例数は5例であった（表2）。QTP単剤あるいは主剤となった症例を合わせると，12症例中9例（75％）であったことは注目される。さらに，QTP単剤治療となった4例のうち2例で抗パーキンソン薬の中止（症例1，4），2例（症例2，4）で睡眠導入薬の中止あるいは減量が可能となった。QTPの特徴とされるEPS発現の少なさや睡眠障害改善作用がこの結果に寄与していたと考えられる。

スイッチング後に精神症状の改善はみられたが，QTP単剤あるいは主剤とならなかった症例が3例（症例8，10，12）あった。症例8では高用量のHPD（18mg/日）と力価の高い抗精神病薬2剤の計3剤がスイッチング直前に処方されており，CP等価換算用量は2,000mg/日を超え，今回対象となった症例で最高値であった。他の2例では気分安定薬としてsodium valproateやcarbamazepineが併用されていた。こうしたことは3例の精神症状がきわめて不安定であったことを物語っていると同時に，QTP単剤あるいは主剤にならなかったことに関わっていた可能性がある。

今回の試みでは，QTP投与後1週目に有意な精神症状の改善が認められた。早期に観察された精神症状の改善は，スイッチング開始3〜5日後までに急速にQTPをITDまで展開したことに関係していると推測できる。なお，短期間での急速な用量展開を試みたにもかかわらず，症状の悪化や有害事象のために脱落した症例が1例もなかったことは注目される。

しかし，薬物治療歴や重症度などに関して厳密な基準を設けず，担当医が，現病歴と状態像に基づいた患者の選択，スイッチングに際しての前薬の減量や中止などの判断，さらには有効性や有害事象の総合的な判定を行っているので，今回の結果に基づいて断定的な結論を述べるには慎重でなければならない。また，今回の試みでは症例数も少なく，8週間という短期間での経過観察に過ぎないので，今後，数多い症例数で，見いだされた治療効果が長期に亘って維持されるかどうかを検討する必要がある。

以上，今回，慢性統合失調症に対して，QTPのITDへの急速増量法に

よるスイッチングを試み，その結果，症状の悪化や有害事象による脱落例が１例もなく，陽性症状・陰性症状のみならず，その他の症状の全てで有意な改善を認めたことは，QTP急速増量法が慢性統合失調症に対する忍容性の高い有用な治療法の１つになる可能性を示唆している。

## Ⅳ．まとめ

　クロスオーバー法を用いて慢性に経過してきた統合失調症12例を対象に，QTPを１週間以内に抗精神病効果が期待できるITD（600mg/日以上）へと急速にスイッチングする手法を試み，精神症状の推移をBPRSを用いて評価した。その結果，

1）BPRS総スコアは，スイッチング開始直前に比べてスイッチング後の評価時点（スイッチング開始後１，２，４，８週目）の全てで有意に低下した。

2）スイッチング開始直前のBPRSスコアが４点以上であった「不自然な思考内容」「概念の統合障害」「幻覚による行動」「衒奇症と不自然な姿勢」「情動的引きこもり」「運動減退」「情動の平板化」「非協調性」の８項目全てにスイッチング開始後８週目で有意な低下がみられた。

3）スイッチング開始後８週目における項目別の改善率をみると，「幻覚による行動」「情動的引きこもり」「運動減退」「情動の平板化」「非協調性」で36〜46％と高い改善率がみられた。

4）スイッチング開始８週後にQTP単剤あるいはQTPが主剤となった症例は12症例中９症例であった。QTP単剤となった４症例のうち２例で抗パーキンソン薬の中止，２例で睡眠導入薬の中止あるいは減量が可能になった。

5）８週間の観察期間中，症状の悪化あるいは有害事象によって脱落した症例は１例もなかった。

　以上の結果は，１週間以内に抗精神病効果が期待できる初期目標用量（ITD：600mg/日以上）まで迅速に展開するQTP急速増量法が慢性に経

過している統合失調症に対する忍容性の高い有用な治療法の1つになる可能性を示唆している。

## 文　献

1) Arango, C., Bobes, J. : Managing acute exacerbations of schizophrenia : focus on quetiapine. Curr. Med. Res. Opin., 20 : 619-626, 2004.
2) Cheer, S. M., Wagstaff, A. J. : Quetiapine. A review of its use in the management of schizophrenia. CNS Drugs, 18 : 173-199, 2004.
3) De Nayer, A., Windhager, E., Irmansyah, et al. : Efficacy and tolerability of quetiapine in patients with schizophrenia switched from other antipsychotics. Int. J. Psychiatry Clin. Pract., 7 : 59-66, 2003.
4) 古瀬 勉 : 陽性症状が顕著な急性期統合失調症に対する quetiapine 急速増量法について. 臨床精神薬理, 9 : 2263-2268, 2006.
5) 稲垣 中, 稲田俊也, 藤井康男 他 : 向精神薬の等価換算. 星和書店, 東京, 1999.
6) 岩本 敬, 大楽良和, 松田芳人 他 : 急性期統合失調症に対するクエチアピン十分量への迅速増量が著効した3症例. 新薬と臨牀, 55 : 1165-1171, 2006.
7) Kane, J. M., Leucht, S., Carpenter, D. et al. : The Expert Consensus Guideline Series. Optimizing pharmacologic treatment of psychotic disorders. J. Clin. Psychiatry, 64 (suppl. 12) : 1-100, 2003.
8) 前田久雄, 中村 純, 辻丸秀策 他 : フマル酸クエチアピンの治療抵抗性精神分裂病に対する臨床効果. 臨床精神薬理, 2 : 653-668, 1999.
9) Pae, C. U., Kim, J. J., Lee, C. U. et al. : Rapid versus conventional initiation of quetiapine in the treatment of schizophrenia : A randomized, parallel-group trial. J. Clin. Psychiatry, 68 : 399-405, 2007.
10) Smith, M. A., McCoy, R., Hamer-Maansson, J. et al. : Rapid dose escalation with quetiapine : a pilot study. J. Clin. Psychopharmacol., 25 : 331-335, 2005.
11) 住山孝寛, 北村俊則 : BPRS 改訂版, 下位尺度, 信頼性と妥当性. 精神科診断学, 6 : 203-218, 1995.

## 第2部 Quetiapine 理解のために

# 第5章 Quetiapine による統合失調症維持療法の有用性

東間正人　越野好文　浜原昭仁
和田有司　米田　博

抄録：統合失調症の維持治療に対する quetiapine の有用性を実証するため，患者106名を対象に，quetiapine による1年間の外来治療維持率を検討した。1年間で55名が脱落した。脱落例のうち39名が，症状悪化，効果不十分および有害事象を理由とし，うち14名が入院した。Kaplan-Meier 生存曲線より，外来治療維持率は60％と算出された。維持治療完了患者において，Brief Psychiatric Rating Scale 得点，Drug-Induced Extrapyramidal Symptoms Scale 得点および Abnormal Involuntary Movement Scale 得点，そして前頭葉機能検査である Trail Making Test の成績が1年を通して緩徐に改善した。以上より，quetiapine は他の新規薬と同等の維持効果を有し，再発防止だけでなく，症状，錐体外路症状および認知機能の改善が期待される。

## I．はじめに

統合失調症は，青年期に発症し，生涯を通して再発を繰り返し，症状および社会機能障害が徐々に進行する慢性疾患である。このため，急性期のみならず維持期の薬物療法の成否が，予後決定に重要となる。優れた維持療法とは，1）幻覚妄想の再発が防止される，2）錐体外路症状が惹起されにくい，3）陰性症状および認知障害が改善し社会機能の向上が望める治療である。この点を検討した新規薬と従来型薬の二重盲検比較試験によ

り，risperidone と olanzapine が優れた維持治療薬であることが実証された[1,2,4,11,12,18,19]。

一方，新規薬 quetiapine は，5-$HT_{2A}$受容体に比べ$D_2$受容体に対する結合親和性が低いこと[5]，さらに辺縁系に比較して線条体$D_2$受容体に対する結合親和性が低いこと[10]，$D_2$受容体からの解離が速く受容体遮断時間が短いことが[8]，早発性錐体外路症状のみならず，遅発性ジスキネジアの発現頻度を低下させると考えられる。また，quetiapine が 5-$HT_{1A}$受容体の部分的作動薬であるため，陰性症状や認知機能障害に対する治療効果も期待される[3]。これらの受容体結合特性は，quetiapine を優れた維持治療薬とする一方，$D_2$型受容体に対する低結合能のため，十分な再発防止効果を欠く可能性が懸念される。

しかし，risperidone や olanzapine と比較し，quetiapine 維持治療の有用性を実証した研究は少ない。最近の二重盲検比較試験では，quetiapine の12ヵ月間脱落率を olanzapine や risperidone と同等とする報告がある一方[11]，18ヵ月間脱落率が olanzapine と比較して高いとする報告がある[12]。二重盲検試験は薬物効果を明らかにする客観性の高い方法だが，その結果は，医師が症状に応じて薬の用量や用法を決定する臨床実践に近い条件で実施する naturalistic 研究により再検討される必要がある。

本研究は，quetiapine 維持治療の有用性を明らかにする目的で，臨床実践に則した方法を用い，quetiapine による統合失調症患者の1年間の外来治療維持率を検討した。

## II．対象と方法

### 1．対象

本研究は，ICD-10に基づき診断された統合失調症患者を対象に，入院治療可能な24医療機関で実施した（表1）。登録期間は，平成13年10月から平成15年3月までとした。本研究は，金沢大学医学部附属病院をはじめ各医療機関の倫理審査会より承認を得た。研究目的と方法の説明を受けた

後，書面により同意した148名を登録した。患者背景を表2に示す。登録時に，140名が抗精神病薬治療を受けていた。抗精神病薬の内訳は，

表1 実施施設

| | |
|---|---|
| 富山市民病院 | 加賀神経サナトリウム |
| グリーンヒルズ若草病院 | 福井大学 |
| 北陸病院 | 財団法人松原病院 |
| 松原会七尾松原病院 | 福井厚生病院 |
| 石川県立高松病院 | 福井病院 |
| 金沢大学 | 福仁会病院 |
| 十全病院 | 三精病院 |
| 松原愛育会松原病院 | 敦賀温泉病院 |
| かないわ病院 | 大阪医科大学 |
| 金沢医療センター | 新阿武山病院 |
| ときわ病院 | 阪南病院 |
| 小松市民病院 | 新淡路病院 |

表2 患者背景

| | 登録症例<br>(n=148) | 維持観察症例 | | |
|---|---|---|---|---|
| | | 全例<br>(n=106) | 維持完了症例<br>(n=51) | 脱落症例<br>(n=39) |
| 性（男：女） | 84：64 | 63：43 | 30：21 | 26：13 |
| 年齢（歳） | 40.4±15.5 | 40.8±15.9 | 42.0±16.1 | 40.7±16.0 |
| 罹病期間（年） | 13.5±12.1 | 14.0±13.0 | 14.4±13.7 | 15.1±13.6 |
| 亜型（％） | | | | |
| 　妄想型 | 40.5 | 35.8 | 31.4 | 41.0 |
| 　破瓜型 | 18.9 | 21.7 | 23.5 | 15.4 |
| 　緊張型 | 4.7 | 5.7 | 7.8 | 5.1 |
| 　鑑別不能型 | 14.9 | 14.2 | 11.8 | 20.5 |
| 　残遺型 | 14.2 | 17.0 | 19.6 | 12.8 |
| 　単純型 | 4.7 | 3.8 | 3.9 | 2.6 |
| 　特定不能型 | 1.4 | 1.9 | 2.0 | 2.6 |
| Quetiapine用量<br>（最大量：mg/日） | － | 440±220 | 395±198 | 533±211 |
| 開始時BPRS総得点 | － | 36.4±11.9 | 35.8±12.3 | 36.7±11.7 |

risperidoneが62名（41.9％）と最も多く，次いでhaloperidolが59名（39.9％），levomepromazineが44名（29.7％），olanzapineが34名（23.0％）の順だった。Quetiapine以外の抗精神病薬が投与されていた患者は，その後quetiapineへの一剤化が試みられた。切り替え方法は，症状に基づき主治医が判断した。登録時にquetiapine単剤投与は13名だった。また，登録時未服薬患者8名には，quetiapineが投与された。

維持観察開始は，quetiapine単剤治療を2ヵ月以上3ヵ月以内持続した時点とした。登録時に入院していた場合は，退院後1ヵ月以上の外来治療期間を維持観察導入の基準に追加した。登録後6ヵ月以内に基準に達しない症例は，維持観察への導入を断念した。この結果，106名が維持観察に導入された。対象者の背景を表2に示す。

### 2．試験デザイン

維持観察は1年間である。オープンラベル試験であり，quetiapineの用量と用法は，症状に応じて主治医が判断した。抗精神病薬以外の向精神薬の併用は許された。入院あるいは他の抗精神病薬を使用した場合，試験脱落とした。その判断は主治医が行った。

精神症状の重篤度は，18項目Brief Psychiatric Rating Scale（BPRS）日本語版（慶大訳）[14]を用いて，観察開始時とその後3ヵ月ごとに評価した。評価のため，BPRS総得点と各症状因子下位項目の合計得点を算出した[6]。症状因子は，心気症，不安，罪悪感および抑うつ気分より構成されるanxiety-depression因子，情動的引きこもり，運動減退，情動の平板化および見当識障害より構成されるanergia因子，概念の統合障害，誇大性，幻覚による行動および不自然な思考内容より構成されるthought disturbance因子，緊張，衒気症と奇異な姿勢および興奮より構成されるactivitation因子，敵意，猜疑心および非協調性より構成されるhostile-suspiciousness因子の5因子である。

錐体外路症状は，薬原性錐体外路症状評価尺度（Drug-Induced Extrapyramidal Symptoms Scale：DIEPSS)[7]を用いて試験開始時とその後3ヵ月ごとに評価し，Abnormal Involuntary Movement Scale（AIMS)[6]を用いて試験開始時と12ヵ月後に評価した。

前頭葉機能検査Trail Making Test（TMT)[17]を試験開始時とその後6ヵ月ごとに施行した。TMTはパートAとパートBに分かれる。パートAは，紙にランダムに配置した数字を，1→2→3……と小さい順に線引きする課題である。パートBは，紙にランダムに配置した数字とアルファベットを，1→A→2→B……と数字とアルファベットを交互に線引きする課題である。課題に要した時間を成績とした。パートAの成績は視覚探索の処理速度を反映し，パートBの遂行には前頭葉機能である注意転換を要すると考えられている。

### 3．解析

本研究の主要評価項目は，quetiapine外来治療の1年間脱落率である。また，継続率の継時変化を，Kaplan–Meierの生存曲線を用いて評価した。加えて，quetiapineのBPRS得点，DIEPSS得点，AIMS得点およびTMT所要時間に対する維持効果を評価するために，維持観察開始時と各評価時の差を，Wilcoxon符号付順位和検定を用いて検討した。データは平均と標準偏差で示した。

## Ⅲ．成　　績

### 1．Quetiapine単剤外来治療脱落率

図1に，本試験登録から，quetiapine外来維持観察開始，そして1年間維持完了に至った症例数を図示した。登録者148名のうち，基準を充たした症例106名が維持観察を開始した。基準を充たさなかった42名のうち，quetiapineの単剤外来治療を受けた症例は10名であり，基準となる単剤服薬2ヵ月に達する前に脱落した。

維持観察された106名のうち，理由の如何によらず55名が脱落し（脱落

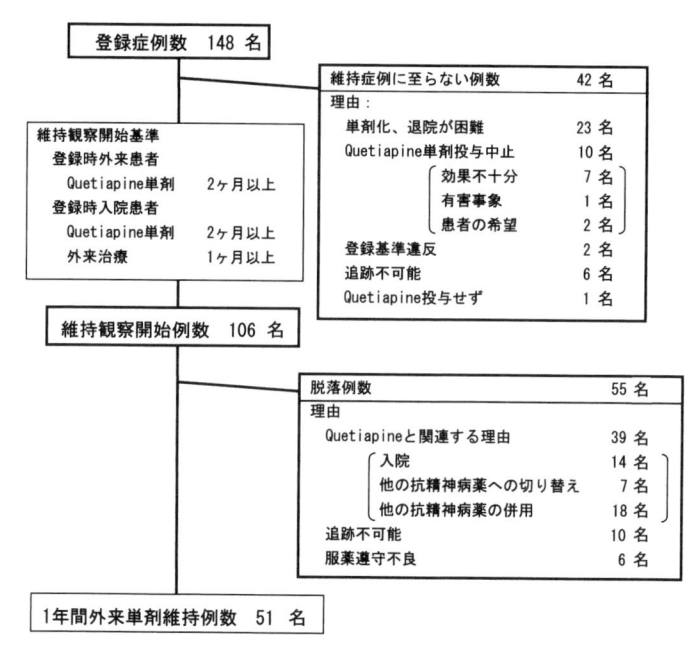

```
登録症例数  148 名

維持観察開始基準
  登録時外来患者
    Quetiapine単剤    2ヶ月以上
  登録時入院患者
    Quetiapine単剤    2ヶ月以上
    外来治療          1ヶ月以上

維持症例に至らない例数           42 名
理由：
  単剤化、退院が困難             23 名
  Quetiapine単剤投与中止         10 名
    ┌ 効果不十分                 7 名
    │ 有害事象                   1 名
    └ 患者の希望                 2 名
  登録基準違反                    2 名
  追跡不可能                      6 名
  Quetiapine投与せず              1 名

維持観察開始例数  106 名

脱落例数                        55 名
理由
  Quetiapineと関連する理由       39 名
    ┌ 入院                      14 名
    │ 他の抗精神病薬への切り替え  7 名
    └ 他の抗精神病薬の併用       18 名
  追跡不可能                     10 名
  服薬遵守不良                    6 名

1年間外来単剤維持例数  51 名
```

図1　登録，維持観察開始および1年間維持症例数

率，51.9％），51名がquetiapine単剤による外来治療が1年間維持された。図2Aに，全脱落例を差し引いた外来維持率の時間経過を示す。単剤治療を開始したが，維持観察基準を満たす前に脱落した10名を含めると，年間脱落率は56.0％となった。

維持観察期間中，10名が転居などにより追跡不能となった。また，6名が，試験拒否や症状改善による服薬遵守不良あるいは登録前からの服薬遵守不良のため，効果判定が困難と判断され，試験を中止した。この16名を薬物と関連しない脱落例とした。これらを除外した90名中39名（脱落率：43.3％）がquetiapineと関連する理由のために脱落した。このうち，試験期間中14名が症状悪化のために入院し，7名が外来治療は維持されたものの他の抗精神病薬へ切り替えられ，18名がquetiapineに他の抗精神病薬が

併用された。切り替え7名の脱落理由は，4名が症状悪化あるいは効果不十分のため，3名が有害事象のためだった。切り替え薬剤は追跡しなかった。他の抗精神病薬の併用18名の脱落理由は，全例が症状悪化あるいは効果不十分のためだった。最も多い併用抗精神病薬は，risperidoneの8名（44.4％），haloperidolの7名（38.9％）だった。なお，本研究では，症状悪化と効果不十分を区別せずに調査した。また，脱落時にBPRS等の評価は施行していない。

維持観察前および後の脱落症例と1年間維持症例において，性分布，年齢，罹病期間，亜型，quetiapine最大用量，維持観察開始時BPRS得点のいずれにも有意な群間差はなく，quetiapine単剤維持成否の予測因子を明らかにできなかった（表2）。

### 2．Quetiapine単剤外来維持生存曲線

図2Bは，維持治療のKaplan-Meier生存曲線を示す。その累積生存率は，症状悪化，効果不十分あるいは有害事象を理由とする脱落をイベント発生，薬剤とは関連しない理由による脱落を打ち切り例として算出した。その結果，1年間維持率は60％だった。曲線が示すように，初期に脱落率

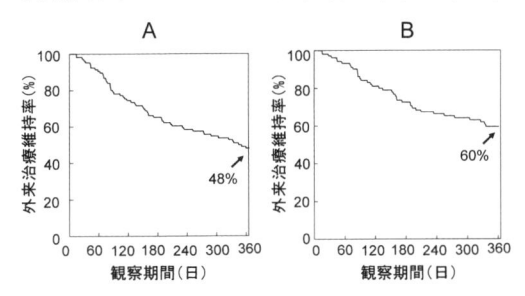

図2　Quetiapineによる外来治療維持曲線
A：全脱落例を差し引いた維持曲線。維持観察106名を対象とする外来維持率の時間経過。
B：Kaplan　Meier生存曲線。症状悪化，効果不十分あるいは有害事象による脱落をイベント発生とし，薬物と関連のない脱落症例を打ち切り例として算出した。

が多く，徐々に脱落は少なくなった．なお，1年間の観察期間内に一時的に入院した患者は維持症例には含まれていない．

### 3．症状評価

維持観察開始時と最終観察時に症状が評価された93名のBPRS総得点は，開始時の37.3±11.9から，最終観察時は33.6±11.5に改善した（p＜0.001）．Anxiety-depression因子は7.9±3.2から6.9±3.1に（p＜0.001），anergia因子は9.6±3.5から8.1±3.3に（p＜0.001），activation因子は6.0±2.4から5.5±2.3（p＜0.009）に改善したが，thought disturbance因子（開始時：8.4±3.3，最終観察時：8.0±3.5）とhostile-suspiciousness因子（開始時5.4±2.6，最終観察時5.1±2.7）は改善しなかった．このうち，開始時と最終観察時に症状が評価された45名の維持治療完了患者のBPRS総得点は，開始時の36.0±12.3から最終観察時には29.8±10.0にまで改善したが（p＜0.001），再発，効果不十分あるいは有害事象による32名の脱落患者のBPRS総得点は，開始時が38.7±11.7，最終観察時が37.2±12.0であり，改善はなかった（p＝0.58）．

図3は，維持治療完了患者のうち1年を通して症状が評価された41名の各因子症状得点を示す．Wilcoxon符号付順位和検定の結果，維持観察開始後6ヵ月以降では，全ての因子症状得点が，開始時より有意に減少した．この結果は，quetiapine維持治療が，単に症状の再発や悪化の抑制だけでなく，症状の更なる改善が期待できることを示唆する．

### 4．錐体外路症状

図4は，維持治療完了患者のうちDIEPSSの評価を受けた41名とAIMSの評価を受けた44名の結果を示す．維持観察開始時のDIEPSS総得点は，2.4±4.0と低かったが，6，9および12ヵ月の得点はさらに減少した．また，開始時AIMS総得点も1.5±2.9と低かったが，12ヵ月後の得点はさらに減少した．

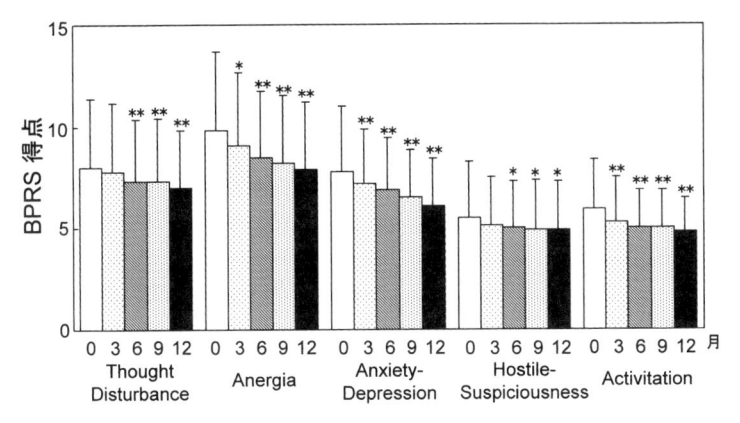

図3 Quetiapine維持治療完了患者の症状変化

Quetiapine維持治療完了患者51名のうち1年を通して評価が可能であった41名を解析した。症状重篤度評価のため，5症状因子のBPRS得点を算出した。

$^*P<0.05$, $^{**}P<0.01$：維持観察開始時得点との有意差を，Wilcoxon符号付順位和検定を用いて検討した。データは平均と標準偏差を示す。

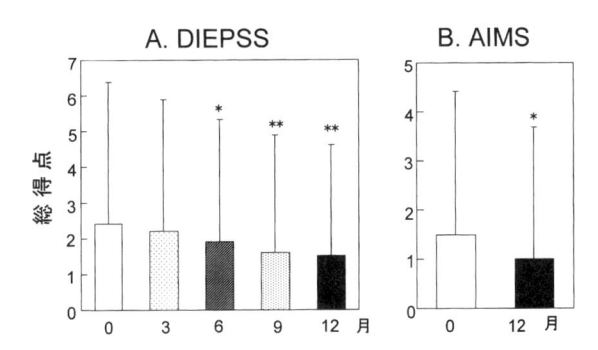

図4 Quetiapine維持治療完了患者の錐体外路症状の変化

Quetiapine維持治療完了患者51名のうち1年を通して評価が可能であった患者を解析した。
A：DIEPSS（41名）。B：AIMS（44名）。
$^*P<0.05$, $^{**}P<0.01$：維持観察開始時得点との有意差を，Wilcoxon符号付順位和検定を用いて検討した。データは平均と標準偏差を示す。

## 5. 前頭葉機能検査 trail making test の結果

維持治療完了患者のうち TMT を実施した33名について，その結果を解析した。図5で示すように，パートAとパートBのいずれも，維持観察開始時に対して，6ヵ月と12ヵ月の成績が改善した。また，前頭葉機能を反映するパートBとパートAの所要時間差も，観察開始時に対して，12ヵ月後で有意に減少した。

## 6. 向精神薬の併用

維持観察106名のうち，69名（65.1％）でベンゾジアゼピン作動性抗不安薬と睡眠薬が併用された。抗不安薬では，etizolam が23名（21.7％）と最も多く，睡眠薬では，flunitrazepam が36名（34.0％）と最も多かった。他，lithium carbonate が5名（4.7％），抗うつ薬が12名（11.3％），抗パーキンソン病薬が56名（52.8％）で併用された。

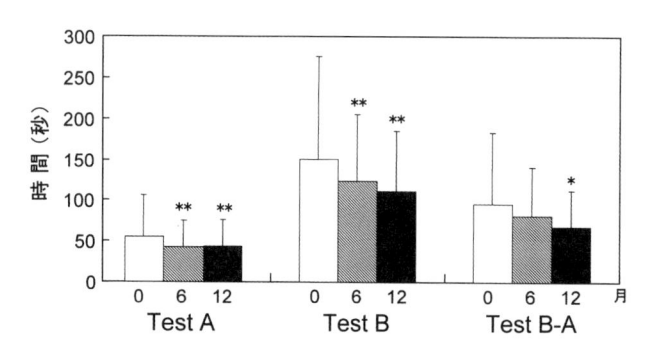

図5 Quetiapine維持治療完了患者のTrail Making Test成績の変化
Quetiapine 維持治療完了患者51名のうち1年を通して評価が可能であった33名を解析した。
$*P<0.05$，$**P<0.01$：維持観察開始時成績との有意差を，Wilcoxon 符号付順位和検定を用いて検討した。データは平均と標準偏差を示す。

## IV. 考　察

　統合失調症患者に対するquetiapine外来維持治療の有効性を検討した。その結果，quetiapine外来治療によって，60％の患者が1年間維持された。本研究は，比較的多数の患者を対象としたquetiapineの維持治療効果に関する本邦最初の前方視的研究である。

　維持治療効果の評価指標として，再発率，再入院率，そして治療からの脱落率が用いられてきた。臨床現場では，再発または症状悪化の兆候を察すると，速やかに現行薬剤の増量あるいは他剤への切り替えまたは併用が行われ，再発とその結果生じる再入院に至らない症例も多い。このため，経験ある医師が現行薬剤の継続を断念した頻度，すなわち脱落率が臨床実践における維持治療有効性をより強く反映する指標と判断した。

　脱落率を指標として維持効果を検討したquetiapine研究は少ない。337名を対象とする最近の研究において，18ヵ月間のquetiapineの全脱落率が72％，症状悪化，効果不十分あるいは有害事象による脱落率が43％であり[12]，本研究の結果にほぼ一致した。本邦における28名を対象とするquetiapineの1年間外来維持率が50％であり，本研究の結果に近似する結果が報告されている[13]。さらに長い維持効果を検討したオープンラベル試験において，617名のうち4年間の全脱落率が91％に達するが，症状悪化，効果不十分あるいは有害事象による脱落率は61％であった[9]。その半数が90日以内に脱落することを考慮すると，この研究の1年間脱落率は本研究の結果に近いと推測される。

　新規薬では，olanzapineとrisperidoneに関する報告が多い。Olanzapineに関する二重盲検比較試験において，再発，効果不十分および有害事象による1年間脱落率が，対照薬haloperidol群（n＝180）の40％に対して，olanzapine群（n＝627）が31％と報告[18]，また，haloperidol群（n＝657）の47％に対して，olanzapine群（n＝1332）が37％と報告された[4]。他方，risperidoneに関する二重盲検比較試験では，1年間脱落率が，haloperidol

群（n＝188）の59％に対して，risperidone群（n＝177）が39％と報告された[2]。以上の結果は，olanzapineとrisperidoneが優れた維持薬であることを示唆するが，本研究で報告した再発，効果不十分および有害事象によるquetiapineの1年間脱落率43％は，quetiapineがolanzapineやrisperidoneと同等の維持効果を持つ薬剤であることを示唆している。

　しかし，患者背景や維持観察の開始基準が研究間で異なるため，脱落率を単純には比較できない。本研究では単剤治療2ヵ月を過ぎてから維持観察を行った。図2の生存曲線が示すように，初期の脱落が多いため，観察開始前の期間を長くすれば脱落率は低下する。この点で，本研究の維持観察開始基準はあまい基準と言え，より厳しい基準のもとで脱落率を比較する必要があるかもしれない。基準を厳しくするため，登録前にquetiapine単剤治療から脱落した10名を含めて脱落率を再計算すると，本研究の全脱落率は56％，再発，効果不十分あるいは有害事象による脱落率は48％となり，olanzapineあるいはrisperidoneより成績はやや劣るが，haloperidolより成績は良かった。いずれにしても，同一基準による薬物間の比較研究により，quetiapineの有効性を明らかにする必要がある。

　しかし，維持療法に関する新規薬間の比較研究は少ない。慢性患者を対象とする1.5年間の全脱落率は，olanzapineがquetiapineとrisperidoneに比較して有意に低かったが[12]，初回エピソード後1年間の全脱落率がolanzapine, risperidone, quetiapine間で有意差はなかった[11]。結論を出すには今後の研究成績の蓄積が必要であろう。

　本研究のquetiapine維持治療完了患者のBPRS得点が，陽性症状を含むthought disturbance因子のみならず，陰性症状より構成されるanergia因子およびanxiety/depression因子など症状全般に渡り，1年の治療過程中に緩徐に改善した。多くの対象患者は，維持観察開始時に症状は改善していたが，維持治療期間中にも，単に症状悪化の抑止だけでなく，さらに症状改善が期待できることが示唆された。Quetiapine治療における4年の維持観察では，本研究の結果に一致して，BPRSの陽性と陰性症状のいずれ

もが，最初の2年の経過で緩徐に改善すると報告されている[9]。

　本研究における1年間のDIEPSSとAIMS総得点の変化も，quetiapine維持治療が，錐体外路症状の新たな発現や悪化を抑制するだけでなく，既存の症状を緩徐に改善する可能性を示唆する。この時間経過と一致して，錐体外路症状が，quetiapineへの切り替え後4週で急激に改善し，その後も1年をかけて徐々に改善すると報告されている[9]。

　また，TMTのパートAとパートBが共に改善した。ただし，同じ方法による健常27名（25.4±3.9歳）のパートBの所要時間は，54.2±12.1秒だった[15]。本研究のTMTの結果は，quetiapine維持治療により正常化までには至らないまでも，視覚探索の処理速度および前頭葉機能である注意変換に関連する認知機能を改善することを示唆する。統合失調症患者の認知機能障害は，陽性および陰性症状それ自体より，社会的かつ職業的機能に与える影響が大きいと考えられており[20]，その改善効果は維持治療としての薬物の優劣を決定する重要な要素である。メタ解析の結果，新規薬が従来型薬より認知障害に対する治療効果に優れていること，特にquetiapineが，選択的注意および言語流暢性の障害に対して，他の新規薬より優れた治療効果を持つことが示された[21]。さらに，本研究のTMT成績の改善効果に一致して，神経心理学的検査成績が薬物治療により1年をかけて改善することが報告されている[16]。

　以上の結果より，quetiapineが他の新規薬と同等の維持効果を有し，その維持治療中に，臨床症状，錐体外路症状および認知障害が緩徐に改善にすることが示唆された。本研究は，維持治療からの脱落判断が主治医ごとに異なる可能性があり，方法論的問題がある反面，その結果は臨床実感に近い治療有効性を反映すると言える。二重盲検法など科学的客観性の高い方法だけでなく，本研究のようなnaturalistic研究によって得られる臨床的情報もまた薬物有効性の評価に不可欠であろう。

## 文　献

1) Beasley, C. M. Jr., Sutton, V. K., Hamilton, S. H. et al. : A double-blind, randomized, placebo-controlled trial of olanzapine in the prevention of psychotic relapse. J. Clin. Psychopharmacol., 23 : 582–594, 2003.
2) Csernansky, J. G., Mahmoud, R., Brenner, R. et al. : A comparison of risperidone and haloperidol for the prevention of relapse in patients with schizophrenia. N. Engl. J . Med., 346 : 16–22, 2002.
3) Elliott, J., Reynolds, G. P. : Agonist-stimulated GTPγ[35S] binding to 5-HT1A receptors in human post-mortem brain. Eur. J. Pharmacol., 386 : 313–315, 1999.
4) Glick, I. D., Berg, P. H. : Time to study discontinuation, relapse, and compliance with atypical or conventional antipsychotics in schizophrenia and related disorders. Int. Clin. Psychopharmacol., 17 : 65–68, 2002.
5) Goldstein, J. M. : Preclinical profile of Seroquel (quetiapine) : An atypical antipsychotic with clozapine-like pharmacology. In : Schizophrenia : Breaking Down the Barriers (ed. by Holliday, S. G., Ancill, R. and MacEwan, G . W. ), pp. 177–208, John Wiley & Sons, London, 1996.
6) Guy, W. : ECDEU Assessment Manual for Psychopharmacology, Revised. U. S. Department of Health, Education, and Welfare, Bethesda, MD, 1976.
7) 稲田俊也：薬剤性錐体外路症状の評価と診断―DIEPSSの解説と利用の手引き．星和書店，東京, 1996.
8) Kapur, S., Seeman, P. : Does fast dissociation from the dopamine D2 receptor explain the action of atypical antipsychotics? : A new hypothesis. Am. J. Psychiatry, 158 : 360–369, 2001.
9) Kasper, S., Brecher, M., Fitton, L. et al. : Maintenance of long-term efficacy and safety of quetiapine in the open-label treatment of schizophrenia. Int. Clin. Psychopharmacol., 19 : 281–289, 2004.
10) Kasper, S., Tauscher, J., Kufferle, B. et al. : Dopamine- and serotonin-receptors in schizophrenia : Results of imaging studies and implications for pharmacotherapy in schizophrenia. Eur. Arch. Psychiatry Clin. Neurosci., 249 (Suppl. 4) : 83–89, 1999.
11) Lieberman, J. A., McEvoy, J. P., Perkins, D. et al. : Comparison of atypicals in first-episode psychosis : A randomized, 52-week comparison of olanzapine, quetiapine, and risperidone. Eur. Neuropsychopharmacol., 15 (Suppl. 3) : S526, 2005.

12) Lieberman, J. A., Stroup, T. S., McEvoy, J. P. et al. : Effectiveness of antipsychotic drugs in patients with chronic schizophrenia. N. Engl. J. Med., 353 : 1209-1223, 2005.
13) 宮本 歩, 宮前康之, 柳 雄二 : 安定した統合失調症外来患者における quetiapine の維持治療成績. 臨床精神薬理, 6 : 1465-1476, 2003.
14) 宮田量治, 藤井康男, 稲垣 中 他 : Brief Psychiatric Rating Scale(BPRS)日本語版の信頼性の検討. 臨床評価, 23 : 357-367, 1995.
15) Nagasawa, T., Kamiya, T., Kawasaki, Y. et al. : The relationship between auditory ERP and neuropsychological assessments in schizophrenia. Int. J. Psychophysiol., 34 : 267-274, 1999.
16) Purdon, S. E., Jones, B. D. W., Stip, E. et al. : Neuropsychological change in early phase schizophrenia during 12 months of treatment with olanzapine, risperidone, or haloperidol. Arch. Gen. Psychiatry, 57 : 249-258, 2000.
17) Reitan, R. M. : Validity of the trail making tests as an indication of organic brain damage. Percept. Mot. Skills., 8 : 271-276, 1958.
18) Schooler, N., Rabinowitz, J., Davidson, M. et al. : Risperidone and haloperidol in first-episode psychosis : A long-term randomized trial. Am. J. Psychiatry, 162 : 947-953, 2005.
19) Tran, P. V., Dellva, M. A., Tollefson, G. D. et al. : Oral olanzapine versus oral haloperidol in the maintenance treatment of schizophrenia and related psychoses. Br. J. Psychiatry, 172 : 499-505, 1998.
20) Velligan, D. I., Bow-Thomas, C. C., Mahurin, R. K. et al. : Do specific neurocognitive deficits predict specific domains of community function in schizophrenia? J. Nerv. Ment. Dis., 188 : 518-524, 2000.
21) Woodward, N. D., Purdon, S. E., Meltzer, H. Y. et al. : A meta-analysis of neuropsychological change to clozapine, olanzapine, quetiapine, and risperidone in schizophrenia. Int. J. Neuropsychopharmacol., 8 : 457-472, 2005.

## 第2部 Quetiapine 理解のために

## 第6章 統合失調症治療における quetiapine の位置づけと今後の課題

久住一郎　小山　司

抄録：Quetiapine は，ドパミン $D_2$ 受容体からの解離が速く，一時的にしか $D_2$ 受容体を遮断しないという抗精神病薬としてはユニークな作用機序を有するため，これまでの抗精神病薬（持続的な $D_2$ 受容体遮断薬）とは異なった使用法の構築が必要である。わが国では，急性期治療の際の quetiapine 使用量が海外と比べて少なく，急速増量法もまだ十分普及していない。Quetiapine は，副作用が少なく，高い服薬アドヒアランスが得られやすいことから，維持期治療には最適な薬剤の1つと言えるが，有効な再発予防のための用法・用量の検討や急性増悪時の対処法の工夫などが今後の課題である。統合失調症の治療は長期にわたるため，初発時あるいは急性期の段階から維持期を意識して薬物療法を開始することが重要である。その意味では，quetiapine の持つ高い安全性がより生かされるような，急性期あるいは維持期治療における使用法の確立が望まれる。

## は じ め に

　Quetiapine は，全ての抗精神病薬の中で最もドパミン $D_2$ 受容体親和性が弱く，fast　dissociation 仮説でも説明されるように，一度 $D_2$ 受容体に結合しても速やかに解離するという，抗精神病薬としてはユニークな作用機序を有する薬剤と言える[15]。したがって，haloperidol に代表されるような持続的 $D_2$ 受容体遮断薬とは異なり，錐体外路症状が少なく，血中プロラクチン値が上昇しづらいという特徴を持つ。

---

初出：特集　新規抗精神病薬の使い分け．臨床精神薬理，10(9)：1671-1677, 2007.

精神科臨床においては，以前より，器質性精神障害，気分障害（特に，躁病），重症神経症圏（強迫性障害，摂食障害など），睡眠障害，人格障害など多岐にわたる病態に対して抗精神病薬が試用されてきたが，統合失調症に比べて，錐体外路症状をはじめとする副作用が発現しやすいため，使用が制限されることも稀ではなかった。しかしながら，quetiapine は，その錐体外路症状の少なさから，様々な精神疾患に幅広く応用される可能性を持ち，また実際に頻用されている[16]。今後，適応症拡大などの課題は残るものの，この点がこの薬剤の大きな特徴の1つと考えられる。

本稿では，紙幅の関係もあり，これらの可能性についての議論は他稿に譲り，統合失調症治療における quetiapine の位置づけと今後の課題についてまとめてみたい。

## Ⅰ．統合失調症急性期治療

わが国の現状では，risperidone や olanzapine に比較して，quetiapine が統合失調症の急性期治療で十分に評価されているという印象は少ない。しかし，これには用量，用法，適応などの問題が密接に関連していると考えられる。これらの点について，主に海外での報告を参考にして，以下に再検討してみたい。

### 1．用量

わが国における quetiapine の平均使用量は，250mg 前後と言われている[18]。これは，最近の海外での報告に比べて著しく少ない。図1に，北海道大学病院における quetiapine 使用量の頻度を示した。2006年5月1日から7月26日までの間に，統合失調症患者82名に対して処方された用量内訳であるが，100mg 以下と600mg 以上に二峰性のピークがあり，次のピークは200mg 台となっている。100mg 以下の処方は，主剤が別にあり，睡眠障害などに対して補助的に quetiapine が使用されていると考えられる。統合失調症の陽性症状に対する quetiapine の効果を検証するために行われ

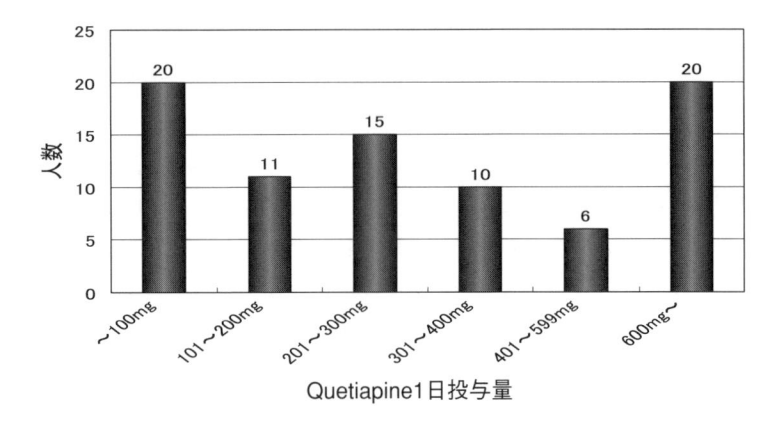

[図表: Quetiapine 1日投与量ごとの人数]
～100mg: 20
101～200mg: 11
201～300mg: 15
301～400mg: 10
401～599mg: 6
600mg～: 20

600mg以上の割合：20人/82人＝24.4%

図1　北大病院精神科における quetiapine の投与量
（2006年5月1日～7月26日における処方患者）

た市販後臨床試験では，陽性・陰性症状評価尺度（PANSS）の陽性尺度4点以上の項目が3つ以上の患者を対象として，平均424mg/日の用量が使用されたが，PANSS 陽性尺度，陰性尺度，総合精神病理評価尺度，総得点とも12週間の試験期間で有意な改善を示している[7]。

　米国エキスパート・コンセンサスガイドラインでは，初発エピソードならびに複数回エピソード患者の急性期治療における quetiapine の平均標的1日用量は，それぞれ524mg，644mg となっている[8]。[$^{18}$F] fallypride を用いた PET 研究では，側頭葉皮質において約60％の $D_2$ 受容体占有率を得るためには，高用量（400～700mg/日）の quetiapine が必要であることが示唆された[12]。また，ニューヨーク州立病院での quetiapine 平均使用量は年々増加傾向にあり，1998年には314mg であったのに対し，2004年には620mg と報告されている[2]。さらには，500mg 以上の使用割合も，1998年の10.1％から2004年には56.1％へと大幅に増加した[2]。最近話題となっている，慢性期統合失調症患者を対象とした大規模な無作為二重盲検比較試験（CATIE study）における各抗精神病薬の平均使用量を見ても，risperidone 3.9mg, olanzapine 20.1mg に対して, quetiapine 543mg であり[19], わが国における quetiapine 使用量がいかに低いかが明らかである。同様のプロトコールで, 初発統合失調症患者を対象に施行された大規模比較試験 (CAFE study) では, risperidone 2.4mg, olanzapine 11.7mg と, 慢性期患者を対象とした際よりも用量が約2/3に抑えられていたのに対し, quetiapine は506mg 使用されていた[20]。このことは, quetiapine が初発患者に対しても錐体外路症状の発現の心配なく十分量使用できること, これだけの量を用いれば, risperidone や olanzapine に匹敵する急性効果が期待できることを示唆している。

## 2．用法

海外では, quetiapine の増量法として, 初日50mg, 2日目100mg, 3日目200mg, 4日目300mg, 5日目400mg, 6～14日目までに400～800mg の用量に調節する方法が標準的とされている。これに対して, 最近, 急速増量法として, 初日200mg, 2日目400mg, 3日目600mg, 4日目800mg, 5～14日目までに400～800mg に調節する方法が推奨されている[24]。急速増量法は, 標準法と比較して, 忍容性に差がなく, かつ効果発現 (特に, 興奮症状に対して) が速いという報告が多い[1,10,24,27]。わが国でも, 陽性症状の顕著な急性期症例に対する急速増量法の経験が報告されてきている[3]。ただし, quetiapine はアドレナリン $\alpha_1$ 受容体遮断作用が強いため, 特に初期投与段階では, 起立性低血圧の発現に注意を払う必要がある。したがって, 初回に100～200mg を投与した場合には, その2時間後にバイタルサインをチェックして, 忍容性を確認することが提案されている[25]。

## 3．適応

最近, 急性期の激越症状に対して, 抗精神病薬とベンゾジアゼピン系抗不安薬の併用が推奨されている。しかしながら, ベンゾジアゼピン系薬物によって逆説的な攻撃性や脱抑制が誘発されたり, 長期使用で依存の問題

が生じる可能性もあり，医師―患者間の良好な関係を阻害することがある。その点，quetiapine は，抗不安・抗うつ効果を有し，適度で一時的な鎮静作用を有するため，急性期の激越症状には有用である[25]。また，risperidone と同様に，服用後の最高血中濃度に達する時間（Tmax）が 2 時間以内と短いことから，比較的速い効果発現が期待できる。医療観察法指定入院病棟からの最近の報告として，quetiapine が睡眠障害の改善だけではなく，敵意や攻撃性の改善にも有効であることが示唆されている[14]。

## II．統合失調症維持期治療

統合失調症の維持期治療で最も重要なことは，いかに再発を予防するかという点にある。そのためには，長期的な副作用を最小限にして治療アドヒアランスを向上させなければならない。さらには，統合失調症の中核的症状とも言える認知機能障害を改善させ，リハビリテーションを併用して社会的予後の向上へつなげていくことが必要である。また，長期に安定していた患者が急性増悪した際に，いかに対処するかも非常に重要な問題である。これらの観点から，quetiapine の位置づけと課題を考えてみたい。

### 1．再発予防効果

Quetiapine の維持期治療における再発予防効果を検証した報告は未だ多くはない。慢性期統合失調症患者を対象とした CATIE study では，18ヵ月間の全理由を含めた脱落率が，olanzapine は risperidone や quetiapine に比較して低かったが[19]，初発患者を対象とした CAFE study では，12ヵ月間の全脱落率に 3 剤間で有意差はみられなかった[20]。わが国では，Higashima ら[6]が106名の統合失調症患者を対象に，quetiapine 単剤による 1 年間の外来治療維持率を検討している。39名が quetiapine と関連する理由から脱落し，うち36名は症状悪化あるいは効果不十分のため，3 名は有害事象のためであり，外来治療維持率は60％であった。維持治療完了患者において，精神症状（Brief Psychiatric Rating Scale），錐体外路症状（Drug-

Induced Extrapyramidal Symptoms Scale と Abnormal Involuntary Movement Scale），前頭葉機能（Trail Making Test）はいずれも1年間を通して徐々に改善を示していた。

### 2．副作用と治療アドヒアランス

　Quetiapine の最大の特徴は，錐体外路症状が第二世代抗精神病薬の中でも最も少ないことにある。また，遅発性ジスキネジアや遅発性ジストニアに対して，clozapine と同様に，治療効果のある可能性が指摘されている[26,28]。一方で，過鎮静や起立性低血圧発現の可能性があるとともに，第二世代抗精神病薬に共通の問題点として，体重増加，糖脂質代謝異常の誘発に注意が必要である。市販後の使用実態特別調査における1,158例の解析では，高血糖の発現率が糖尿病危険因子なしで2.6%，危険因子ありで16.0%と報告されており，quetiapine 投与開始前には糖尿病危険因子の有無を十分に確認し，投与中の体重増加に注意することが重要である[23]。初発患者を対象とした CAFE study では，7％以上の体重増加，BMI が1以上増加の割合とも，quetiapine は risperidone と同程度であり，olanzapine より有意に少なくなっている[20]。北海道大学病院における調査（2002年11月から2003年1月までに第二世代抗精神病薬を使用された659例の追跡調査）でも，quetiapine の体重増加ならびに新規糖尿病発症頻度は，risperidone や perospirone と同程度であり，olanzapine よりも圧倒的に少なかった[22]。

　治療アドヒアランスが高いことは，再発予防のための必要条件である。米国における統合失調症患者7,017例の保険請求データによる解析では，アドヒアランス強度（MPR：Medication Possession Ratio＝服薬日数／処方日数）が最も高かった薬剤は quetiapine であり，第一世代・第二世代抗精神病薬全ての中で最高値を示した[4]。第一世代抗精神病薬から第二世代抗精神病薬単剤への無作為割り付け切り替えで，患者自身の主観的体験と QOL を評価した検討では，切り替えによって主観的体験，QOL とも好影

響がもたらされた[31]。特に quetiapine については，主観的ウェルビーイング評価尺度における全下位項目にわたる改善だけではなく，EuroQOL の改善も唯一認められ，他の第二世代抗精神病薬と比較しても，その有用性が高いことが示唆されている。客観的 QOL と主観的 QOL 評価として，それぞれ QLS（Quality of Life Scale）と SQLS（Schizophrenia Quality of Life）を用い，錐体外路症状を有する統合失調症患者を対象に，他の抗精神病薬から quetiapine への置換効果を検討した研究では，双方の QOL とも改善し，その効果は単剤切り替え成功例だけではなく，前薬を減量した quetiapine 併用例にも観察されている[29]。

### 3．認知機能改善効果と社会的予後

第二世代抗精神病薬の認知機能障害に対する有効性はこれまで多数報告されているが，様々な評価尺度を独自に組み合わせたオープン試験の形で個々の薬物についての効果を検討した研究が大半であった。これまで比較的報告数の多い4種の第二世代抗精神病薬について，認知機能領域別にその有効性をまとめた（表1）。それらの報告では，quetiapine による，Continuous Performance Test（CPT）や Digit Symbol Substitution Test（DSST）を指標とした知覚・注意・運動処理機能や，言語性流暢（Word

表1　第二世代抗精神病薬の認知機能障害に対する効果

|  | QTP | CLZ | RIS | OLZ |
| --- | --- | --- | --- | --- |
| 知覚・注意・運動処理機能 | ◎ | ◎ | ○ | ○ |
| 実行機能 | ○ | ○ | ○ | ○ |
| 作動記憶 | △ | △ | ◎ | ○ |
| 言語性学習・記憶 | ○ | ○ | ○ | ◎ |
| 視覚性学習・記憶 | × | × | × | △ |
| 言語性流暢 | ○ | ◎ | △ | ○ |

◎大多数の報告で有効，○有効の報告が多い，△有効と無効の評価が分かれている，×無効の報告が多い。
QTP：quetiapine，CLZ：clozapine，RIS：risperidone，OLZ：olanzapine

Fluency Test：WFT），即時記憶再生の改善が示唆されている[17]。統合失調症初発患者に対するquetiapineの認知機能障害改善効果を3ヵ月ごとに縦断的に検討した報告では，治療開始3～6ヵ月後の時期から，Wisconsin Card Sorting Test（WCST），Trail-Making Test（TMT），WFT，CPT各スコアの有意な改善が認められた[13]。WCSTやTMTにおいては，治療開始2年後までスコアの改善が持続していることは注目される。また，clozapine, olanzapine, risperidone, quetiapineの認知機能障害に対する改善効果を各領域別にメタ解析した最近の研究によると，quetiapineは，覚醒度（ビジランス）・選択的注意や言語性流暢において，他の3剤より優れていることが明らかにされている[30]。

最近は，無作為割り付け二重盲検比較によって薬剤の認知機能改善効果を検討したり，認知機能バッテリー検査の改善と実際の社会的機能改善が有意に関連するか否かを検討した報告が散見されるようになった。統合失調症入院患者を対象に，8週間にわたって，種々の神経心理検査と生活技能・社会認知について，risperidoneとquetiapineを比較した検討では，両群で認知機能ならびに生活技能・社会認知に改善がみられ，特にquetiapine群では，言語性学習ならびにTMTの改善と生活技能改善が有意に相関していた[5]。初発統合失調症患者を対象としたCAFE studyでは，CATIE studyで開発された認知機能バッテリーとBACS（Brief Assessment of Cognition in Schizophrenia）を用いて，risperidone, olanzapine, quetiapineの認知機能改善効果について比較されている[11]。各薬剤の中断率，反応率には有意差はないことが示されている一方で，認知機能総合スコアは治療開始12週後のquetiapineで最も顕著に改善されていた。52週後の機能予後評価（H-C QLS）では，olanzapineが生活機能尺度において認知機能改善と有意な相関を示していることが特徴的である。

### 4．急性増悪時の対処

一般論として，第二世代抗精神病薬は単剤で使用すべきであることは自

明のことであるが，clozapine がまだ使用できないわが国の状況に鑑み，市販されている全ての第二世代抗精神病薬を十分量単剤で試みても効果が得られない場合にいかに対処すべきかは大きな課題である。あるいは，ある第二世代抗精神病薬単剤で長期間にわたって安定していた維持期症例が急性増悪した場合，どう対処すべきかも問題となる。第一に考えるべき方法は同薬剤の増量であろう。米国エキスパート・コンセンサスガイドラインでも，quetiapine 使用中に効果が不十分な場合，84％の専門家が増量を考慮し，その標的用量は650～1,100mg としている[8]。わが国のように，保険適用上の制限が問題となる場合には，実際の臨床場面において一時的な抗精神病薬併用も選択肢の1つと考えられる。特に，ドパミン $D_2$ 受容体親和性の弱い quetiapine の場合，他の第二世代抗精神病薬に比較しても，このような事態を生じやすい。海外では，同じく $D_2$ 受容体親和性の弱い clozapine 単剤では効果不十分な場合の選択肢として，他の抗精神病薬（例えば，高力価の $D_2$ 受容体遮断薬）を併用する方法が推奨されている[21]。Quetiapine を主剤としていて急性増悪した場合で最高用量まで増量しても対処しきれない場合は，一時的にでも他の抗精神病薬を追加して乗り切ることは合理的であると考えられる。大切なことは，症状が軽快後には，非主剤の追加薬を減量・中止することである。

これとは反対に，他の抗精神病薬が主剤として用いられている場合にも，quetiapine は急性期の睡眠障害や不安・激越症状に対して，一時的な併用で症状軽減を図ることのできる有用な薬剤と考えられる。もちろん，一時的な併用にせよ，薬物相互作用などによる副作用の先鋭化に十分注意を払わなければならない。

## おわりに

治療抵抗性統合失調症に対する適応が国際的に認められている，第二世代抗精神病薬のプロトタイプである clozapine も，quetiapine と同様に，$D_2$ 受容体親和性が弱い。Clozapine と薬理学的プロフィールが類似する

olanzapineなどの第二世代抗精神病薬で，なぜ同等の効果が得られないのかが未だに大きな謎であるが，clozapineでは一時的な$D_2$受容体遮断を繰り返すことで持続的$D_2$受容体遮断では得られないメリットを持つ可能性が指摘されている[9]。すなわち，持続的$D_2$受容体遮断ではドパミン系がup-regulationを起こして耐性を生じるのに対し，一時的$D_2$受容体遮断ではドパミン遮断に対し，より高い反応性を保持しうるからである。ひいては，このことがドパミン以外の受容体に対するclozapineの効果をさらに発現しやすくする素地を作っている可能性もある。

Quetiapineは適用量の幅が広く（150～750mg／日），$D_2$受容体に結合した後の解離も極めて速いため，これまでの抗精神病薬（持続的$D_2$受容体遮断薬）とは異なったイメージで使用法を構築していく必要がある。再発予防効果には，一時的であれ，薬剤の$D_2$受容体占有率が60～70％を超えることが必要であると仮定すると，quetiapine維持量の分散回数をなるべく少なくし，1回投与で十分量使用することが必要になるであろう。一方，急性期の不安や激越症状に対する効果を期待する場合は，半減期が短いことを勘案して，ある程度分散投与する方が適切であるかもしれない。

統合失調症の薬物療法は極めて長期にわたるため，副作用が少なく，服薬アドヒアランスの高い薬物を使用していくことが再発予防，社会的予後の改善につながると考えられる。そのためには，初発時あるいは急性期から維持期を意識して薬物療法を開始することが極めて重要である。その意味では，quetiapineは第二世代抗精神病薬の中でも最も安全性が高く，積極的に試みられるべき薬剤の1つと考えられる。この特性を最大限に生かすためにも，わが国におけるquetiapineの使用法（用量・用法）には，急性期治療にも維持期治療にもまだ工夫の余地が十分残されており，今後さらに臨床的経験が蓄積されることで，より有用でかつ安全な使用法が確立されることが期待される。

## 文　献

1) Boidi, G.: Safety and tolerability of rapid versus conventional dose escalation with quetiapine in acute schizophrenia and schizoaffective disorder: a randomized, multicentre, parallel-group, open trial. 14th European Congress on Psychiatry, Nice, March 2006.
2) Citrome, L., Jaffe, A., Levine, J. et al.: Dosing of quetiapine in schizophrenia: How clinical practice differs from registration studies. J. Clin. Psychiatry, 66: 1512-1516, 2005.
3) 古瀬 勉: 陽性症状が顕著な急性期統合失調症に対する quetiapine 急速増量法について. 臨床精神薬理, 9: 2263-2268, 2006.
4) Gianfrancesco, F. D., Rajagopalan, K., Sajatovic, M. et al.: Treatment adherence among patients with schizophrenia treated with atypical and typical antipsychotics. Psychiatry Res., 144: 177-189, 2006.
5) Harvey, P. D., Patterson, T. L., Potter, L. S. et al.: Improvement in social competence with short-term atypical antipsychotic treatment: a randomized, double-blind comparison of quetiapine versus risperidone for social competence, social cognition, and neuropsychological functioning. Am. J. Psychiatry, 163: 1918-1925, 2006.
6) Higashima, M., Koshino, Y., Hamahara, S. et al.: Maintenance treatment with quetiapine for schizophrenia. The 8th World Congress of Biological Psychiatry, Vienna, 1 July 2005.
7) 上島国利, 小山 司, 村崎光邦: 統合失調症に対する quetiapine fumarate(商品名: セロクエル®)の市販後臨床試験—陽性症状を有する統合失調症に対する quetiapine fumarate の有効性および安全性の検討. 臨床精神薬理, 9: 1629-1639, 2006.
8) Kane, J. M., Leucht, S., Carpenter, D. et al.: Expert consensus guideline series: Optimizing pharmacologic treatment of psychotic disorders. J. Clin. Psychiatry, 64(suppl. 12): 1-100, 2003.
9) Kapur, S., Seeman, P.: Does fast dissociation from the dopamine D2 receptor explain the action of atypical antipsychotics?: A new hypothesis. Am. J. Psychiatry, 158: 360-369, 2001.
10) Kasper, S., Konstantinidis, A., Kindler, J. et al.: Rapid initiation of quetiapine in acutely ill patients with schizophrenia or schizoaffective disorder. Eur. Psychiatry, 21(Suppl. 1): S102, 2006.

11) Keefe, R. S. E., Sweeney, J. A., Gu, A. et al. : Effects of olanzapine, quetiapine, and risperidone on neurocognitive function in early psychosis : A randomized, double-blind 52-week comparison. Am. J. Psychiatry, 164 : 1061-1071, 2007.
12) Kessler, R. M., Ansari, M. S., Riccardi, P. et al. : Occupancy of striatal and extrastriatal dopamine D2 receptors by clozapine and quetiapine. Neuropsychopharmacology, 31 : 1991-2001, 2006.
13) Kopala, L. C., Good, K. P., Milliken, H. et al. : Treatment of a first episode of psychotic illness with quetiapine : An analysis of 2 year outcomes. Schizophr. Res., 81 : 29-39, 2006.
14) 黒木まどか, 須藤 徹, 中川伸明：医療観察法指定入院病棟における薬物療法. 臨床精神薬理, 10 : 735-740, 2007.
15) 久住一郎, 小山 司：ドパミンD2受容体のfast dissociation仮説をめぐって. 臨床精神医学, 34 : 453-458, 2005.
16) 久住一郎, 小山 司：新規抗精神病薬の可能性—適応拡大. 医学のあゆみ, 213 : 683-688, 2005.
17) 久住一郎, 小山 司：抗精神病薬による統合失調症の認知障害への対策. 精神科治療学, 20 : 51-58, 2005.
18) 久住一郎, 古瀬 勉, 吉川憲人他：精神科治療におけるquetiapineの位置づけ—統合失調症を中心に. 臨床精神薬理, 9 : 2095-2112, 2006.
19) Lieberman, J. A., Stroup, T. S., McEvoy, J. P. et al. : Effectiveness of antipsychotic drugs in patients with chronic schizophrenia. N. Engl. J. Med., 353 : 1209-1223, 2005.
20) McEvoy, J. P., Lieberman, J. A., Perkins, D. O. et al. : Efficacy and tolerability of olanzapine, quetiapine, and risperidone in the treatment of early psychosis : a randomized, double-blind 52-week comparison. Am. J. Psychiatry, 164 : 1050-1060, 2007.
21) Miller, A. L., Hall, C. S., Buchanan, R. W. et al. : The Texas medication algorithm project : antipsychotic algorithm for schizophrenia : 2003 update. J. Clin. Psychiatry, 65 : 500-508, 2004.
22) 村下真理, 久住一郎, 井上 猛他：非定型抗精神病薬使用患者における糖尿病発症頻度の検討. 臨床精神薬理, 7 : 991-998, 2004.
23) 中村圭吾, 曽我部啓三, 左海 清：統合失調症患者におけるquetiapineの血糖値に及ぼす影響に関する検討—使用実態における特別調査の症例を対象とした追跡調査. 精神科治療学, 21 : 755-763, 2006.
24) Pae, C. -U., Kim, J. -J., Lee, C. -U. et al. : Rapid versus conventional initiation of

quetiapine in the treatment of schizophrenia : a randomized, parallel-group trial. J. Clin. Psychiatry, 68 : 399-405, 2007.
25) Peuskens, J., Kasper, S., Arango, C. et al. : Management of acutely ill patients in the hospital setting : focus on quetiapine. Int. J. Psychiat. Clin. Pract., 11 : 61-72, 2007.
26) Sasaki, Y., Kusumi, I., Koyama, T. : A case of tartive dystonia successfully managed with quetiapine. J. Clin. Psychiatry, 65 : 583-584, 2004.
27) Smith, M. A., McCoy, R., Hamer-Maansson, J. et al. : Rapid dose escalation with quetiapine : A pilot study. J. Clin. Psychopharmacol., 25 : 331-335, 2005.
28) 高橋三郎, 大曽根彰, 松田晃武 : 遅発性ジストニア・ジスキネジアへの投与計画 : 12症例の経験. 精神医学, 47 : 499-508, 2005.
29) Taniguchi, T., Sumitani, S., Aono, M. et al. : Effect of antipsychotic replacement with quetiapine on the symptoms and quality of life of schizophrenic patients with extrapyramidal symptoms. Hum. Psychopharmacol. Clin. Exp., 21 : 439-445, 2006.
30) Woodward, N. D., Purdon, S. E., Meltzer, H. T. et al. : A meta-analysis of neuropsychological change to clozapine, olanzapine, quetiapine, and risperidone in schizophrenia. Int. J. Neuropsychopharmacol., 8 : 457-472, 2005.
31) 山田浩樹, 尾鷲登志美, 高橋太郎他 : 定型精神病薬から非定型抗精神病薬単剤使用への切替えに対する検討—Subject Well-Being を中心とした主観的評価. 臨床精神薬理, 9 : 1617-1628, 2006.

第3部　Quetiapine 座談会

## 第3部 Quetiapine 座談会

# 第1章 初発統合失調症の病態と治療および quetiapine の位置づけ

René Sylvain Kahn　　齊藤卓弥　　宮本聖也　　堤 祐一郎

## I. 統合失調症における脳の容積変化と早期介入の意義

堤　本日は,「初発統合失調症の病態と治療および quetiapine の位置づけ」をテーマに,早期の統合失調症の特徴や治療について先生方のご意見を伺いたいと思います。

始めに, Kahn 先生に統合失調症の患者にみられる脳の容積変化と早期介入の意義をテーマにお話しいただきたいと思います。

Kahn　まず,統合失調症の初発患者にみられる脳の変化についてお話しします。統合失調症は進行性の経過をたどり,機能レベルはおよそ30歳から45歳にかけて低下していきます。脳の容積変化については, Wright らのメタ解析によると脳全体では2％ですが,領域によって顕著な変化が生じています[14]。

統合失調症が臨床的に進行性の疾患であれば,脳の容積変化も進行性であると仮定することができます。われわれは,経時的な脳の容積変化について検討した多くの試験結果を現在まとめているところです。これらの試験では,初発患者と健常人を比較しています。同じ初発患者でもアウトカムはさまざまです。追跡期間は1〜5年ですが,どの試験においても統合失調症患者では健常人と比較して顕著で進行性の脳の容積変化を示してい

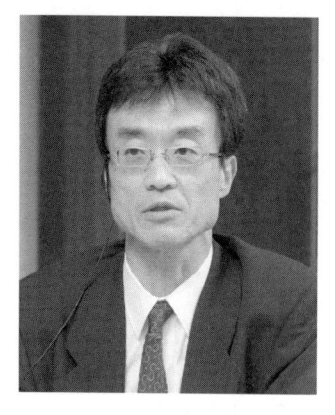

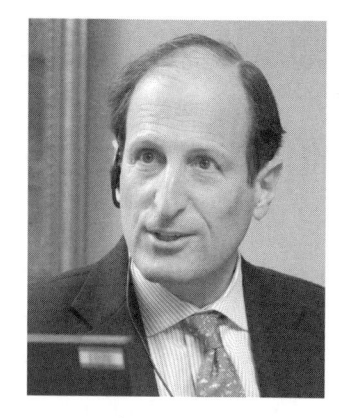

堤祐一郎氏　　　　　　　　René Sylvain Kahn 氏

ます。

　脳の容積変化がどのような意味を持つかを検討するため，34例の初発統合失調症患者および彼らとマッチした36例の健常人を1年間追跡し，MRIで脳の容積変化を検討しました。その結果，発病1年後の統合失調症患者では脳全体の容積は約1％の減少であり，灰白質は約3％の減少，側脳室は約7％の増加を示しました（図1）[3]。発病から1年間は脳の容積に非常に大きな変化が生じます。この変化に臨床的にどのような意義があるかを検討しました。

　ニーズの総数（キャンバーウェル要求度評価尺度：Camberwell Assessment of Need）を指標に評価すると，発病から1年間の脳の容積変化が大きいほど2年目のアウトカムは不良になりました（図2）[3]。従って，発病から1年間で脳に生じる容積変化が持つ臨床的意義は大きいと考えられます。また，1年目の変化によって2年目に生じる状態を予測できると考えられます。さらに，同じ患者群において発病の5年後に測定したところ，発病2年目と同様の結果を示しており，発病1年後の脳の容積変化から5年後の臨床的アウトカムが予測されるといえます。

　脳の容積変化を検討した大規模な臨床試験では，さまざまな年齢の100

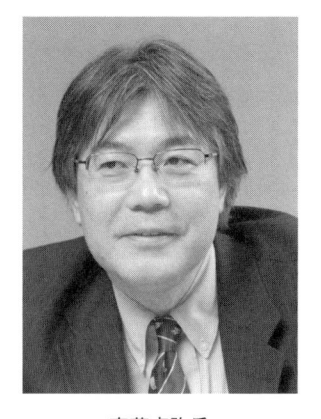

第1章　初発統合失調症の病態と治療および quetiapine の位置づけ　215

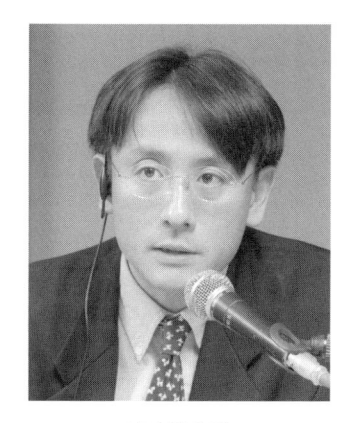

齊藤卓弥氏　　　　　宮本聖也氏

- 初発統合失調症患者（n=34）および彼らとマッチした健常人（n=36）
- ベースライン時と1年後MRIを実施
- アウトカムを2年間測定
- 健常人と比較して，初発患者では，脳全体と灰白質の容積は有意に減少し，側脳室は有意に増加した（p<0.001, MANCOVA）
- 灰白質の有意な減少はアウトカムと関連があり，抗精神病薬の投与量の増加とは関連がなかった

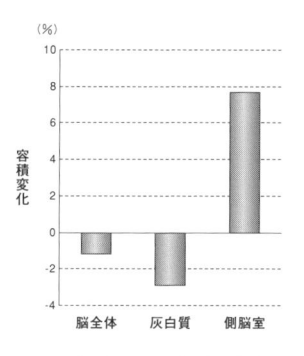

図1　初発統合失調症患者における1年後の脳の容積変化[3]

例の患者と100例の対照を5年間追跡しました。5年後には，対照群でも脳全体および灰白質容積のわずかな減少がみられました。一方，患者群では平均罹病期間が10年であったため，もともとベースライン値が低かったのですが，さらに5年後では脳全体の容積が顕著に減少しました。また，灰白質容積の減少は対照群のほぼ2倍でした。疾患が進行するにつれて灰白質容積が減少していると考えられます。

　アウトカム良好群とアウトカム不良群を比較すると，アウトカム不良群ではアウトカム良好群と比べて，脳全体の容積減少が大きく，一方，側脳

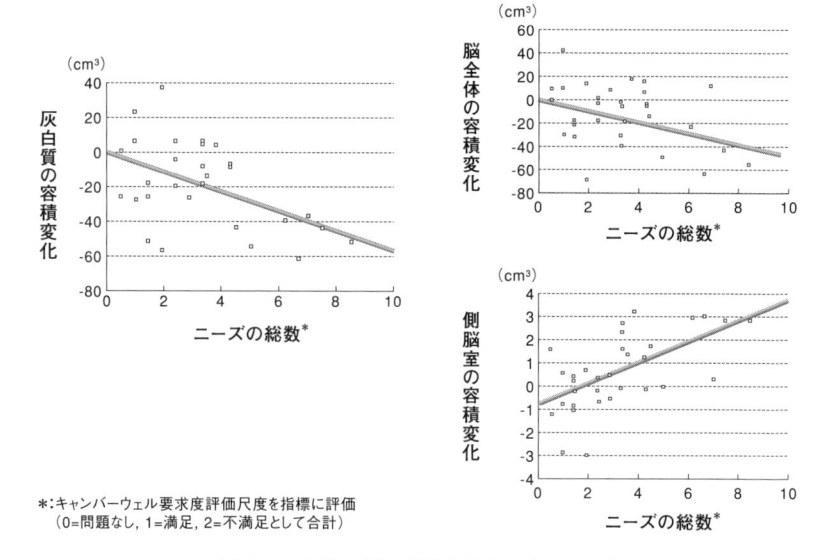

図2　1年後の脳の容積変化とアウトカム[3]

＊：キャンバーウェル要求度評価尺度を指標に評価
（0＝問題なし，1＝満足，2＝不満足として合計）

室では容積増加が大きいという結果でした。このように，脳の容積変化と臨床的アウトカムは関連していることがわかります。

次に，脳の変化が生じた部位をボクセル単位で解析する形態検査法により，患者群と対照群を比較すると，ベースラインにおいても前頭葉および側頭葉における容積変化に若干の差はみられますが，5年後では容積変化の差が経時的に大きくなり，次第に顕著となりました。また，前頭葉と側頭葉で皮質厚が減少しました[13]。Kraepelin の時代から統合失調症では前頭葉と側頭葉の変化が最も疑われていますが，これと一致した領域でした。また精神障害の再発による入院回数が多いと，前頭葉領域の脳容積密度の減少が顕著でした（図3）[13]。この結果より，精神障害の再発が前頭葉組織の減少に関連していることが示唆されました。

非定型抗精神病薬を服用している患者群では投与量に比例して前頭葉灰白質の容積減少が抑制されます。このことから，非定型抗精神病薬には神経保護作用があると考えられます。しかし，haloperidol ではこの現象が

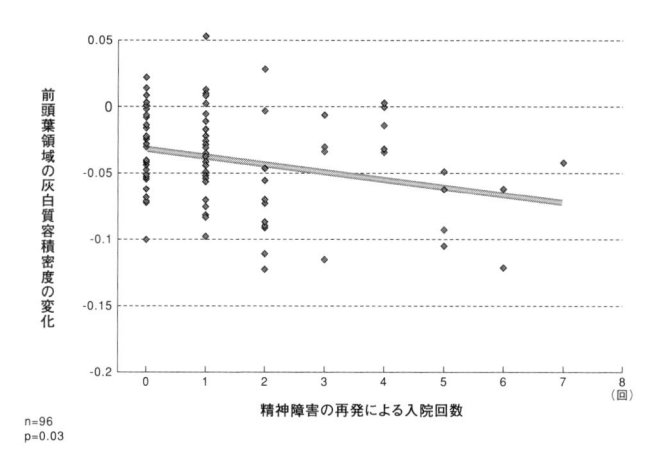

第1章　初発統合失調症の病態と治療およびquetiapineの位置づけ　217

図3　精神障害の再発による入院回数と前頭葉領域の灰白質容積密度の変化との関連[13]

認められず，これは非定型抗精神病薬がもたらす作用であると考えられます。

最後に，ここまでお話ししたことをまとめます（表1）。統合失調症では経時的に進行する脳の容積変化が生じることが見出されています。この変化は臨床的アウトカムに関連しているため意義があります。また，この変化は精神障害の再発回数とも関連しています。非定型抗精神病薬は脳の容積変化を軽減するのに有用であることが示唆されました。

表1　まとめ

- 統合失調症では灰白質の容積が顕著に減少した
- 前頭葉と側頭葉で最も容積の減少がみられた
- 組織の減少は精神障害の時間経過と関連している
- 前頭葉組織の減少は精神障害の再発回数と関連している
- 非定型抗精神病薬によって前頭葉灰白質の容積減少が抑制されたが，定型抗精神病薬では抑制されなかった

（提供：René Sylvain Kahn 氏）

今後も脳を保護する要因の検討を続けたいと思います。

**齊藤** 非定型抗精神病薬を投与した場合，精神病エピソードの回数を減少させることで脳容積の減少が予防されるのであって，非定型抗精神病薬が直接に脳を保護しているのではないことは証明されていますか。

**Kahn** されていると思います。非定型抗精神病薬は，少なくとも精神病の再発を予防する上で重要であることは示されています。医師の多くは，患者さんが服用を中止しても再発したときに再び服用を開始すれば大きな問題にはならないと考えているようです。しかし，そのような治療法は統合失調症の治療とはいえません。統合失調症は糖尿病のように生涯にわたって治療すべき疾患と考えています。脳を保護するためには，少なくとも精神病の再発を予防することが不可欠です。

**宮本** 統合失調症における進行性の灰白質容積の減少は，陰性症状が前景にでる患者さんと陽性症状が前景にでる患者さんの間で減少速度あるいは減少部位に違いはありますか。

**Kahn** ないと思います。機能的変化に伴うのは，構造変化ではなく陰性変化です。つまり，前頭葉に機能的異常があれば，構造変化ではなくアウトカムと治療効果が影響を受けるため，症状には違いがないと思います。

## II．初発統合失調症の特徴

**堤** 次に齊藤先生に初発統合失調症患者さんの良好なアウトカムの要因という観点からお話し願います。

**齊藤** 一般的に，初発統合失調症とか first episode の統合失調症と呼ばれますが，臨床上の特徴について考えてみたいと思います。精神病エピソードが始まってから実際の治療に至るまでの期間 DUP（Duration of Untreated Psychosis）は比較的長いことが報告されています（図4）。この間にも，Kahn 先生がおっしゃったように，脳の変化が起きているわけですので，DUP をどうやって短くするかが非常に重要です。2005年の Lie-

第1章　初発統合失調症の病態と治療および quetiapine の位置づけ　219

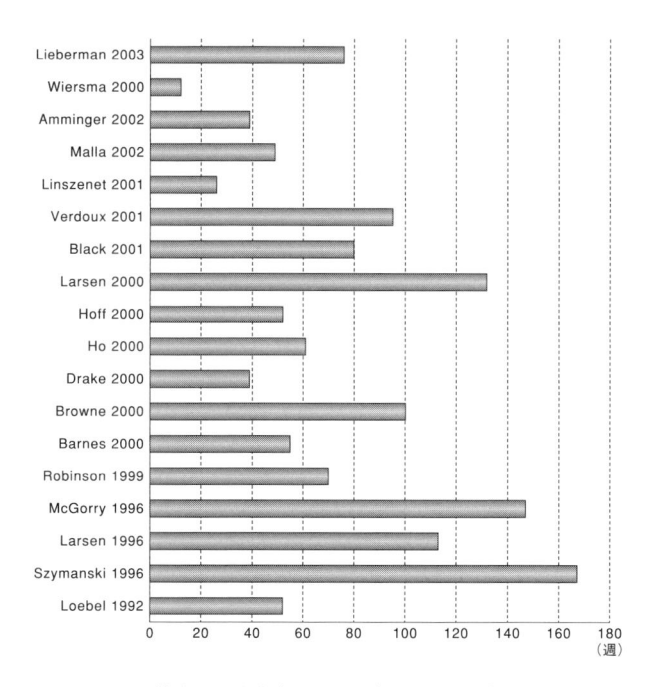

図4　統合失調症患者の DUP（提供：齊藤卓弥氏）

berman のレビューでは，DUP が短いほど抗精神病薬への反応性が高いこと，DUP の長さが陰性症状の重症度に関係することが示されています。

　複数の報告において，治療アウトカムの改善を検討しその推移をみたところ，抗精神病薬が導入された時期とアウトカムの改善が一致します。抗精神病薬が導入される以前はアウトカムが悪く，抗精神病薬が導入されることによって統合失調症患者のアウトカムが改善されています。先ほどの Kahn 先生のお話では，抗精神病薬の脳保護作用が画像により示されていましたが，臨床症状のアウトカムにおいても抗精神病薬の脳保護作用が示されています。

　また，統合失調症の治療を考える上では，やはり初発統合失調症の再発予防が重要になります。1999年の Robinson らの報告では，初発統合失調症における5年間の再発率は8割以上で，2回あるいは3回と再発をくり

返す症例が多いことが示されています[10]。再発に最も関連する因子は，統合失調症と診断される前の適応状況であることが結論づけられています。さらに，薬物治療の継続群と非継続群を比較すると，非継続群の再発率は5倍高くなり，統合失調症において薬物治療を継続することの重要性が示されています[10]。また，いくつかの初発統合失調症を対象としたプラセボ対照臨床試験では，どの試験においてもプラセボ群と抗精神病薬群では再発率に差がみられます。抗精神病薬を継続した群では特に再発率が低いことが示されています。

さらに，薬物治療の中断に至る要因を調査したRobinsonらの報告では，薬物の中断に最も大きな影響を及ぼしたのは副作用，特にパーキンソン病様症状の発現であるという結果が得られています（表2）[11]。その他の試験では，体重増加あるいは肥満の影響が大きいことが示されています。特に初発統合失調症では，いかに副作用を減らすかということが薬物治療継続の重要な因子になると考えられます。

初発統合失調症の回復を調べた報告では，適切な治療によって，およそ5～25％の患者が機能的な回復あるいは症状的な回復を示しています。

最近の統合失調症の治療は，患者の臨床症状の改善だけでなく寛解あるいは回復に導くことが重要視されています。2005年にAndreasenらが報告した寛解基準では，6ヵ月以上の間，PANSS（Positive and Negative Syndrome Scale）の8項目の症状を抽出して，いずれも3以下の，軽度から中等度の範囲にある患者を寛解群と定義して治療の目標にしています[1]。特に初発統合失調症の患者の場合は，このような寛解基準による治療が重要だと考えています。

Kahn　図4にでてくるWiersmaは私の友人であるオランダ人で，DUPが約10週間と非常に短くなっています。オランダでは，かかりつけ医へのプログラムが浸透していて，具合が悪くなれば病院につれてくるのです。医療関係者のトレーニングにより早期発見ができていると思います。

堤　学校関係者のトレーニングもありますか。

表2 初回再発後の抗精神病薬服用中断の因子[11]

| 因子 | HR | 95%CI |
|---|---|---|
| 性別(女性) | 1.82 | 0.72, 4.62 |
| 治験登録年齢 | 1.05 | 0.98, 1.13 |
| 親の社会的地位 | 1.79** | 1.17, 2.72 |
| 教育[a] | 1.56* | 1.02, 2.41 |
| 発症前社会機能の最高点 | 1.29 | 0.92, 1.82 |
| 治験登録前の何週にもわたる徴候 | 1.00 | 0.99, 1.00 |
| 治験登録前または同時に発生した薬物乱用や依存のRDC診断[b] | 1.82 | 0.52, 6.37 |
| 試験1年目の投薬中止 | 5.27*** | 2.01, 13.80 |
| 初回再発中の重篤な症状 | | |
| 　幻覚,妄想 | 1.22 | 0.84, 1.78 |
| 　被害妄想 | 0.82 | 0.45, 1.50 |
| 　混乱 | 1.23 | 0.76, 1.99 |
| 　陰性症状 | 1.33 | 0.73, 2.41 |
| 　うつ症状 | 1.06* | 1.01, 1.12 |
| 初回再発治療開始後16週間に発現した運動性副作用 | | |
| 　パーキンソン病様症状[b] | 7.70*** | 2.60, 22.77 |
| 　アカシジア[b] | 0.86 | 0.34, 2.17 |
| 初発後の全般評価尺度の最高点 | 0.96 | 0.92, 1.00 |
| 認知 | | |
| 　注意力 | 0.80 | 0.45, 1.41 |
| 　実行力 | 0.52* | 0.28, 0.96 |
| 　言語 | 0.94 | 0.40, 2.24 |
| 　記憶 | 0.84 | 0.44, 1.63 |
| 　運動性 | 1.70 | 0.87, 3.30 |
| 　視覚 | 0.79 | 0.48, 1.31 |
| 家族の態度 | | |
| 　器質的症状 | 0.95 | 0.40, 2.28 |
| 　拒絶 | 0.86 | 0.43, 1.71 |

HR=Hazard ratio(危険率):1は危険率に差はなし。1以上は服用中断の危険率が上昇,1以下は服用中断の危険率が低下。例えば,試験登録年齢が高いほど初回再発後の服用中断が多いが,有意差は認められなかった。それぞれの試験登録年齢における増加ごとに,服用中断の危険率が1.05倍となった。つまり,24才で試験登録した患者は23才で試験登録した患者と比べて服用中断の危険率が1.05倍高い。
全ての結果は性別により補正(性別における検討を除く)。危険率は1dfのχ²検定を用いた。
　a:7ポイント尺度:1=卒業,7=7年未満の教育
　b:症状がある,症状がない
　*:p<0.05
　**:p<0.01
　***:p<0.001

　Kahn　統合失調症はそれほど多い病気ではないので,そこまでは必要ないと思います。

　宮本　プラセボ対照試験の話がありましたが,first episodeの患者さんにプラセボを使うことは,今後は倫理的に行われない可能性が高いと考えてよろしいでしょうか。

　Kahn　確かに,もう行われなくなるかもしれません。

## III. EUFEST 試験の概説

堤　EUFEST（European First-Episode Schizophrenia Trial）study は，初発統合失調症に対する大規模臨床試験です。Kahn 先生に試験の一部を教えていただきたいと思います。

Kahn　本日は EUFEST study[5]におけるいくつかのベースラインのデータをご紹介します。

EUFEST study では，実際の臨床と近づけるために，対象として薬物乱用患者，うつ病患者，自殺念慮のある患者が含まれています。また，haloperidol の投与量は 4 mg 以下としました。この点は非常に重要です。高用量の haloperidol は有効ですが，さまざまな副作用が伴います。低用量を用いても高用量投与時と同様の効果が得られるはずですが，これまでの初発統合失調症に関する試験では，低用量 haloperidol と非定型抗精神病薬との比較は行われていませんでした。

EUFEST study では，1 年間の長期追跡調査を行い，再入院・再発をはじめとする非常に多数のアウトカム評価を実施しました。実際の臨床での処方を知るために，二重盲検試験ではなく非盲検無作為化試験として実施しました。二重盲検試験では，脱落率が非常に高いことが問題となります。CAFE（Comparison of Atypicals in First-Episode psychosis）study や CATIE（Clinical Antipsychotic Trials of Intervention Effectiveness）study の脱落率はおよそ 70％で，これでは統合失調症の治療は困難です。

本試験は，ヨーロッパ 14 ヵ国の 50 施設において，約 500 例を対象に 1 年間の追跡調査を行いました。使用した薬剤は，haloperidol（1〜4 mg），quetiapine（200〜750 mg），olanzapine（5〜20 mg），amisulpride（200〜800 mg）および ziprasidone（40〜160 mg）で，risperidone は類似の研究がすでに報告されているので，使用しませんでした。主要評価項目はあらゆる理由による治療の中断で，その他に，PANSS, CDSS（Calgary depression scale），CGI-S（臨床全般印象尺度重症度スコア），コンプライア

ンス，社会的ニーズ/生活の質，薬物乱用および遺伝的素因について検討しました．重要な点は，試験前の1年間に抗精神病薬を服用した期間が2週間以内の患者を対象とした点です．

それでは，ベースラインのデータをご紹介します．Ziprasidone については，参加国によって使用できない時期があったために，患者数がわずかに減りましたが，各薬剤間はほぼ同様に無作為化できました．平均年齢は26歳と若く，女性が40％と実際の臨床を反映していました．対象はほぼ白人，教育を受けた年数は12.5年でした．

ベースライン時の診断は，40％が統合失調症様障害で，1年後に統合失調症の診断を確定しました．また，こういった試験では通常除外されるうつ病や自殺念慮，薬物乱用などが10～23％含まれています．多くが入院患者で，1/3に投薬歴がありませんでした．

精神病理学的評価では，PANSS のトータルスコアがおよそ90点と極めて高い結果でした．サブスケールでは，CGI-S が4.8で，全体的機能はGAF（Global Assessment of Functioning）が40と非常に低く，若干の抑うつ症状がありました（CDSS：5.1％）．従って，非常に重症な患者を対象としていることがわかります．

錐体外路症状（EPS）では，ベースライン時にジストニアがみられた患者は2％で，アカシジアやパーキンソン病様症状がみられた患者は約10％でした．また，ジスキネジアは1％にみられました．さらに，対象患者の1/4は，薬剤を使用していないにもかかわらず性機能障害がみられ，過体重も17％にみられましたが，BMI は22と非常に良好な状態でした．

また，高プロラクチン血症が71％にみられました．抗精神病薬を中止した患者で引き続き高値を示したと思われます．空腹時の高血糖は7％，高コレステロール血症は23％で，その他の血清脂質値もほぼ標準的でした．空腹時インスリン値（10.1mU/L）は正常でした．

EUFEST study の結果については，現在発表の準備をすすめていますが，統合失調症に関するわれわれが持っているいくつかの概念，たとえ

ば，治療不可能な症例や薬剤の作用に関する概念などが変わるのではないかと思います．

堤　EUFEST study は，現実の臨床現場に近い形での study であること，haloperidol の使用量は 4 mg までであること，あえて risperidone を排除した study であることが非常に興味深いと思います．

宮本　こういった study ではさまざまなバイアスが懸念されますが，その可能性についてはいかがでしょうか．

Kahn　この study の問題点として，haloperidol の投与に難色を示す参加医師のバイアスの可能性が考えられます．そのため，すべての治験責任医師に対して haloperidol と非定型抗精神病薬との比較に関して質問しました．Haloperidol が劣っていると考える医師群と，どちらも同様あるいは非定型抗精神病薬の方が劣っていると考える医師群で脱落率を比較したところ，全く差がありませんでした．また，非盲検試験では評価者バイアスが生じる可能性がありますが，その可能性も低いと考えられます．

齊藤　ベースライン時の背景で群間に差がみられる部分について，解析に当たっての影響はありませんでしたか．

Kahn　それぞれの差異は偶然によるもので，解析への影響はないことを確認しています．このような差異には補正を行うことがありますが，このような差は偶然に生じるためわれわれは補正を行いませんでした．

ベースライン時のデータから予測されるアウトカムについては，個別の論文を作成する予定です．ベースラインデータから長期にわたるアウトカムを実際に予測できるかについて検討します．

## Ⅳ．CAFE study の結果から

堤　次は，宮本先生から CAFE study についてご説明をお願いしたいと思います．

宮本　CAFE study[8]は，米国 Duke 大学を中心に，Lieberman が中心となって実施した「初発統合失調症に対して 3 つの非定型抗精神病薬を 1 年

間二重盲検法で比較した試験」です。この3つの非定型抗精神病薬は，olanzapine，quetiapineおよびrisperidoneが選択され，投与方法は1日2回とされました。対象は，精神病症状が1ヵ月〜5年で，年齢は16〜40歳でした。主要評価項目は，あらゆる理由による治療中断率です。副次評価項目は，治療中断の理由，臨床症状，認知機能，QOL，そして安全性に関する評価です。

用量は，olanzapineが2.5〜20mgで平均11.7mg，quetiapineが100〜800mgで平均506mg，risperidoneが0.5〜4mgで平均2.4mgでした。Olanzapineとrisperidoneの用量がCATIE studyに比べて低く，quetiapineの最大用量はCATIE studyと同様に800mgであることが興味深い点です。

主要評価項目であるあらゆる理由による治療中断率は，トータルで70.3％と非常に高くなりました。CATIE studyでも74.1％であり，両試験とも7割の患者が1年間で治療を中断するという驚くべき結果で，しかも3剤間で中断率に有意な差は認められませんでした。この中で患者の決断による治療中断率は合計で41.5％，CATIE studyでは30％でした。中断理由別にみたところ「副作用」または「治療効果が不十分」で，3群間に有意な差はありませんでした（図5）。

PANSSトータルスコアの1年間の変化を3群間で比較すると，olanzapine群が18.4点，quetiapine群が15.6点，risperidone群が18.5点で3群とも低下しましたが，3群間で有意差はありませんでした。また，すべてのPANSS項目が3点以下およびCGI-Sが3点以下を示した場合を治療反応性ありと規定すると，治療反応性ありはolanzapine群で64％，quetiapine群で58％，risperidone群で65％となり，3群間に有意差はありませんでした。

体重の変動については，quetiapine群で10％程度の増加でした（図6）。

本試験では，パーキンソン病様症状あるいはアカシジアに対する抗コリ

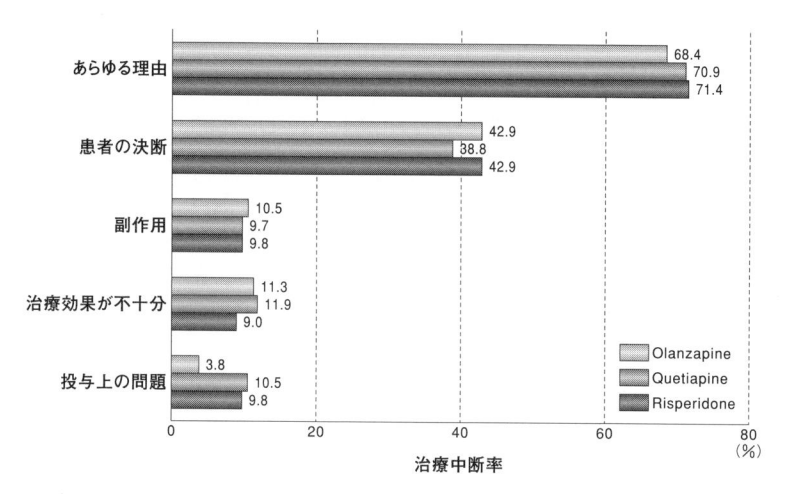

[図: CAFE studyの治療中断率]

あらゆる理由: 68.4 / 70.9 / 71.4
患者の決断: 42.9 / 38.8 / 42.9
副作用: 10.5 / 9.7 / 9.8
治療効果が不十分: 11.3 / 11.9 / 9.0
投与上の問題: 3.8 / 10.5 / 9.8

(上からOlanzapine, Quetiapine, Risperidone)

それぞれのカテゴリーにおいて，quetiapineとolanzapine, quetiapineとrisperidoneの比較はa priori検定によりp＜0.05と非劣性（20％）が認められた

図5 CAFE studyの主要評価項目（あらゆる理由による治療中断）および主な治療中断の理由[8]

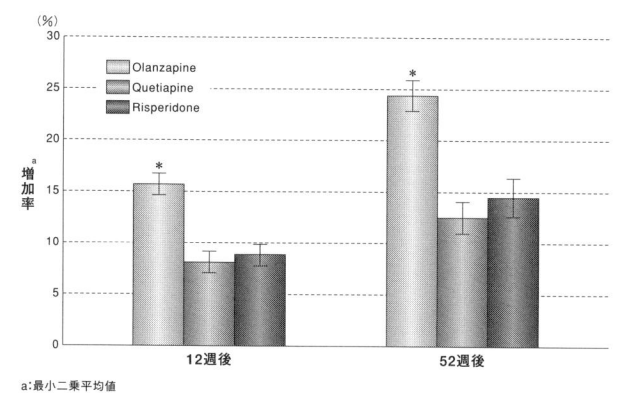

[図: 体重増加率]

12週後: Olanzapine 約15.6*, Quetiapine 約8.0, Risperidone 約8.7
52週後: Olanzapine 約24.2*, Quetiapine 約12.2, Risperidone 約14.1

a：最小二乗平均値
Mixed Random Coefficients Model, Mean±S.E.
＊：p＜0.01（Olanzapine vs Quetiapine, Olanzapine vs Risperidone, Fisher's exact test）

図6 体重の変動[8]

ン薬の併用は2週間以内，また，抗うつ薬あるいは気分安定薬は最初の8週間は使用禁止とされています．その条件で，パーキンソン病様症状ある

いはアカシジアに対する総合的な1年間の併用薬使用率はquetiapine群が4％でした（図7）。

血清プロラクチン値については，quetiapine群は，12週後，52週後のいずれにおいてもベースライン値より低下していました（図8）。

認知機能に関しては，Duke大学のKeefeらが，CATIE studyで用いられた10項目のテストバッテリーの総合得点で評価しています。12週後では，olanzapine群，quetiapine群およびrisperidone群で，いずれもベースライン時と比較した認知機能の改善を認めています[6]。3群間で有意差は認められませんでした。1年後では認知機能は改善を示すものの有意差はみられなくなり，認知機能改善は初期に顕著にあらわれると考えられます。

以上を簡単にまとめますと，初発統合失調症に対する非定型抗精神病薬3剤は，有効性という観点からはほぼ同程度ですが，副作用プロフィールには違いがあり，これが初発統合失調症に対する初期の薬剤選択の判断基準になると考えられます。

Quetiapineのヒトに対する神経保護作用の報告は少なく，2～3報程度だと思います。動物実験では，quetiapineがラット脳に対して慢性の拘束ストレスによってもたらされた海馬の細胞分化，あるいは脳由来神経栄養因子（BDNF）の減少を回復させるという報告があります[15,16]。また，quetiapineはp75NTRというneurotrophin receptorを減少させ，かつ細胞の生存を促進させるというデータや，酸化的ストレスを阻害する酵素の誘導を増加させるというデータが報告されています[2]。さらに，培養細胞における神経毒がもたらすアポトーシスを防御するといった論文も報告されています[9]。

さらに興味深いことに，quetiapineは慢性拘束ストレスがもたらす海馬の神経新生の減少を回復させる，つまり神経毒性あるいはストレスがもたらす神経ダメージを回復する作用を持つことが動物実験で報告されており[7]，ヒトにおけるquetiapineの脳構造に対する影響を検討する必要があ

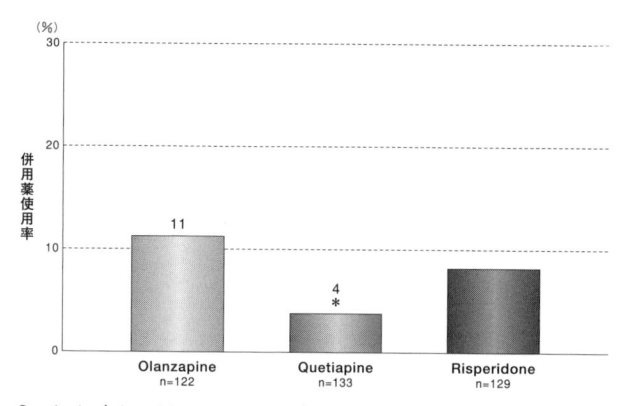

(%)

11　Olanzapine n=122
4* Quetiapine n=133
Risperidone n=129

Quetiapineとrisperidone, olanzapineとrisperidoneの間に有意差はみられなかった
＊：p=0.02（Quetiapine vs Olanzapine, Fisher's exact test）

図7　パーキンソン病様症状あるいはアカシジアに対する併用薬の使用[8]

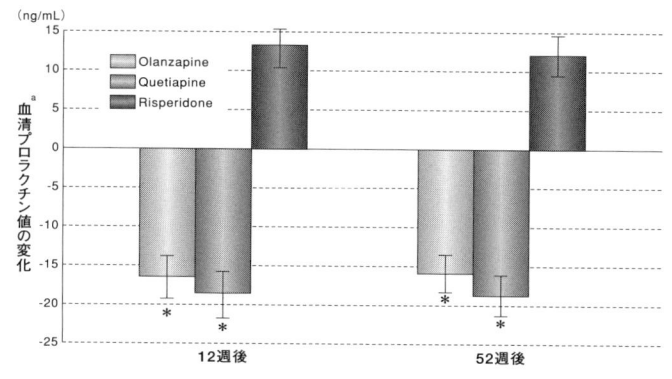

(ng/mL)

Olanzapine
Quetiapine
Risperidone

12週後　　52週後

a：最小二乗平均値
Mean±S.E.
ベースラインにおける平均血清プロラクチン値（SD）：Olanzapine 27.9ng/mL（27.7），
Quetiapine 35.5ng/mL（36.9），Risperidone 32.7ng/mL（40.3）
＊：p＜0.001
　　（Olanzapine vs Risperidone, Quetiapine vs Risperidone（12週後と52週後），
　　Fisher's exact test）

図8　血清プロラクチン値[8]

ると思います。

　堤　宮本先生にはCAFE studyのデータとquetiapineの神経保護作用に

ついてご紹介いただきました．何かご質問はありますでしょうか．

　宮本　私からKahn先生にお聞きしたいのですが，定型抗精神病薬は，線条体容積を増加させるという報告が多く，非定型抗精神病薬は，増加した線条体容積を元に戻す作用が示されています．実際に，薬物が線条体容積の増加を抑制する臨床的な意義をどのようにお考えでしょうか．

　Kahn　定型抗精神病薬を患者さんに投与し，これをclozapineに変更したところ，線条体容積に明らかな減少が認められました．しかし，臨床症状との関連性は示されませんでした．また，EPSの改善と線条体容積減少との相関性は認められませんでした．残念ながら，これらの意義については不明です．

　齊藤　EUFEST studyの結果から考察して，なぜCAFE studyあるいはCATIE studyは中断率が高かったとお考えでしょうか．

　Kahn　二重盲検試験であることから，患者さんが内容のわからない薬剤を長期間服用したくないと考えたこと，また，服用している患者さんが快適と感じないことが中断において最も重要な部分です．また，これらの試験では，認知機能検査における患者さんの負荷が過剰なために，患者さんが試験を続けようとしたがらない点もあります．二重盲検試験は統合失調症の通常の経過について，誤った解釈をする可能性があると考えられます．

## V．初発・早期にquetiapineを処方することの有用性と留意点

　堤　最後に，私はわが国における初発統合失調症に対するquetiapineの位置づけについて考察しました．初発統合失調症に対しては，薬物療法のみならずさまざまな介入が必要となりますが，初発統合失調症患者は慢性患者よりも一般的に薬物に対する反応性が高く，より低用量で反応が得られることもあります．ただし，初期治療は患者の長期間のQOLに関係するため，私たち臨床医は初期治療のうちから長期に使える抗精神病薬を使用する必要があります．

初発統合失調症患者では抗精神病薬の有害事象，特に EPS や体重増加，プロラクチン上昇などが問題となります。これらの副作用を少なくして初期から寛解にもっていくことが大切ですが，quetiapine はこれらの有害事象が比較的少ないことが示されています。Expert Consensus Guideline では，EPS を生じる場合の薬物選択肢に，まず quetiapine が挙げられています。また，遅発性ジスキネジアに対しても quetiapine が第1選択薬に挙げられていることはご承知のとおりです（表3）。

Quetiapine は，陽性症状のみならず，陰性症状や認知機能にも十分な効果が認められますが，それには患者自身の印象が大切です。患者自身がリラックスできることや，幸福感を感じることが重要で，そうでなければ治療を継続することが困難になります。アドヒアランスの観点でも，第一世代よりも第二世代，第二世代の中でも quetiapine は有害事象が比較的少なく，情動の改善効果もあることから高いアドヒアランスを獲得できると考えています（図9）。

EPS と認知機能は密接に関係しており，EPS により二次的な認知機能低下が生じます。さらに，EPS に対して抗コリン薬を用いた治療を行う

表3 副作用が発現した患者に対する抗精神病薬の選択基準（Expert Consensus Guideline 2004）[12]

| 既往の有害事象 | 低用量で誘発 | | 常用量もしくは高用量で誘発 | |
|---|---|---|---|---|
| | 第1選択薬 | 他の選択薬 | 第1選択薬 | 他の選択薬 |
| 錐体外路症状（薬剤によって引き起こされた運動性の副作用） | Quetiapine | Olanzapine<br>Aripiprazole | Quetiapine | Olanzapine<br>Aripiprazole |
| 遅発性ジスキネジア | Quetiapine | Olanzapine<br>Aripiprazole<br>Clozapine | | Quetiapine<br>Olanzapine |

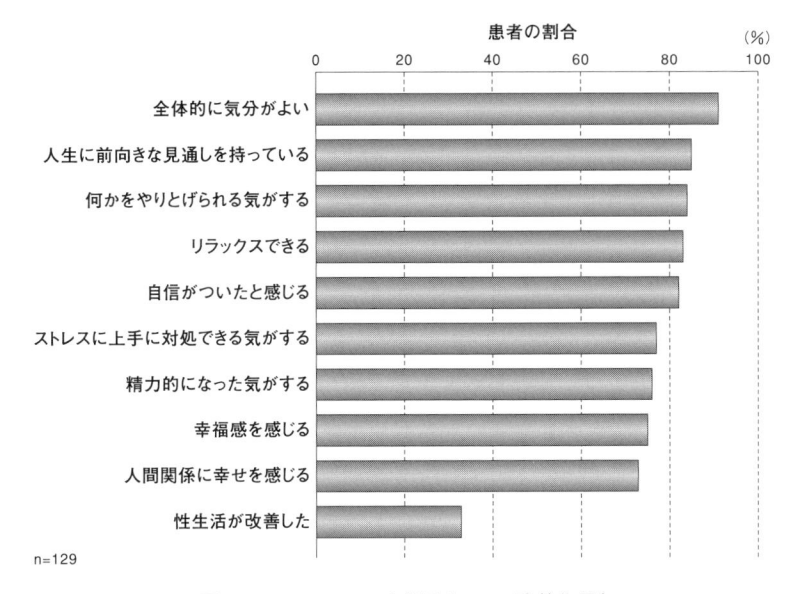

図9　Quetiapine の広範囲な QOL 改善作用[4]

　と，さらに認知機能低下を引き起こします。記憶力が悪くなった，頭が悪くなったと感じる場合が多いため，抗コリン薬による治療には注意が必要です。従って，EPS 防止の観点からも quetiapine の有用性が認められます。

　統合失調症は，長期に治療を要する疾患であり，治療を継続すれば，認知機能低下は軽減することが示されています。そのためにも忍容性に優れた治療が求められます。そして，それがアドヒアランスにつながります。

　治療による寛解には，陽性症状や陰性症状など患者の基本的な症状を改善する必要があります。精神病症状を軽減して，患者が満足する QOL を獲得することが求められています。

　以上，quetiapine を中心とした，特に初発統合失調症に関する抗精神病薬の使用の意義，有用性，そしてわれわれの課題である，患者自身のコンプライアンスとアドヒアランスの要因について紹介させていただきました。

## Ⅵ. 総合ディスカッション

堤　それでは，本日の内容について総合的なディスカッションを始めたいと思います。

宮本　初発例では，慢性患者さんに比べて抗精神病薬の副作用発現率が高いということで，CAFE study と CATIE study のデータを調べてみました。その結果，CAFE study ではおよそ50～60％に日中の眠気が発現しています。ところが CATIE study では30％前後でした。これは，初発の統合失調症患者さんは，抗精神病薬が持つ鎮静的な作用に対して感受性が高いからではないかと思います。鎮静作用は，陽性症状，強い興奮，あるいは不眠に対して有用ですが，日中の眠気は患者さんの QOL を低下させるため，臨床的に重要な意味を持っていると思います。治療される前の初発エピソードの患者さんでの不眠の割合については何かご存知でしょうか。

Kahn　それについてはほとんど報告がありません。統合失調症患者さんは概日リズムがずれていて夜眠れないことも多く，不眠かどうかの判定も難しいと思います。

齊藤　非定型抗精神病薬は脳に対して保護的に作用し，脳の容積の減少を抑制するということでしたが，定型抗精神病薬と非定型抗精神病薬では脳に対する保護作用という観点から，根本的な違いはどこにあるとお考えでしょうか。

Kahn　考えられる最も簡単な答えは，直接の神経保護作用というより，再発防止や精神症状の改善に優れているということでしょう。症状悪化が神経細胞死を招くので，治療により神経保護効果が得られるというわけです。さらに，作用が多様であるということです。その1つ目の理由として，前頭葉機能の刺激が挙げられます。機能的試験で示したように，非定型抗精神病薬は前頭葉ドパミン機能を刺激することが非常に重要です。また，このシステムを介して線条体ドパミン機能も調節を受けるために，脳に対する毒性作用が低下します。2つ目に，非定型抗精神病薬は過活動

のグルタミン酸-NMDA系の毒性を低下させることによって，神経保護作用をもたらします．3つ目は，非定型抗精神病薬が細胞分裂そのものに影響を与えるということです．4つ目は，いくつかの試験から示唆されているように，樹状細胞の増殖を促進するために，脳の容積に影響を与えるというものです．その他にも，抗炎症作用やマクロファージの阻害作用により脳に対する損傷を抑制することも考えられます．このように多くの説明が考えられていますが，実際には明確に解明はできていません．ただし，こうした試験を実施することによって最終的には統合失調症の全体的概念が変わり，静的障害ではなく動的な脳障害として捉えられるようになるでしょう．

堤　初期の統合失調症の患者さんによく観察される不安の高まり，強迫観念などの非特異的な症状について，そして前頭葉のdegenerationとの関連性について，どのように説明できるのでしょうか．

Kahn　前頭葉の変化には，治療効果との密接な関連性があると思います．前頭葉の活性化が不可能な症例では陰性症状が多くあらわれ，治療効果も得られません．私の考えでは，このような症例には非定型抗精神病薬が優れていると思います．非定型抗精神病薬は，ドパミンの活性を増加させ前頭葉を活性化させるという点で優れています．前頭葉の変化が機能的変化であれば，抗精神病薬治療に反応する患者さんと反応しない患者さんがいる理由が説明できると考えています．われわれが示した線条体の変化は，前頭葉の変化に伴います．また，部位との関連では，前頭葉の変化が認知症状と陰性症状に関連し，海馬の変化は抑うつ症状と不安症状に関連します．また，線条体の異常は，特定の認知症状やいくつかの運動症状との関連性が深いと考えられます．

堤　本日はKahn先生をお招きしまして，初発統合失調症の患者さんに対する脳画像を中心としたさまざまなデータを示していただき，統合失調症は脳の変性的な疾患であるということを再認識しました．私たち臨床医はこの脳の変性を最小限に防止する方法を考えるべきですが，その1つが

quetiapineである可能性をいくつかのデータが示しています。また，患者さんに服用を続けていただくためにはできるだけ副作用の少ない薬剤を選択する必要がありますが，この点においてもquetiapineの優位性が示されています。Kahn先生，齊藤先生，宮本先生，本日は大変貴重な臨床経験，そしてデータをお示しいただきまして感謝いたします。どうもありがとうございました。

## 文　献

1) Andreasen, N. C., Carpenter, W. T. Jr., Kane, J. M. et al. : Remission in schizophrenia : Proposed criteria and rationale for consensus. Am. J. Psychiatry, 162 : 441-449, 2005.
2) Bai, O., Wei, Z., Lu, W. et al. : Protective effects of atypical antipsychotic drugs on PC 12 cells after serum withdrawal. J. Neurosci. Res., 69 : 278-283, 2002.
3) Cahn, W., Hulshoff Pol, H. E., Lems, E. B. et al. : Brain volume changes in first-episode schizophrenia : A 1-year follow-up study. Arch. Gen. Psychiatry, 59 : 1002-1010, 2002.
4) Hellewell, J. S. E., Kalali, A. H., Langham, S. J. et al. : Patient satisfaction and acceptability of long-term treatment with quetiapine. Int. J. Psych. Clin. Pract., 3 : 105-113, 1999.
5) Kahn, R. S., Fleischhacker, W. W., Boter, H. et al. : Effectiveness of antipsychotic drugs in first-episode schizophrenia and schizophreniform disorder : An open randomised clinical trial. Lancet, 371 : 1085-1097, 2008.
6) Keefe, R. S., Sweeney, J. A., Gu, H. et al. : Effects of olanzapine, quetiapine, and risperidone on neurocognitive function in early psychosis : A randomized, double-blind 52-week comparison. Am. J. Psychiatry, 164 : 1061-1071, 2007.
7) Luo, C., Xu, H., Li, X. M. : Quetiapine reverses the suppression of hippocampal neurogenesis caused by repeated restraint stress. Brain Res., 1063 : 32-39, 2005.
8) McEvoy, J. P., Lieberman, J. A., Perkins, D. O. et al. : Efficacy and tolerability of olanzapine, quetiapine, and risperidone in the treatment of early psychosis : A randomized, double-blind 52-week comparison. Am. J. Psychiatry, 164 : 1050-1060, 2007.
9) Qing, H., Xu, H., Wei, Z. et al. : The ability of atypical antipsychotic drugs vs. haloperidol to protect PC12 cells against MPP$^+$-induced apoptosis. Eur. J. Neurosci., 17 : 1563-

1570, 2003.
10) Robinson, D. G., Woerner, M. G., Alvir, J. M. et al. : Predictors of relapse following response from a first episode of schizophrenia or schizoaffective disorder. Arch. Gen. Psychiatry, 56 : 241-247, 1999.
11) Robinson, D. G., Woerner, M. G., Alvir, J. M. et al. : Predictors of medication discontinuation by patients with first-episode schizophrenia and schizoaffective disorder. Schizophr. Res., 57 : 209-219, 2002.
12) The Expert Consensus Guideline Series : Using antipsychotic agents in older patients. J. Clin. Psychiatry, 65(Suppl. 2) : 2004.
13) van Haren, N. E., Hulshoff, Pol, H. E., Schnack, H. G. et al. : Focal gray matter changes in schizophrenia across the course of the illness : A 5-year follow-up study. Neuropsychopharmacology, 32 : 2057-2066, 2007.
14) Wright, I. C., Rabe-Hesketh, S., Woodruff, P. W. et al. : Meta-analysis of regional brain volumes in schizophrenia. Am. J. Psychiatry, 157 : 16-25, 2000.
15) Xu, H., Chen, Z., He, J. et al. : Synergetic effects of quetiapine and venlafaxine in preventing the chronic restraint stress-induced decrease in cell proliferation and BDNF expression in rat hippocampus. Hippocampus., 16 : 551-559, 2006.
16) Xu, H., Qing, H., Lu, W. et al. : Quetiapine attenuates the immobilization stress-induced decrease of brain-derived neurotrophic factor expression in rat hippocampus. Neurosci. Lett., 321 : 65-68, 2002.

## 第3部 Quetiapine 座談会

## 第2章　精神科救急における患者像およびその治療技法
——薬物療法を中心に——

伊豫雅臣　　浅野　誠　　早川達郎　　石毛　稔

### I. 千葉県における精神科救急医療の現状について

**伊豫**　千葉県は精神科救急医療発祥の地とされており，特に精神科救急システムにおいては，全国でも先進的な地域とされています。本日は，精神科救急医療に関する積極的なご討議をお願いしたいと思います。

　まず，千葉県における精神科救急システムについて浅野先生にご紹介いただきたいと思います。

**浅野**　大学病院は除きますが，本日お集まりの私を含めた3人の先生が所属する施設では，精神科救急病棟を有しています。千葉県では精神科救急病棟が増加しており，精神科救急システムの先進県と考えられます。

　行政指導による緊急医療対策のような形態はすでに東京都では稼動していますが，このシステムは救急病院が1泊だけ引き受けて，翌日には都立精神病院協会の当番病院に転院するようになっています。この転院を医療中断[脚注]と考え，千葉県では救急で受け入れた患者さんが一定の安定を得られるまで責任を持つという概念に基づいてシステムを構築しています。

---

2008年11月6日，ホテルニューオータニ幕張にて収録。
初出：臨床精神薬理，12(4)：791-802，2009．

脚注）非自発入院は看者にとって事件であり，その時の治療者のありようが，その後の看者と精神医療のかかわりを大きく決定づけると考えられる。
　　　したがって入院にかかわった治療者が，入院をひきおこした原因が解消するまでの責任を引きうけることが望ましい。

1998年に千葉県精神科医療センターを基幹病院として最初のシステムが稼動しました。そして，本年（2008年）の9月から，県内における2次医療圏ごとに基幹病院を設ける形としました。ただし，2次医療圏は数が多いため，それらをまとめて4ブロックにしました（図1）。そのブロックごとに日替わりで当番病院を決め，当番病院が引き受けられない場合には

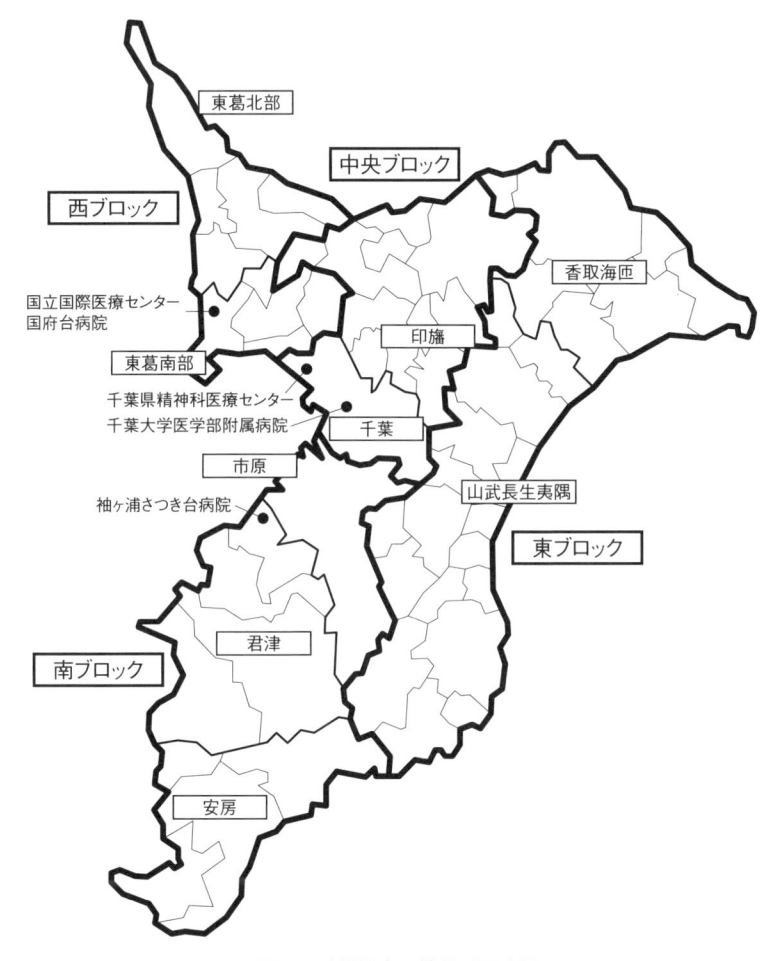

図1　千葉県内の精神科医療圏

基幹病院，基幹病院でも引き受けが困難な場合には，千葉県精神科医療センターへ入院していただくというシステムになっています。このように，基幹病院を各地域におくことで医療中断を起こりにくくしました。

　また，当番病院を4ブロック制にしたことで稼働率が上昇し，現在のところ5～6割までに増加しました。各病院が努力をして，空きベッドを用意するというシステムです。われわれのシステムでは，救急を受け入れた病院は患者さんの状態が落ち着くまで治療を継続することになっています。このような診療の継続が最も重要だと考えています。さらに，千葉県精神科医療センターの重要な点は，24時間体制で情報センターが千葉県全域をカバーする機能を持っていることです。他県では行政が直接情報センターを運営していますが，千葉では県立病院が請け負っています。

　その特徴は，電話の対応を病院職員が担当するところにあります。それにより，電話による医療トリアージを行う際に，医学的な判断を加えることができます。特に，千葉県精神科医療センターに通院している患者さんについては，一次救急的な機能（Hot　Line機能）を果たすことができます。行政が運営する場合は，一次救急的機能は不十分なものとなりやすいと考えます。

## Ⅱ．各施設の特徴および救急受け入れの状況など

**伊豫**　千葉県の精神科救急システムでは県全域を4ブロックに分けてカバーしており，本日は，北西部からは早川先生に，房総地域が含まれる南ブロックからは石毛先生にご出席いただいています。

　浅野先生のお話では，9月からこの新しいシステムが稼働しているということですが，そのなかで，各施設の特徴をお伺いできればと思います。

　まず，浅野先生，受診する患者さんの特徴を教えてください。

**浅野**　当院は県立の精神病院であるため，原則的にはすべての精神疾患の患者さんが対象となります。精神科救急に関しては，急性精神病状態の患者さんを対象としており，24時間にわたり受け付けています。

伊豫雅臣氏　　　　　　　浅野　誠氏

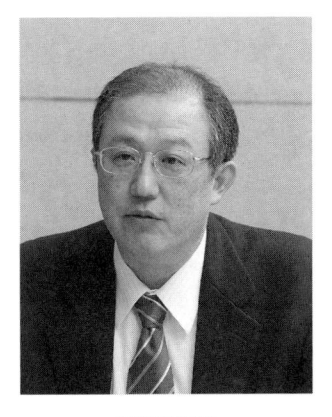

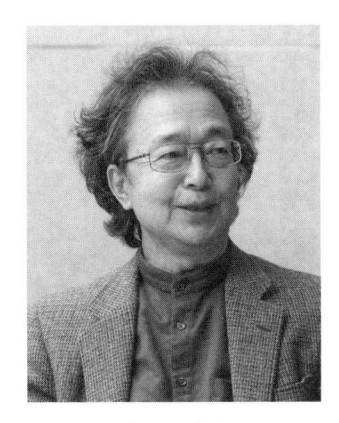

　また，外来患者さんの9割以上が精神病群です。神経症群はクリニックなどへ紹介しています。入院患者さんは平均在院日数が40日以下で，1年間におよそ9回転しています。そして，退院後のフォローについても，精神医療の基本は継続した医療を提供することであるという考え方に基づいて，それを保障するような最大限の努力をしています。

　**伊豫**　千葉県精神科医療センターでは，精神科救急で1日の入院数はどのくらいになりますか。

　**浅野**　昨年度の入院患者数が462件でしたので，平均すると1日1．5人程度になると思います。

　また，昨年度の千葉県全域の精神科救急は274件で，そのうちの103件が当院に入院しています。したがって，40％弱を当院が引き受けているような状況になります。男性が女性のおよそ2倍であり，複雑な症例や困難な症例，外国人などが多く入院いたします。

　**伊豫**　ありがとうございました。では，次に早川先生にお願いします。

　**早川**　国立国際医療センター国府台病院精神科の最も大きな特徴は，総合病院機能を有するところだと思います。総合病院という立場から，特に精神科救急場面における身体合併症を有する患者さんについては，広域に

早川達郎氏　　　　　　　石毛　稔氏

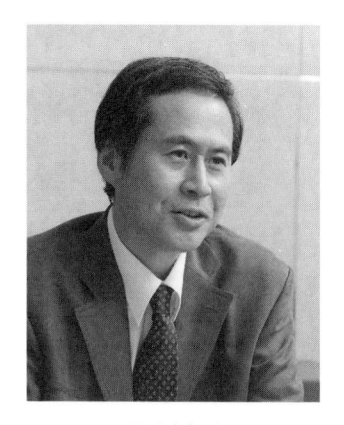

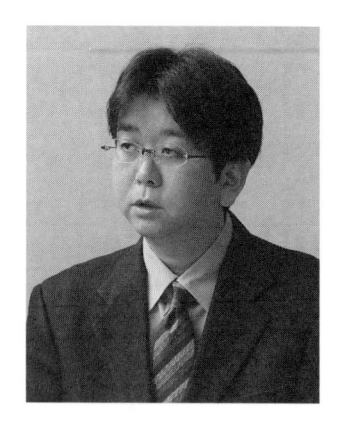

積極的に受け入れる必要があると考えています。また，特徴のひとつとして，地域医療のモデル的な研究事業として実施してきた包括型地域生活支援プログラム（Assertive Community Treatment：ACT）があります。本年度から，これまでの研究事業から事業化されて，訪問看護ステーションとして当院と連携して活動しています。

　その他，児童精神科部門も活発な活動を行っており，睡眠医療および治験にも力を入れています。

　**伊豫**　救急場面における身体合併症に関しては，実際にはどれくらいの割合なのでしょうか。

　**早川**　精神科救急病棟に入院した患者さんのなかで身体合併症を有する割合については，2007年度は43％の方が何らかの合併症を有していました。

　ただし，その合併症で入院が必要なケースは6％で，内科や外科の専門医による専門医療が必要なケースが26％，精神科医だけでも対応できる程度の合併症が9％という比率でした。

　**伊豫**　いわゆる急性精神病状態の患者さんの受診状況は，浅野先生のお話と同じような感じで考えてよろしいですか。

早川　そうですね。国府台病院の精神科救急病棟は42床です。24時間体制で診療していて，市川，浦安，松戸あたりの地域を中心に受け入れを行っています。また，救急依頼の連絡に関しては，情報センター経由よりも当該地域の救急隊から直接依頼がくることが多いですね。

　伊豫　1日に何件くらいの精神科救急を受けられていますか。

　早川　2007年度では，時間外の精神科救急受診者数は1,231件でした。そのうち初診の患者さんが21.5％ですから，およそ5分の1が初診で，残りの5分の4がかかりつけの患者さんです。救急受診の患者さんの10.2％，125件が緊急入院になっています。

　伊豫　それでは次に石毛先生から，袖ヶ浦さつき台病院の特徴についてお話いただきたいと思います。

　石毛　当院は，千葉県のほぼ中央に位置する袖ヶ浦市にあり，精神科救急システムでは南ブロック地区の基幹病院として機能しています。地域に根ざした民間の病院であり，精神疾患のすべての領域を治療対象としています。なかでも，精神科救急，認知症，身体合併症，心療内科系疾患に特に力を入れています。内科，外科，整形外科等も併設した準総合病院であり，精神科が218床，一般科が101床あります。精神科は三次救急，一般科は二次救急を担っています。

　当院の病棟の構成は非常に特徴的で，精神科救急病棟の他に，療養病棟，身体合併症病棟，認知症病棟，心療内科病棟があり，精神疾患と身体合併症の重症度の比重により，治療に適した病棟を選択することができます。

　精神科救急病棟の疾患別患者層ですが，統合失調症圏（ICD-10：F2圏）は40～50％です。これは精神科単科の病院に比べると，低い値ではありますが，その一方，認知症や症状性を含む器質性精神障害圏（F0圏）が10～20％と高い値を占めていることが特徴です。10歳代から90歳代まで，非常に幅広い年齢層を対象としています。

　伊豫　国府台病院はどちらかといえば東京のベッドタウン的な地域で，

大都市圏に含まれます。また，袖ヶ浦さつき台病院は過疎地域も含む工業地帯に所在する病院ということですね。千葉県精神科医療センターの所在地も大都市圏に含まれますが，全県的な対応も実施しているということでよろしいでしょうか。

浅野　そうですね。診療地域は千葉県全域になりますが，ほとんどが千葉市よりも西の県北西部の患者さんになります。

伊豫　袖ヶ浦さつき台病院では過疎地域を含む地域が対象となると，認知症の周辺症状を有する患者さんが比較的多いということになりますね。認知症の患者さんが救急で入院してきた場合，その後はどのような対応になるのでしょうか。

石毛　ご承知のとおり，認知症の中核症状自体は一般に入院適応とされず，周辺症状が目立つ症例が精神科救急病棟に入院となります。

認知症の患者さんは，精神科救急病棟で主に周辺症状に対する薬物調整をされ，介護を受けやすい状態になった後，医療保険を使った認知症病棟，あるいは介護保険を使った老人施設などに移ります。

伊豫　早川先生の施設では，認知症の方はどうでしょうか。

早川　救急病棟のデータしか持っていませんが，いわゆるICD-10のＦ０圏，器質性精神障害圏はおよそ８％です。そのなかで認知症と診断される患者さんが多くを占め，その他には精神症状で発症した脳炎の患者さんや，パーキンソン病の患者さんなども含まれます。

浅野　最近は，当院でも認知症の患者さんが少しずつ増加しています。その原因のひとつに，厚生労働省が高齢者の受け皿を狭めている関係で精神科への診療を求めてくるのではないかと思います。したがって，認知症に対する不安を持つ人の精神科への受診が次第に増加するようになると考えています。

## Ⅲ．精神科救急における治療上の留意点

伊豫　どこの病院でも，いわゆる精神科救急，急性精神病状態または興

奮状態，あるいは措置症状を持つような人，それから多少の地域差はあると思いますが，認知症の周辺症状といった人たちも診察しているということですね。そのなかで，たとえば統合失調症の患者さんの場合は，浅野先生がおっしゃったように継続した医療の提供を考慮しながら診療すべきであるということになります。急性期の治療がその後の薬物アドヒアランスに影響するということが最近話題となっています。さらに，認知症などでは特有の問題点も抱えていると思います。

そうしたなかで，精神科救急の治療を実施する上での技法，あるいは留意点や治療方針についてはどのように決めていらっしゃいますか。

まず，患者さんの接遇なども含めた総合的なことについてお話しください。

早川　救急病棟に入院してくる患者さんは，およそ3分の1が時間外入院です。時間外入院の対応は当直医ですが，その際の説明が非常に重要であると考えています。例えば，患者さんやそのご家族に入院の必要性を説明することなどです。また，患者さん自身がまったく治療の必要性を理解することができないケースでも，救急外来でかなり興奮していれば抗精神病薬を勧めるなど，治療的アプローチを最初に行うこともあります。

伊豫　確かに興奮がみられたり錯乱状態であっても，そのときの状況を患者さんたちは覚えていらっしゃいますね。そうすると，早川先生がおっしゃるように最初に説明しておくことは重要なことになりますね。

石毛　私も，最初の出会いはその後の治療にとって非常に重要であると考えています。例えば，risperidoneの内用液を水に溶かして服用してもらうときに，薬が入っていることやその味の特徴を告げずに，患者さんに飲んでもらおうとします。すると，水と思って飲んだ患者さんは，実際には非常に苦い味に驚き，吐き出してしまいます。場合によっては，この患者さんは無理矢理注射を打たれることになるかもしれません。患者さんは「治療者に騙された」，治療者側は「この患者は治療に拒否的」と考えてしまい，最悪の治療関係からスタートとなってしまいます。非自発的入院で

あっても，患者さんが少しでもスムーズに治療が受け入れられるよう，常に気を配るようにしています。

　先ほど申し上げたように，高齢者や身体合併症の患者さんが多く入院しています。そのため，身体拘束合併症への対策が積極的に行われています。酸素供給と吸引ができるよう全ベッドにパイピングがなされています。また，DVT（深部静脈血栓症）予防対策として，入院時および定期的にD-ダイマーを測定，リスクファクターをチェックし，DVTリスク評価を行い，補液の増量，メドマーの使用，場合によってはheparin投与等も行っています。

　退院に際して環境調整等が必要なケースでは，社会復帰促進委員会によって，適切な社会資源が勧められます。当院では，デイケア，作業療法の他に，地域生活支援センター，訪問看護ステーション，通所授産施設，提携しているグループホームなど，社会資源は充実しています。

　**伊豫**　認知症病棟のような形態ではどうしても入院が長期化してしまうと思いますが，一般の急性期救急としての在院日数はどれくらいになりますか。

　**石毛**　精神科救急病棟の患者さんの約60％が，3ヵ月以内に自宅へ退院しています。それ以外のケースは，開放病棟や認知症病棟などへの転棟となります。

　**伊豫**　ある程度の急性期が過ぎた場合には，開放病棟に転移してから，社会復帰促進委員会などで退院後の地域生活支援体制を供与するということでしょうか。

　**石毛**　はい。直接自宅へ帰ることができないケースでは，開放病棟を経由したり，グループホームを利用することもあります。

　**浅野**　早川先生，石毛先生がおっしゃったようなことをわれわれも心がけています。それから，繰り返しますが，最初の入院時の治療者との関係がその後の患者さんの医療に関わる大きな要素になるため，当然のことですが入院時はできるだけ誠実に対応する必要があると思います。たとえば

興奮や錯乱がある患者さんに対しても，鎮静させる必要があればきちんと説明を行ったうえで投薬するようにしています。また当院では，救急で診察するときに医師は自分の名前を名乗るようにしています。

　すべての患者さんが非自発入院で，一部の例外を除いて基本的には任意入院がありません。患者さんには入院時に，入院中に行う治療内容や治療デザインなどをできるだけ説明しておきます。このように細かく対応することによって，実際にこじれることはあまりありません。

　また，措置入院の場合に，千葉県では入院先の病院で二次診察をしていません。他県では入院先の病院で二次診察を行っているところもあります。二次診察は，治療スタンスとして非常にやりにくいと考えています。措置診察は，「医師が社会との契約で入院させる」というスタンスであると思います。私たちは患者さんを治療して社会にお返しすることに専念すればいいわけです。二次診療を入院先の病院でするということは，入院の責任を病院が負うことになります。一方，医療保護入院は，入院の責任は家族と医師とで半々，任意入院はすべて医師の責任であると考えられます。したがって，医療上の責任は任意入院のほうが重いと考えています。措置入院は原則，医師に入院の責任はありません。われわれは，患者さんを退院させてお返しすることだけを考えればよいため，患者さんとの関係はこじれたことがありません。したがって，当院では二次診察は実施せずに，必ず当院以外の精神科医の診察のもとに入院するようにしています。

　**伊豫**　そうですね。今のお話では，患者さんとの関係に問題が生じる場合には，ご本人の病識の有無の問題と治療者側が人格を尊重するか否かという問題があり，仮にそのときに病識がなくても誠実に対応することが重要だということですね。

　早川先生と石毛先生のお話にもありましたが，ご本人に病識がなくて拒否的であっても，入院時には治療の必要性を説明することが患者さんの人格を尊重することになります。症状が落ち着いてきたときに救急での対応を思い出して，治療者の対応に理解を示す人が多いと思います。それに対

して騙し打ちのような治療や，極めて高圧的・強制的な態度での治療は，その後の治療に影響を及ぼすと思いますが，いかがでしょうか．

　早川　興奮が著しい場合などは拘束をすることがあります．その際に患者さんが拘束に対して非常に抵抗することがありますが，拘束も治療であることを説明します．治療薬を服用し，もし服用できなければ点滴によって安静を保っていただき，まず神経を休息させることが最も重要であることを必ず説明します．そして，「われわれはあなたにとってよいと思うことしかしません」という旨の内容を伝えています．

　伊豫　入院後の患者さんとの接し方はどのように行われているのでしょうか．石毛先生の施設では特に，隔離が必要な患者さんや拘束するような患者さんには，その直後からどのように接していらっしゃいますか．

　石毛　われわれも正確な内容をわかりやすい言葉で伝えるよう心がけています．また，患者さんの不安を増強させて暴力のリスクを高めないよう，ひとつひとつの言動に注意を払っています．

　伊豫　たとえば，患者さん自身が拘束に納得されていない場合，隔離されている間中放置されると，患者さんの不安や不満が強くなります．したがって，単に規則上の観察ではなくて，患者さんに声をかけることもときには重要ですね．

　浅野　千葉県精神科医療センターでは拘束する症例が比較的多いのですが，その場合，理由をきちんと説明します．また，看護密度が非常に高く，トイレや食事の際は拘束を解くなど細かい配慮をしているため，患者さんの苦痛もそれほど大きくないと思います．やはり拘束においても，細かい配慮が重要だと思います．

　また，エコノミー症候群に対しても配慮が必要で，頻繁に観察するようにしています．

## Ⅳ．精神科救急における薬物療法

　伊豫　救急場面は，最終的な目標となる「できるだけ早い社会復帰」に

向けてのスタートになります。

そのような状況下において，初期治療としてさまざまな薬剤を使用します。先ほど早川先生から，「興奮状態のときには救急外来でも薬剤を使用する」というお話もありましたが，救急場面における治療薬の使い方で，特徴的な方法，または注意点はありますでしょうか．

石毛　薬物療法に関しては，エビデンスを重視し，特に千葉大学で発表されているCUPA（Chiba University Psychiatric Algorithm）（図2）[1]に沿った治療を行っています．救急の場面では，かつてhaloperidol注射剤の投与が多かったのですが，最近はほとんど使われなくなり，現在は，非定型抗精神病薬の経口剤により，治療導入を行っています．

その後の薬物選択はアルゴリズムに沿って，非定型抗精神病薬の単剤投与を基本にしています．ただし，救急病棟は3ヵ月以内に退院といった制限があるため，早めの治療効果判定や多剤併用になってしまうことも，と

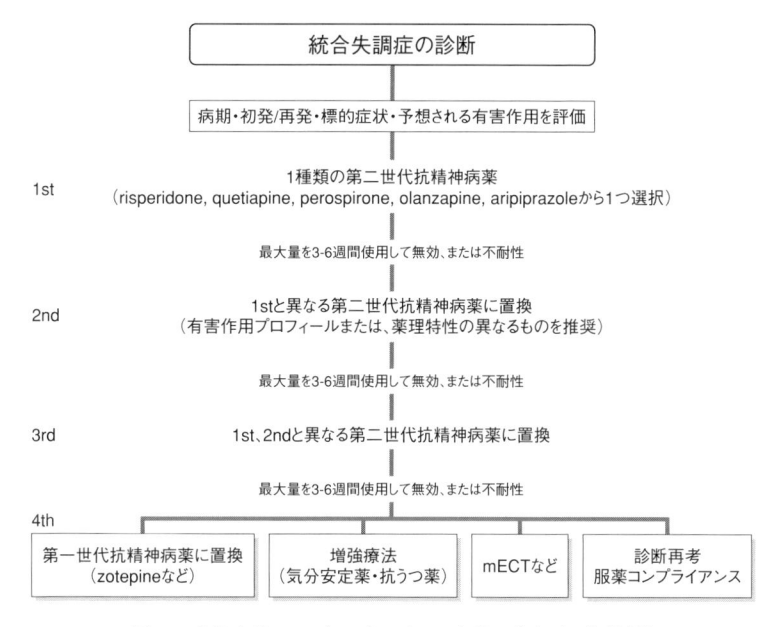

```
                統合失調症の診断
                      │
        病期・初発/再発・標的症状・予想される有害作用を評価
                      │
1st             1種類の第二世代抗精神病薬
        （risperidone, quetiapine, perospirone, olanzapine, aripiprazoleから1つ選択）
                      │
              最大量を3-6週間使用して無効，または不耐性
                      │
2nd           1stと異なる第二世代抗精神病薬に置換
          （有害作用プロフィールまたは、薬理特性の異なるものを推奨）
                      │
              最大量を3-6週間使用して無効，または不耐性
                      │
3rd         1st、2ndと異なる第二世代抗精神病薬に置換
                      │
              最大量を3-6週間使用して無効，または不耐性
                      │
4th    ┌──────────┬──────────┬──────────┬──────────┐
   第一世代抗精神病薬に置換  増強療法    mECTなど    診断再考
      （zotepineなど）  （気分安定薬・抗うつ薬）        服薬コンプライアンス
```

図2　千葉大学アルゴリズム（2005年修正版）（一部抜粋）

きおりみられます。

　浅野　われわれの施設では入院の3分の2が準夜・深夜帯であるため，ゆっくり治療をする時間がありません。したがって千葉大学のアルゴリズムに従った治療方法で行ってはいますが，どうしても導入時には haloperidol を使用することが多くなります。さらに，その次には flunitrazepam の静注を選択することになります。

　その後には，液剤により入院治療を開始して，それ以後入院中に徐々に非定型抗精神病薬に切り替えていくというパターンで治療をしています。なかなか落ち着かない場合には，sultopride や zotepine などを使用することもあります。

　早川　当院でも3分の1は夜間の入院です。統合失調症の場合には最初に risperidone の液剤の投与を勧めるようにしていますが，かなりのケースで haloperidol の非経口投与，主に静注を使っています。2006年度のデータでは，340件の精神科救急病棟入院症例のうち統合失調症が164件で，そのうちの41件，ちょうど4分の1の症例に対して入院中のどこかの場面で haloperidol を非経口的に投与しています。

　伊豫　それは，裏を返せば4分の3は haloperidol を使用していないことになりますね。救急的な対応が必要な場面で，この数字は大変立派なものだと思います。

　早川　その41件の退院時処方を調査したところ，単剤処方が合計68％，非定型抗精神病薬の単剤処方は51％でした（図3）。したがって，入院中のどこかで haloperidol を非経口的に投与していても，退院時にはそのうちの半分が非定型抗精神病薬の単剤投与により退院したことになります。

　伊豫　日本における統合失調症治療の多剤併用・大量投与ということは世界的に知られています。また，アジアの統計をとった国際誌にも日本の多剤併用の比率は80〜90％と，非常に高い率として報告されています。したがって，救急の場面において単剤処方により短期間入院を実現する努力をすることは，とても大切なことだと思います。

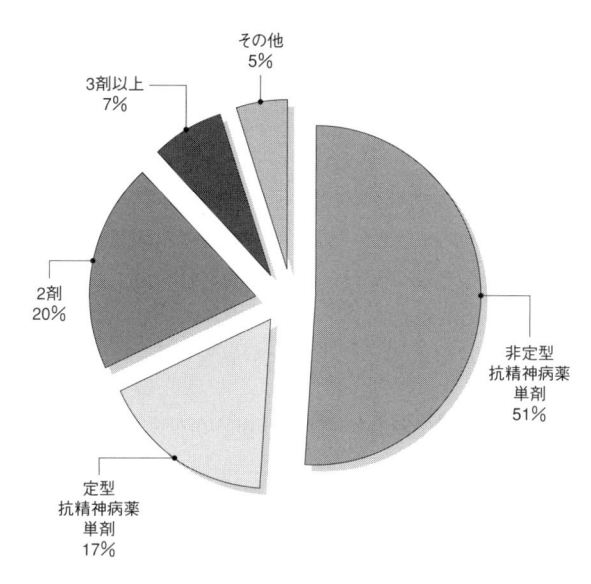

図3 国立国際医療センター国府台病院の2006年度精神科救急病棟におけるhaloperidol非経口投与case（41例）の退院時処方

　先生方の施設では，合併症を有する患者さんや高齢者の患者さんなどに対して，その背景によって処方の内容が変わってくるということはありますか．

　早川　高齢の患者さんのなかには，他の施設で服用していた抗精神病薬による錐体外路症状のために嚥下性肺炎を繰り返すような方もいますね．さらに，暴力行為がある患者さんが多いため，治療薬の選択が難しいところです．高齢者では，抗精神病薬をすべて中止してsodium valproate単剤で様子をみることもあります．

　また，消化器系の合併症を有する患者さんで経口の抗精神病薬が投与できない場合には，haloperidolを点滴投与するケースもあります．

　伊豫　若い男性で他害行為も起こしているような興奮状態では，患者さんに薬剤の説明をするのはなかなか困難であると思いますがいかがでしょうか．

浅野　それはやはり難しいと思います．しかし，激しい精神運動興奮，あるいは意識障害があるかどうかがわからない状態でも，一応説明はします．そして，患者さんに納得いただけない場合は点滴をするようにします．

ただし，かなりの妄想がみられてもそれなりの対話が成立する人には，説明したうえで選択していただくこともあります．

伊豫　救急場面においても必要に応じて対応が変わりますが，基本的には治療薬について十分な説明を行うことが重要だということです．

## V．精神科救急における quetiapine の使用

伊豫　それでは最後に，精神科救急における quetiapine を使用するメリットや注意点などについてお話を伺えますでしょうか．

浅野　私自身は quetiapine の処方量は多いと思いますが，急性期の鎮静力は比較的弱いと考えています．Haloperidol と併用して使用することが多く，quetiapine 投与により睡眠の改善が期待されます．また，急性期を脱して症状が落ち着けば，特に発症が比較的遅く，お子さんのいる主婦のような場合には単剤でコントロールできている場合が多いと思います．投与量は600〜700mg/日が必要と考えています．

統合失調症で感情障害圏の患者さんに対しても十分に有効性が得られると思います．さらに，中高年の妄想型統合失調症の患者さんで，quetiapine が単剤で有効であった症例をいくつか経験しています．最初のおよそ半年間はまったく活動できませんでしたが，quetiapine の服用を始めてからパートの仕事ができるようになり，子育ても問題なく行える程度の改善がみられたケースもあります．

さらに，quetiapine をはじめとする非定型抗精神病薬は，自殺企図がみられる患者さんに対して投与すると，その症状が緩和することが多いと考えています．

伊豫　従来型抗精神病薬には，精神病後抑うつともいわれるような抗精

神病薬自体が抑うつ的な傾向を誘発したり，抑うつ的な気分を良好にコントロールすることができないのに対して，非定型抗精神病薬には抑うつ的な気分をコントロールする作用があると考えられていますが，その辺りの相違点が効果として現れていると考えられますか。

浅野　たしかに，quetiapine には抗うつ的な作用があるような印象があります。自殺企図がみられる患者さんには，最初に使用する薬剤だと考えています。

伊豫　統合失調感情障害のなかでも気分障害の部分があって，比較的切迫した抑うつ気分や焦燥感を有しており，自殺の方向へ向いているような患者さんに対して，quetiapine は情動の安定化が期待できますね。

浅野　期待できると思います。ただし，投与量は600～700mg 程度の高用量投与が必要ですね。しかしそれまで服用していた他の薬剤は徐々に中止できるため，この投与量はそれほど心配はないと思います。

伊豫　早川先生は，quetiapine のメリットや使用上の注意などについてどのようにお考えでしょうか。

早川　当院において，退院時処方で quetiapine が主剤として処方されていたケースをみると，攻撃的で衝動性が高いケースに対して，quetiapine 600～750mg が有効であったことがわかりました。今後は，このような症例には積極的に投与してもよいのではないかと思いました。

伊豫　石毛先生は，どうでしょうか。

石毛　Quetiapine は，抗コリン作用がほとんどみられないことから，特に認知症やせん妄を伴う症例に適しています。Quetiapine は，各種受容体に対して，ドパミン受容体には緩く結合し，ヒスタミン $H_1$ 受容体には親和性が高く，抗コリン作用が弱い，といった特徴を有しています。以上から，鎮静を必要とした症例が主に対象となると考えられます。私は，zotepine が進化したような印象の薬として使用しています。

さて，これから，われわれの施設において quetiapine が有効であった統合失調症圏の症例を3例ほどご報告させていただきます。

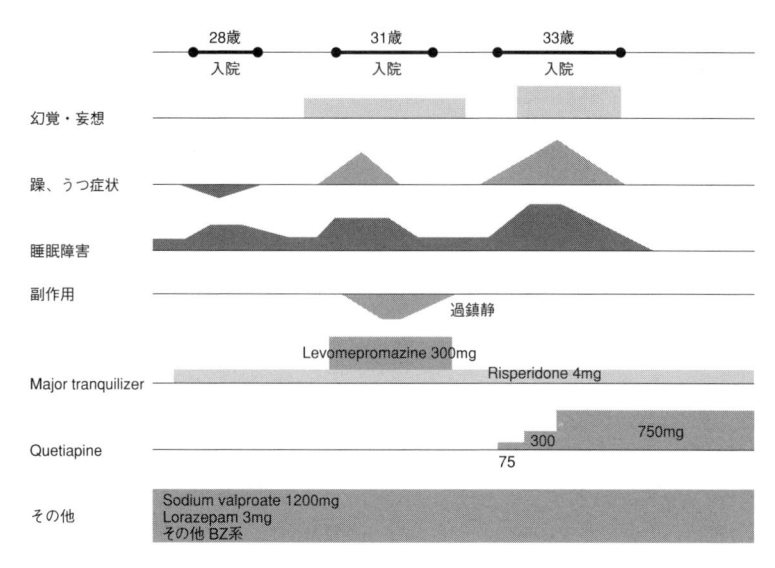

図4　袖ヶ浦さつき台病院における症例1（統合失調感情障害）

　まず，1例目は，統合失調感情障害（男性）の症例です（図4）。28歳時，幻覚妄想状態かつ抑うつ状態で発症しました。統合失調症の症状が基盤にあり，さらに病相ごとに抑うつ状態と躁状態を繰り返しています。重度の睡眠障害が目立ち，ベンゾジアゼピン系薬剤を7～8種類併用しても改善はみられません。感情調整薬としてsodium valproate，抗精神病薬としてrisperidoneを投与しましたが，睡眠障害は持続していました。

　幻覚妄想状態と躁状態が重なった際に，levomepromazine 300mgを上乗せしましたが，過鎮静および脱抑制が出現しました。そのため，quetiapineに変更したところ，幻覚妄想状態や躁状態は消失し，さらに重度の睡眠障害も大幅に改善し，その結果ベンゾジアゼピン系薬剤を大幅に減らすことができました。

　2例目は，18歳で発症した統合失調症（女性）の症例です（図5）。急性期治療の補助薬剤としてquetiapineを使用しました。注察妄想等で発症し，risperidone 2mgで治療を開始しています。その後，幻聴が出現し，

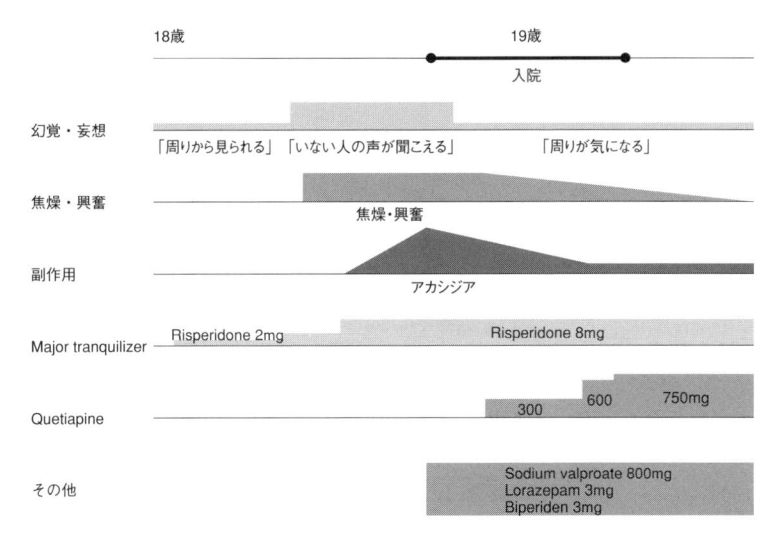

図5　袖ヶ浦さつき台病院における症例2（統合失調症）

risperidone を 8 mg に増量した結果，幻覚妄想は消失しましたが，ささいな刺激で容易に興奮し，そのたびに入院を繰り返していました。そこで quetiapine を追加投与したところ，衝動性が非常に安定しました。Quetiapine が急性期の補助薬として奏効したといえるケースです。

3 例目は，急性期後の使用例です（図6）。27歳発症の統合失調症（男性）の症例です。「他人の声が自分の口から出てくる」などの症状や興奮がみられ，入院しました。保護室で隔離および拘束せざるを得ない重症例でした。急性期は risperidone 8 mg を使用し，錐体外路症状，特に流涎や前傾姿勢が目立ち，biperiden を追加して急性期を乗り越えてきたケースです。

急性期症状は大きく改善し，寛解で外来治療を続けていました。しかし，まもなく口周囲ジスキネジアが出現し，さらにはアカシジアも加わり，診察室では立ったまま足踏みしつつ口を動かしているといった状態でした。Biperiden, risperidone ともに減量し，最終的には biperiden を中

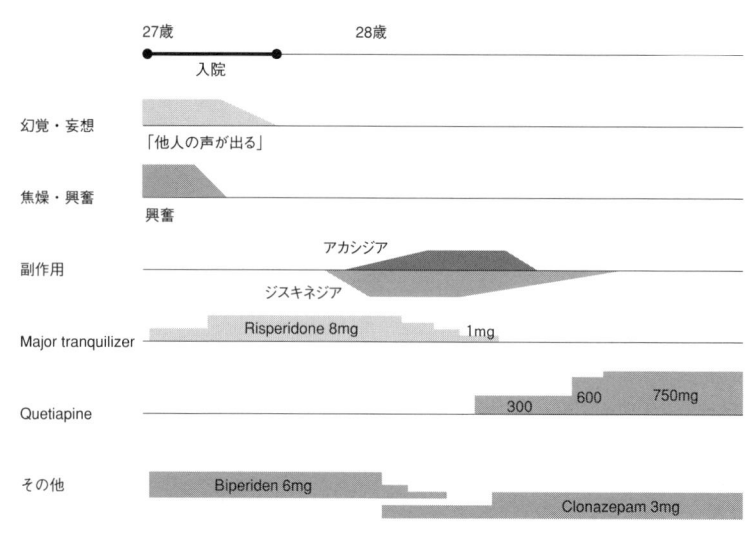

図6 袖ヶ浦さつき台病院における症例3（統合失調症）

止，risperidone は 1 mg としましたが，それでもなお，ジスキネジアおよびアカシジアがともに存在していました。

そこで，risperidone を quetiapine 750mg に置換しました。すると，ジスキネジア，アカシジアともに完全に消失しました。現在では，会社で発病前と同じように仕事ができ，再燃はみられていません。症例報告は以上です。

**伊豫** 石毛先生の症例では，1例目が急性増悪期の方ですね。この症例は，levomepromazine では過鎮静で退行してしまうところを quetiapine では補助的に鎮静が可能で，良好なコントロールを得ることができたということですね。また，2例目は興奮や焦燥に関する有効例，3例目は急性期というよりは寛解維持期における有害作用発現時の切り替え症例といったところですね。

先ほど，浅野先生からお話があったように，quetiapine は気分障害や自殺企図を有する患者さんに対しても有効性が高いということですね。非常

に興味深いのは，補助的に使う場合も最初から2剤を組み合わせていない点と，場合によっては3例目のように単剤でコントロールできる点です。実際の治療の場合には多くても2剤までです。単剤が推奨されていますが，なかには単剤のみでは効果を得られない患者さんもいらっしゃいます。また，副作用で「退行」がみられたケースがありましたが，他にも抗コリン作用による認知機能の低下や，いわゆる巨大結腸にも注意が必要になります。その意味からも，組み合わせる場合には2剤までで治療することもひとつの方法なのかもしれません。

石毛　Quetiapine は，半減期が短く，立ち上がりがはやいため，救急の場面において良好な効果が期待できると私は考えていますが，先生方は，どのようにお考えでしょうか。

早川　最近は，非定型抗精神病薬を救急外来で投与するケースが増えていると思いますが，quetiapine の救急場面での使用については，まだあまり経験がありません。

伊豫　「鎮静作用」について薬理作用から考えると，risperidone や olanzapine はドパミン $D_2$ 受容体を比較的スムーズに遮断することで鎮静作用を示すのに対して，quetiapine を一度に大量投与してもドパミン $D_2$ 受容体の強い遮断作用があらわれない可能性があります。一方，2～3割の統合失調症の患者さんは，ドパミン $D_2$ 受容体を遮断するだけでは治療できないことが考えられます。

したがって，必ずしもドパミン $D_2$ 受容体遮断作用だけを目的とするのではなくて，ヒスタミン系やそれ以外の受容体に対する効果が期待できる quetiapine を急性期に単剤で使用することで，有効な症例が認められることが考えられます。あるいは，浅野先生からお話があったような自殺企図のあるような切迫している患者さんに投与することで，有効性が得られることも考えられます。

浅野　救急で切迫した患者さんでも，家族の方がしっかりしている場合などでは帰宅してもらっています。抗精神病薬を確実に服用できるのであ

ればそれで落ち着くというケースもあります。

　個人的な見解ですが，精神科救急に運ばれてくる患者さんのなかで興奮状態になっている人は，二次的な反応だと考えています。閉じ込められたり周りから押さえ込まれたりすると，一気にドパミンが放出され興奮状態に陥ると考えます。病気がかなり悪い場合でも保護的な環境にあれば興奮が誘発されることは少ないと考えます。病理的な機序も考える必要はありますが，反応によって出現する症状を防げるような環境や対応への配慮があれば，非定型抗精神病薬はむしろ有用だと思います。

**伊豫**　救急場面では，患者さんにその後の治療に対する意欲も持っていただくことが必要であると考えると，救急というのはその救急場面だけではなく，その後も1〜2日間くらいは続いているという捉え方が重要になると思います。そうすると，救急場面では，その後の情動面や自殺企図から，quetiapineの使用は十分に考慮すべきだと思います。

　本日は精神科救急とその場面における治療ということで，臨床現場で精神科救急医療に従事されている3人の先生方にご討議いただきました。臨床現場でないとわからないようなお話なども聞くことができ，大変興味深かったと思います。本日はどうもありがとうございました。

## 文　献

1) 伊豫雅臣, 稲田俊也, 小松尚也 他：統合失調症の治療戦略—アルゴリズムをどのように活用するか. 臨床精神薬理, 9(11)：2333-2348, 2006.

## 第3部 Quetiapine 座談会

# 第3章 Quetiapine の静穏化作用と臨床有用性

氏家　寛　　佐藤創一郎　　武田俊彦
来住由樹　　原田俊樹

## I．急性期治療における治療戦略と静穏化の意義

　氏家　Quetiapine は錐体外路系やホルモン系の副作用が比較的少ないため，増量に際して副作用への配慮が少なくて済む薬剤と位置付けられています。また，臨床効果においても感情面に対する効果，すなわち興奮，敵意，衝動性および攻撃性などに優れた有効性を示しており，近年，注目が集まっています。

　薬理学的にはドパミン $D_2$ 受容体（以下 $D_2$ 受容体）に対して，いわゆる loose-binding で transient という特性を持った唯一の薬剤です。さらにノルアドレナリンやセロトニンなど，$D_2$ 受容体以外にも作用して，幅広い臨床特性を示します。また，薬物動態面では，投与後の血中濃度の立ち上がりが早いということも特性のひとつです。

　本日は，quetiapine のいくつかの特性のうち，「静穏化」についてまず討議したいと思います。佐藤先生，急性期における quetiapine の静穏効果についてお話しください。

2008年11月18日，ホテルグランヴィア岡山にて収録．
初出：臨床精神薬理，12(5)：991-1004, 2009．

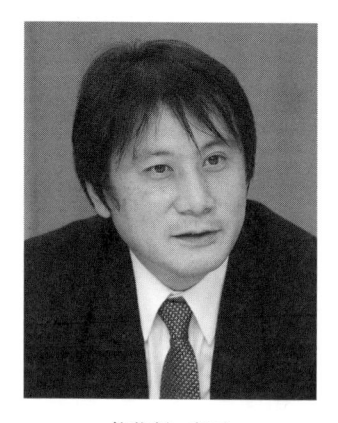

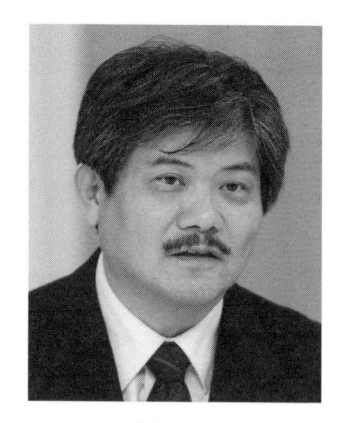

佐藤創一郎氏　　　　　　　　氏家　寛氏

　佐藤　現在の急性期治療の目的は症状を軽減することだけではなく，その後の回復を視野に入れた治療の組み立てが重要となります。
　すなわち，急性期症状の軽減が主要な目標となり，そのためには精神症状の軽快化，情動の安定化および行動の問題の解決が当面の課題となります。そしてもうひとつの目標は，安定期以降の治療プランへの基礎作りです。
　われわれの病院において，平成19年5月〜平成20年10月までの約1年半の間に急性期病棟へ入院した症例のうち，259例が統合失調症圏として診断されました。そのうち入院時にquetiapineが処方された症例は26例で，抗精神病薬として単剤投与が11例，残りの15例が2剤併用例でした。
　これらの症例の特徴を検討したところ，単剤投与例では初発例が多くみられました。抑うつ気分が中心であり，幻覚妄想は存在するが著しい衝動性はみられないという症例でした。一方，併用例は再入院や長期罹患症例であり，主たる抗精神病薬が別にあり，何らかの理由でaugmentationとしてquetiapineが上乗せされていました。多くの症例が，情動安定を目的としてquetiapineを追加しており，これがquetiapineの静穏効果と関連していることが考えられます。

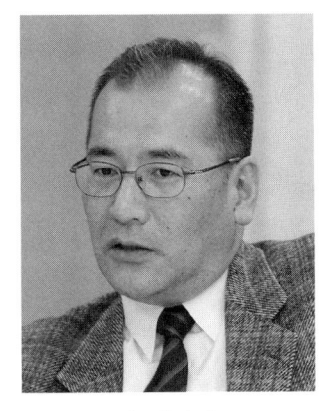

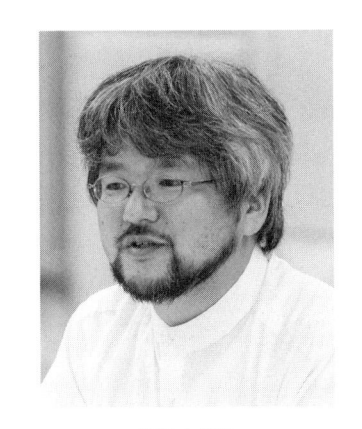

武田俊彦氏　　　　　　　来住由樹氏

　急性期からの回復を概念的に考えると，理想的には右肩上がりに，どの段階においても同様に回復することが期待されます。しかし，現実的には入院時あるいは治療開始時には機能水準が大きく低下しており，スタート位置が下がっています。その機能水準が通常の状態に戻る時期に「現実への直面」があります。順調に右肩上がりに回復していたのに，自分が病気であるということに向き合うことで，回復スピードが低下するケースが出てきます。さらに，現実に直面したことで，増悪時の行動・体験が思い出され，さらに経過が緩徐になることもあります（図1）。このような状態に対して治療が行われるため，右肩上がりの直線的な回復を示すことは少なく，でこぼこしたいびつな形を取りながら，徐々に回復のスピードが遅くなる可能性が考えられます。

　米国では回復の経過を，急性期・安定期・維持期の3期に分類しています。急性症状が改善して機能水準が上昇すると，安定期・維持期に推移しますが，やはり右肩上がりの直線的な傾向ではなく，いくつかのプロセスを経て段階的に，しかもなだらかに回復する傾向があるとされています（図2）[2]。

　それぞれの時期において回避が必要なリスクとして，急性期には自殺や

原田俊樹氏

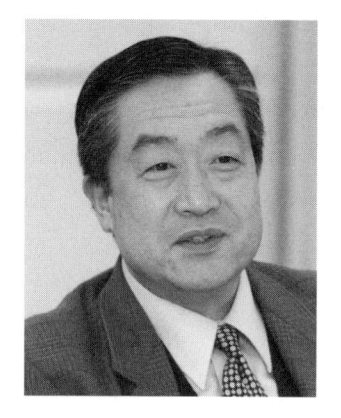

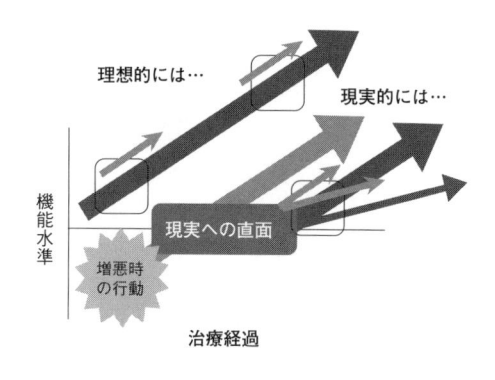

図1 急性期からの回復の概念

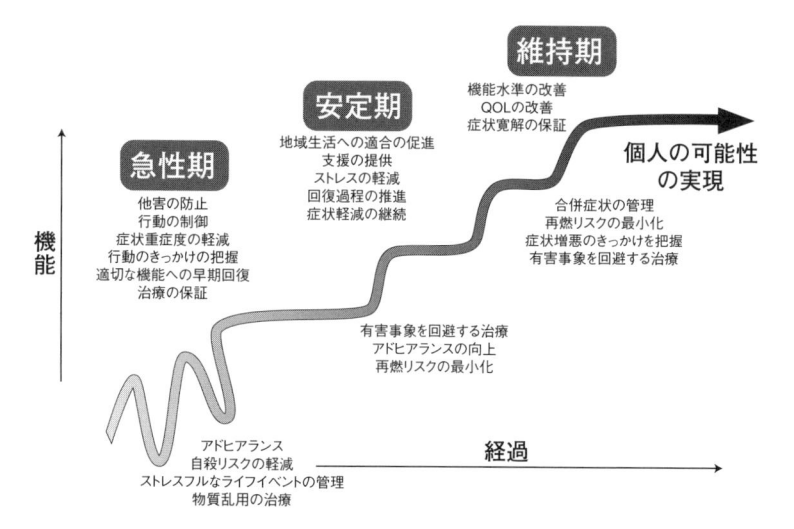

図2 米国における治療経過の概念[2]
Reprinted with permission from the Practice Guidelines for the Treatment of Psychiatric Disorders, Compendium 2006, (Copyright 2006). American Psychiatric Association.

再燃があります。また生活機能水準の改善に向かうための努力としてアドヒアランスの向上があります。さらに，改善がみられない時期にも病気に

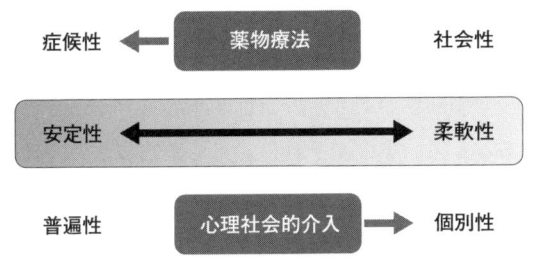

図3 急性期の治療戦略

捉われるのではなくそれを克服して，個人の可能性を実現する意欲を持ち続けることが大切です。

急性期の問題点には，疾病自体の重症度や，二次的な行動上の問題，入院前あるいは症状の悪化に伴う家族や地域の心理社会的な混乱，そして最も重要な当事者の自尊心があります。これに対して抗精神病薬が果たす役割は少なく，「かかわりと増強療法」「家族教育・治療の共有」「疾病理解・かかわり」が必要となります。

したがって，抗精神病薬により症状を取り除くだけではなく，これらを生かした処方設計や治療プランを立てることが，急性期の問題点を解決する治療戦略になると考えています。

急性期の治療において，「鎮静」は良くないことなのでしょうか。「鎮静」という言葉のイメージとして，ひとつは，かつての第一世代抗精神病薬による「鎮静」で，特に大量投与による「過鎮静」があります。海外の精神科医は「化学的拘束（chemical restraint）」と呼んでいます。そのほかには，本来的な意味での「sedation」と，最も軽い段階の「休息（rest）」があります。さらに，sedationとrestの間を埋める状態として，最近，「静穏（calming）」という用語が使用されつつあります。

「鎮静」をchemical restraintとしてイメージし，rest以外をすべて「悪」と捉えてしまうと，治療を組み立てる上での戦略が非常に貧しくな

る可能性があります。

　現在の治療戦略は，症候性や普遍性などといった，症状として一般的なものと，社会性や個別性があり，安定性が求められる部分と柔軟性が求められる部分があると思います。それに対して薬物療法と心理社会的介入が治療の二本柱であるとすると，薬物療法は普遍的な症候に対する対策で，それが奏効すれば個別の心理社会的介入が必要となってきます。すなわち安定的な部分の治療法と柔軟性に富んだ治療法をバランスよく実施することが重要です（図3）。

## Ⅱ．急性期治療において静穏を目的とした治療を行った症例

　佐藤　静穏を目的に quetiapine による治療を行った20歳代の女性の症例を紹介します。X－2年に抑うつ気分を主訴に総合病院の精神科への通院を開始し，改善傾向がみられていたもののX年に次第に活動性が増加しました。宗教に関連した妄想が出現し非常に攻撃的・暴力的になり当院に紹介，入院となりました。

　入院時の身体所見は，諸検査には問題なく，幻聴や奇妙な誇大性があり，病識は欠如していました。治療にも抵抗を示し，入院時には特に夫への暴力や暴言といった衝動性がみられました。

　入院時の処方は，sodium valproate 400mg および risperidone 液3mg でしたが，入院してわずか1週間の間に治療に抵抗を示し女性スタッフを脅したことから隔離が開始されました。枕を投げつけたり，大声でお経を延々と唱え続けるといった状態になったため，1週間後，処方変更で risperidone を中止し olanzapine 10mg および sodium valproate 800mg とし，さらにその1週間後には olanzapine を20mg に増量しました。

　1ヵ月後にはやや身体の動きにくさや眠気がみられ，隔離を解除しました。しかし，他の患者さんなどとトラブルになることが多く，そのうち，躁状態でありながら少し抑うつ気分もみられるという混合状態になりました。

そこでolanzapineを徐々に減量しながら，quetiapineに切り替えることにし，8週後にはolanzapineを中止し，quetiapine 400mgとし，sodium valproateを600mgに減量しました。3ヵ月経過した時点で落ちつきがみられたため，開放病棟へ移り，退院となりました。現在は外来通院となっています。ただ，易刺激性が強くなることがあるため，quetiapine 500mg，sodium valproate 600〜800mgで安定維持されています。

攻撃性が強い場合，鎮静を選択してしまいがちですが，急性期治療の終結後を考慮して，患者さんの退院後がイメージできるような処方設計という意味での静穏化が必要ではないかと考えられます。

**氏家** 急性期治療において最終的な回復期を見通してリニアにつなげていくためにどうするべきか，感情不安定な症例に対して，「鎮静」か「静穏」かというところでキーワードが出てきたかと思いますがいかがでしょうか。

**武田** 佐藤先生は過鎮静，鎮静，静穏，休息と捉えていましたが，鎮静と静穏の分類については，明確な定義はありません。たとえば，眠気のない鎮静を静穏とする意見もあります。

鎮静作用は，精神運動興奮，敵意，非協調性，衝動性，そして日本では躁状態を標的として用いられます。また，鎮静系の抗精神病薬は不眠に対しても使用されます。そして，鎮静作用が用いられる場合には，往々にして治療環境に対して不適応が生じています。

従来，抗精神病薬で鎮静する場合には，同時に昼間の眠気，体のだるさ，錐体外路症状などが発現し，場合によっては意識障害，二次性の陰性症状，あるいは二次性の認知障害も併発してきました。わが国では，それらの有害事象も包括して，「鎮静作用」として取り扱われてきた傾向があると思います。そして，特に有害事象が表面にあらわれると「過鎮静」と表現されてきました。

一方，「静穏化」はそのような有害事象を極力抑えた，有用な作用だけを抽出したものと考えられます。先ほどの症例では，眠気，身体の動きに

くさ，抑うつ気分などの有害事象を抑えることで患者さんのQOLも向上し，なおかつ適応も良好になったと思います．つまり，quetiapineにより静穏化がなされたと考えられます．

特に不耐性例では，有害事象として錐体外路症状があらわれやすく，それが発現している間は急性期症状も改善しないことが多いため，錐体外路症状を除いた状況での治療が必要になります．そして，それには過鎮静や鎮静よりも静穏化が求められると考えられます．

氏家　過鎮静，鎮静，そして静穏の中に精神症状だけではなく不耐性という概念も入ってくるため，有害事象を起こさない形での感情の安定化が必要であるということですね．急性期の治療にも，過鎮静による有害事象が発現する場合，治療期間が長引くことはよく経験します．

佐藤　身体面での不耐性もありますが，dysphoriaを発現しやすい人において，治療の中断に関与することがあり，総合的な意味での有用性に絡んでくるとも考えています．

武田　脳内における$D_2$受容体占有率が高いほどdysphoriaがあらわれやすいことが報告されていますが，$D_2$受容体阻害がloose-bindingでtransient-blockadeな薬剤よりも，tightでsustainedな薬剤で発現しやすい傾向があるような印象がありますね．

氏家　私もそう思います．投与初期にはみられなくても，経過をみている間にあらわれることがあり，そのために処方変更に至るケースもありますね．

武田　患者さんは最終的に社会生活に戻るため，鎮静は極力避けるほうがよいと思います．もしかしたら静穏化という作用も社会生活上では極力ないほうがよいのかもしれません．したがって急性期には静穏化，あるいは軽度の鎮静が得られ，最終的にはそれらがなくなることが望ましいのですが，一般的に単剤でそれを調節することは難しいと思います．単剤でこれらをカバーする場合，loose-bindingの薬剤は，増量して鎮静をかける場合でも錐体外路症状やdysphoriaが発現しにくいと考えられ，ある程度

の調節が可能だと思います。たとえば，tight-binding な抗精神病薬に quetiapine を一時的に上乗せすることで，有害事象を発現せず静穏化できます。

　氏家　この症例は，最初に抑うつがあらわれていますが，quetiapine の気分安定化作用により改善がみられたとは考えられませんか。

　佐藤　そうですね。Quetiapine の気分安定化作用により切り替えが奏効したのだと思います。

　氏家　Quetiapine は，静穏化作用だけではなく，抑うつ気分を改善する作用もあり，下支えできるところも使いやすいのだと思います。

### Ⅲ．急性期における緊張病状態に対する quetiapine の有用性

　氏家　次に，来住先生に緊張病症例についてお話しいただきます。

　来住　統合失調症の緊張病状態に対する quetiapine の臨床効果に関して，平成19年度に急性期として救急病棟に入院した24症例についてまとめました[7]。この24例は，いずれも緊張病状態で昏迷を呈して入院した事例で，初発が10例，再発再燃が14例です（表1）。

　Quetiapine の投与期間は平均417日で90日以下が4例ありました。投与量は全例600mg／日以上で，平均は700mg／日を超えます。また，気分安定薬の併用例が12例でした。

　結果は，CGI による回復の程度の評価では quetiapine 投与による中等度改善が8例，著明改善が11例と79％で有効性が認められました。悪化例はありませんでした（表2）。有効性は初発例と再燃例で同様の結果でした。

　救急病棟であるため休日や夜間入院が多く，夜間入院の場合には，quetiapine を就寝前に投与，翌日の朝夕に各200mg で400mg，その翌日には600mg まで増量し，そのうえで至適用量を検討して，さらに増量する経過を取っています。また，午前中や昼間の入院では，まず少量を投与し，有害事象がないことを確認した後，夕方に200mg を投与して，翌日

表1　緊張型統合失調症24症例の内訳[7]

- 24例とも緊張病性（亜）昏迷を呈し入院治療
- 初発10例（平均DUP 1．1年）
  再発再燃14例（平均罹病期間19．7年/平均エピソード回数5．2回）
- 男性8例，女性16例
- 平均42．3歳（17歳〜70歳の範囲）
- mECT施行15例，未施行9例（3例が過去にECT治療歴あり）
- Risperidone，olanzapineいずれにも抵抗性or不耐性 13例/24例

表2　緊張病状態24症例に対するquetiapineの臨床効果[7]

| CGI | mECT (+)/15例 | mECT (−)/9例 | 合計 24例 | |
|---|---|---|---|---|
| 著明改善 | 6 | 5 | 11 | 79% 初発 8/10 再燃 11/14 |
| 中等度改善 | 5 | 3 | 8 | |
| 軽度改善 | 2 | 1 | 3 | |
| 不変 | 2 | 0 | 2 | |
| 悪化 | 0 | 0 | 0 | |

には600mgに増量しています（図4）。この増量方法による低血圧などの有害事象は経験していません。

Smithら[4]は，quetiapineを400mgまで増量する期間を5日間，3日間，2日間の3期間に分けて検討したところ，どの期間においても血圧，脈拍数などに変化はみられないと報告しています。また，米国におけるquetiapine徐放製剤であるXR錠（国内未承認）の添付文書では，初回投与量が300mg/日，1日300mgを限度に増量すると記載されており，われわれの投与方法に近いという印象があります。

対象が緊張病状態であるため，さまざまな有害事象が起こりやすいと考えられましたが，肺炎やCPK上昇，悪性症候群は，高用量投与であるにもかかわらず1例もなく，錐体外路症状が2例（アカシジア，構音障害各1例）見られたのみで，高い忍容性が示されたと考えられます。

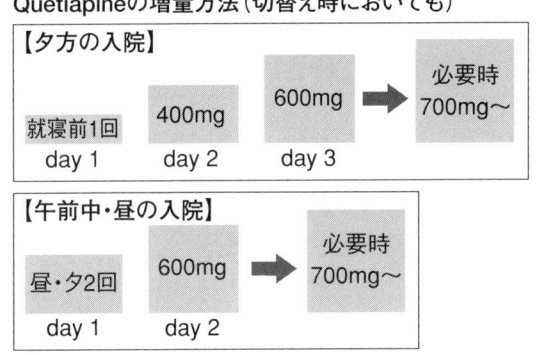

**Quetiapineの増量方法（切替え時においても）**

【夕方の入院】
- day 1: 就寝前1回
- day 2: 400mg
- day 3: 600mg
- → 必要時 700mg〜

【午前中・昼の入院】
- day 1: 昼・夕2回
- day 2: 600mg
- → 必要時 700mg〜

※この増量方法によって,低血圧等の有害事象は経験していない

図4　救急入院時のquetiapineの投与方法

　次に2つの事例を提示します。1例目は17歳女性，初発の統合失調症です。人物誤認から興奮・滅裂状態で，来院時は昏迷状態でした。Risperidone 4 mgで嚥下障害が発現し食事が取れなくなったため中止しました。Olanzapine 30mgに切り替え40mgまで増量しましたが効果がみられず，さらに発熱や発汗，筋固縮も出現したため，前述の方法で急速にquetiapineに切り替えたところ，緊張病性昏迷・幻聴は急速に改善して寛解状態となりました。退院後2年を経てquetiapine 300mgまで減量し，そのまま維持されています。現在は大学に進学していますが，quetiapine投与により眠気がみられるため，QOLに支障を来すことが今後の課題となっています。

　2例目は54歳の女性で，再発事例です。51歳のときに，昏迷状態で初回入院していますが，その他に社会不安障害も治療されていました。mECTとolanzapineによる治療で寛解して退院しました。しかし，2ヵ月後に再発したため，通院でrisperidoneに切り替えましたが，そのまま昏迷状態に陥って，再入院となりました。

　2回目の入院時は最初からquetiapineを投与し，700mg以上まで増量

入院時
Risperidone:10　Olanzapine:5　その他:4　Quetiapine:11

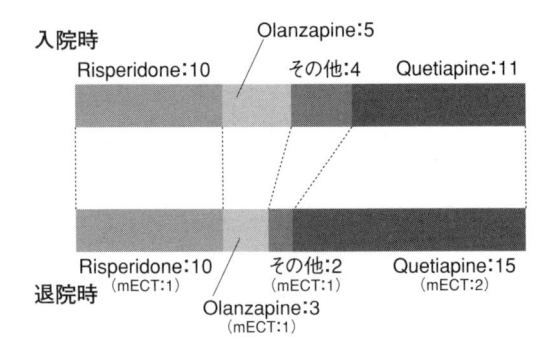

退院時
Risperidone:10 (mECT:1)　Olanzapine:3 (mECT:1)　その他:2 (mECT:1)　Quetiapine:15 (mECT:2)

図5　救急急性期病棟における緊張病症例に対する処方実績

して，mECTとの併用で回復しました。その後は社会機能を取り戻しています。退院後7ヵ月半の時点で，quetiapine 750mgで維持しています。なお，現在は400mgまで減量しています。

　平成19年度は統合失調症の救急急性期病棟に緊張病状態にある症例30例が入院しました。それらにおいて処方調査を行ったところ，入院時では，risperidone，olanzapine，quetiapineなどが処方されており，退院時でもquetiapineがやや増えますが，同様な処方でした（図5）。

　入院時にquetiapineが処方されていた11例中6例がそのまま退院に至っています。無効もしくは効果不十分で他剤へ切り替えた症例は5例でした。

　一方，入院時にrisperidoneが処方されていた10例中5例がそのまま退院しています。無効もしくは効果不十分で切り替えた5例中4例はquetiapineへの切り替えでした。Olanzapineでは5例中1例がそのまま退院，残りの4例は無効もしくは効果不十分で，3例がquetiapineにより維持されていました。

　このように，緊張病状態にある症例に対して，他の抗精神病薬と比べてquetiapineが有効である理由は，ひとつは急速に高用量へ移行可能であることが挙げられます。Quetiapineは急速に増量しても有害事象が発現する

ことは少ないため，緊張病状態でも必要量を投与しやすいと思います。また，他の身体的な有害事象，悪性症候群への移行など，合併症が少ないことも選択される理由であることが考えられます。

## Ⅳ．急性期から維持期への移行

　来住　次に，急性期から維持期への移行について検討したいと思います。ひとつは，同じ抗精神病薬で維持するか，あるいは切り替えが必要かということです。それについては，残念ながらわれわれの施設では答えを持っておりません。もうひとつは，再発予防効果は抗精神病薬間に差異があるのか。そして，維持療法において，飲み心地や飲み忘れたときの効果の持続を考慮した際に，transient タイプと sustain タイプではどちらが好ましいか，ということです。

　先ほどご紹介した緊張病症例から，quetiapine で回復した事例について提示します。

　1例目は，16歳の高校1年生の男性で，統合失調症の緊張病型の初発です。滅裂から昏迷状態に数日間で移行して，当院に初診・入院になりました。来院時の CGI-S は7で，risperidone，olanzapine による治療では改善はみられませんでした。その後 quetiapine で，陰性症状はやや残存したもののセルフケアができ，自宅療養も可能となり退院しました。退院後，2年間で250mg まで減量し現在も維持しています。しかし日中の眠気がみられるため対応を検討中です。

　2例目は，先ほどご紹介した17歳の女性の症例で，現在は大学2年生です。Quetiapine 投与により日中の眠気が維持期の問題となっていたため，aripiprazole へ切り替えましたが，情動不安定により1週間で元に戻しました。現在は quetiapine で維持しています。

　このように，回復・維持期において多少の有害事象が発現したとしても quetiapine でなければ維持できない事例がみられます。切り替えの工夫が足りないのか，quetiapine 特異性がある症例なのか，答えは得られていま

せん。

　次に，quetiapine が緊張病型・緊張病状態に有効な理由として，薬理作用機序から説明できるか，また急性期や維持期の必要量は実際にはどれくらいかという点について，私なりに整理してみました。

　緊張病では薬物不耐性例や悪性症候群類似症状，身体症状を呈する症例が多い中で，quetiapine の薬理的特徴である $D_2$ 受容体に対する loose/transient という観点[5]から，緊張病のような身体状態においても高用量を用いることができます。また，$D_2$ 受容体に比して強いアドレナリン $α_1$ 遮断作用があることから，$D_2$ 受容体遮断によらない辺縁系のドパミン伝達調整作用がある可能性も考えられます[3]。さらに，quetiapine 並びにその代謝物の感情調整作用の関与も考えられます[6]。

　次に用量についてはどうか。症例をひとつご紹介します。解体型統合失調症の状態像として緊張病状態を呈する30歳の男性です。ほとんど終日臥床で，声かけにより何とか食事を取る程度の極めて緩慢な発動性で，言葉は単語レベルの症例です。医療観察法による入院例で，鑑定入院先における処方は，olanzapine 20mg，risperidone 12mg，haloperidol 18mg で，すべて無効ということで当院に入院しました。

　当院では quetiapine を選択し，入院後約1年で quetiapine + sodium valproate または lithium の併用から quetiapine + zotepine の併用，その後，quetiapine 高用量単剤，さらに quetiapine 600mg への減量と推移し，やや改善を示しています。

　6ヵ月間の経過で，一時期 zotepine を併用した後，600mg まで減量することによって，アキネジアの軽減，反応の緩慢さが緩和し，単語レベルの会話が文節レベルに拡大して，緩徐ですが着実に回復の方向にあります。

　これだけの回復を示すのに1年の経過が必要であったという見方もできますが，quetiapine が高用量であるほど有効性が高いわけではなく，個々の事例における至適用量があり，この症例では600mg が適切な用量と考

えることもできます。その意味で，緊張病型に関しても，適切な用量をどのあたりにするか再考察に入っています。

## V．緊張病状態の症例についての検討

　氏家　緊張病状態24例と多くの症例をまとめて，その中でquetiapineの効果と問題点について指摘をしていただきました。これらの症例では精神運動興奮ではなく，昏迷をターゲットとしています。しかも，治療抵抗性で治療不耐性の症例において，症例の半数がquetiapineから開始しており，quetiapineの有効性が示されています。また，悪性症候群などを合併しやすいタイプであるにもかかわらず，1例も発現しなかったということですね。治療的な工夫として，急速増量法で2〜3日目には600mgまで増量しており，この投与方法で，非常に難治な緊張病でも薬物療法が有効である可能性を示す症例提示だったと思います。

　一方で，維持期に移行した症例の中には眠気などが発現した症例もあり，どのように対処すべきかという問題提示もあったと思います。

　Olanzapineやrisperidoneが有効な症例と，これらが無効でquetiapineが有効であった症例について見分ける手掛かりのようなものはありませんでしたか。

　来住　現時点では，主治医の処方選択の結果として，このような結果となりました。疾病特異性については今後の検討課題だと思います。

　原田　17歳女性の症例で回復期に入って，300mgでどうしても眠気が取れない症例がありましたね。私も同じような経験があります。しかし，維持期に入って眠気が消失するまでquetiapineを減量したら悪化してしまったことがあります。非鎮静系とされるaripiprazoleに切り替えましたが，効果がみられず，結局，眠気を我慢してある程度の用量を保ってquetiapineを継続しています。また，どうしても併用が必要な場合には，本人がある程度我慢できるところまで減量し，併用することもできると思います。しかし，先ほどの症例はquetiapineが特に有効で，それ以上減量

できないという症例ですね。

　急性期における抗幻覚・妄想作用では$D_2$受容体の阻害作用は受容体占有率が70〜80％とされていますが，再発予防においてはもう少し低いという説もあります。したがって減量できる可能性も考えられ，quetiapine 200mgや300mgで維持できるケースも多いと思います。

　武田　最初に選択した治療薬に対して反応性が良好な場合は，症状が安定した後に他の治療薬に切り替えるチャンスはありますが，最初の薬剤が無効で，2剤目以降にquetiapineが有効であった場合には，一般的に切り替えにくいですね。

　また，安定度ということは大きな要素で，病状が動いている時期では切り替えが難しく，病状が安定していれば，切り替えのチャンスもあると考えられます。したがって，機能上の問題が大きいケースでは，病状が安定した段階で切り替えという選択肢もあると思います。

　問題となっているような，切り替えが困難な症例では，抗精神病薬の併用も選択肢のひとつだと思います。また，緊張病という病態は，病相的にも興奮と昏迷が交互にあらわれる，寛解期では比較的機能が高い，ストレスに対して脆弱であるというところなど双極性障害と類似しています。そこで，気分安定薬を維持療法に用いると有効な症例がみられ，その意味からも気分安定化作用があるquetiapineのような治療薬が好ましいとも考えられます。

　Quetiapineの至適用量を決める場合には，時間をかけてゆっくり決める必要があると思います。通常では，維持療法であれば300〜400mg程度になると思います。したがって，最初はその用量を目標にして，安定度を確認してから慎重に減量していきます。ただし，それ以下に減量しなければならないのであれば他剤に切り替えたほうが安全かもしれません。

　氏家　維持期の用量を決定するために安定度を確認するのであれば，かなりの時間が必要になりますね。

　原田　私は1年かけることもあります。半年間で25mgの減量や，1年

間で100mgの減量を目標としたスケジュールを取ることもあります。

　**来住**　先ほど提示した症例でも，1～2年間かけて250～400mg程度に減量しています。眠気を伴う場合に，250mgまで減量することで再発予防効果が維持できるかどうかという議論もありますし，1～2年間で寛解を維持しながら400mgまで減量したが，それでも眠気に耐えられない場合には，どのように対処するか悩みながら今日に至っています。

　**氏家**　Quetiapineの場合は急性期の半量程度で維持できればそれほど心配はないと思います。Quetiapineで問題となるのは，寛解期で症状も回復して社会復帰もした時点で，最低用量まで減量したにもかかわらず，わずかに有害事象が残っている場合にどうすべきかということです。しかし，これについては個々の症例によって対応を変えていくしかないと思います。臨床的には，quetiapineを300mg未満に減量することはあまりないと思いますが，減量せざるを得ないときの対処方法として，併用するのであれば相性のようなものはありますか。おそらく，その先に切り替えということも念頭におくと思いますが。

　**原田**　Quetiapineを100～150mgぐらいまで減量して，他剤を併用する場合には，risperidoneが相性がよいように思います。

　**武田**　維持療法において，quetiapineが有効な症例で鎮静に対する耐性ができない場合，次の選択肢はolanzapine，次はrisperidoneということが病態的にも合うのではないかと思います。また，感情に対する作用としても好ましいと思います。

　**原田**　単剤に切り替えるのであればolanzapineで，quetiapineを残して併用するならばrisperidoneだと思います。Risperidoneを併用する場合には低用量で十分だと思います。たとえば，risperidone 2 mg以下にquetiapine 100mgというような併用になるのではないでしょうか。

## VI. 治療不耐性と治療抵抗性に関する症例検討

　**氏家**　急性期から維持期に移行した場合，不耐性の問題などから切り替

えや併用を考えざるを得ないケースもあります。最後に原田先生から，慢性期の治療における不耐性，治療抵抗性について症例の提示をお願いします。

原田　私が提示する症例は，治療抵抗性と治療不耐性をはっきり併せ持つ症例で，quetiapine をベースに治療しています。46歳の男性で，妄想型と診断しています。19歳の頃に幻聴と被害関係妄想が活発になり当院を受診しました。36歳のときに「暴力団の妻が悪口を言う」と不安を強く訴えて，当院に1回目の任意入院となりました。その後，外泊時に幻聴が悪化し，「病院は暴力団とつながっている」などと訴えて帰院拒否をしましたが，家族の説得で帰院しました。しかし，入院継続を拒否したため医療保護入院に切り替えました。

当初の処方内容は haloperidol 18mg，risperidone 4 mg，chlorpromazine 500mg でした。パーキンソン症状が非常に発現しやすい患者さんで，biperiden 6 mg と promethazine 150mg を併用していました。しかし，一時的に幻聴や被害妄想の悪化がみられ不安や不眠になることもあり，軽度のパーキンソン症状も持続していました。X年10月から私が主治医になりましたが，落ち着きなく，深刻な表情でさまざまなことを訴えては，何事もなかったようにけろっとしたり，廊下に座り込んで頭を抱え込むというようなことがしばしばありました。常時，軽度の手指振戦とアカシジアがありました。X＋1年5月，幻聴，被害妄想が活発になり，当院に2回目の医療保護入院となりました。

2回目の入院時は，精神症状に大きな変化はなく，ときどき頭を抱えて詰所へ来て「注射をしてほしい」「助けてください」と訴えたり，させられ体験も顕著でした。

X＋3年3月15日に，CKが13,300U/Lまで上昇しました。中等度の手指振戦，軽度の筋固縮でアカシジアがあり，両下肢の脱力などもみられました。発熱，発汗，頻脈などの自律神経症状は全く認められず，意識状態も清明でした。悪性症候群の前兆期あるいは不全型悪性症候群と考えて，

翌日，haloperidol，risperidone，chlorpromazineを全て中止し，quetiapine 500mg 単剤に切り替えました。その後，dantrolene，bromocriptine を併用して，CK 値は低下しました（表 3）。また，幻覚・妄想が悪化したため，perospirone を追加しています。

Quetiapine 500mg/日（朝夕に100mg，寝る前に300mg）を投与した際，以前より強い慢性便秘を合併していたため，biperiden を 6 mg から 3 mg に減量し，promethazine を中止しました。その後幻聴が悪化し，主治医に謝罪しながら，ひたすら頭を下げるという状態が続いたため，perospirone 16mg を追加しました。

この症状はその後も継続し，4月18日には quetiapine 600mg（朝・昼・夕に100mg，就寝前300mg）と perospirone 24mg に増量しました。精神症状は落ちつきましたが，10月に著しい不眠が発現したため，quetiapine 750mg（朝・昼・夕に100mg，就寝前450mg）に増量しました。しかし CK が3,229U/L と再び上昇し，前回同様の症状がみられたため，本症例が錐体外路系の脆弱性のある治療不耐性と考え，perospirone を中止して，aripiprazole を追加することにしました（表 4）。11月21日に perospirone 24mg を中止し，aripiprazole 3 mg を追加，aripiprazole 18mg まで増加したところで，quetiapine の漸減を開始し，aripiprazole 30mg 単剤への切り替えを検討しました。両薬剤の併用では，CK 値に大きな変動はありませんでした。3月20日には quetiapine 400mg（就寝前）＋aripiprazole 30mg（朝・昼・夕）併用となりました。ときどき不眠や早朝覚醒もみられたため，これ以上の quetiapine 減量は困難と考え，切り替えを休止し経過をみました。

7月9日に，今度は幻聴を訴えたため，quetiapine を再度700mg（朝・昼・夕に100mg，就寝前400mg）に増量しました。さらに心気妄想の訴えが著しくなったため，magnesium oxide を中止し sennoside を増量したところ，落ちつきました。また，ときどき眠れないことがあるために，quetiapine 750mg（朝・昼・夕に100mg，就寝前450mg）に戻していま

表3 Quetiapine 投与前と投与後の検査データの推移（CK 上昇時）

| | 基準範囲 | X+3年3月15日 | 3月16日 | 3月18日 | 3月20日 | 3月22日 | 3月23日 | 3月29日 | 3月30日 | 4月5日 |
|---|---|---|---|---|---|---|---|---|---|---|
| Haloperidol | mg/日 | 18 | 中止 | | | | | | | |
| Risperidone | mg/日 | 4 | 中止 | | | | | | | |
| Chlorpromazine | mg/日 | 500 | 中止 | | | | | | | |
| Quetiapine | mg/日 | | 500 | 500 | 500 | 500 | 500 | 500 | 500 | 500 |
| Perospirone | mg/日 | | | | | | 16 | 16 | 16 | 16 |
| Biperiden | mg/日 | 6 | 3 | 3 | 3 | 3 | 3 | 3 | 3 | 3 |
| Promethazine | mg/日 | 150 | 中止 | | | | | | | |
| Bromocriptine | mg/日 | | 7.5 | 7.5 | 7.5 | 7.5 | 5 | 5 | 中止 | |
| Dantrolene | mg/日 | | 75 | 75 | 75 | 75 | 中止 | | | |
| Mosapride | mg/日 | 150 | 150 | 150 | 150 | 150 | 150 | 150 | 150 | 150 |
| Pantothenic acid | mg/日 | 600 | 中止 | | | | | | | |
| Magnesium oxide | mg/日 | 1,500 | 3,000 | 3,000 | 3,000 | 3,000 | 3,000 | 3,000 | 3,000 | 3,000 |
| Sennoside | mg/日 | 36 | 36 | 36 | 36 | 36 | 36 | 36 | 36 | 36 |
| Lorazepam | mg/日 | 5 | 3 | 3 | 3 | 3 | 3 | 3 | 3 | 3 |
| Flunitrazepam | mg/日 | 4 | 4 | 4 | 4 | 4 | 4 | 4 | 4 | 4 |
| Zopiclone | mg/日 | 10 | 中止 | | | | | | | |
| GOT (IU/L) | 10-35 | 251 | | | 59 | | 37 | | | 17 |
| GPT (IU/L) | 7-42 | 142 | | | 132 | | 85 | | | 24 |
| γ-GTP (IU/L) | 5-60 | 16 | | | 19 | | 15 | | | 15 |
| CK (U/L) | 25-210 | 13,300 | | 1,850 | 735 | 250 | 150 | | | 124 |
| UN (mg/dL) | 8-20 | 11 | | 14 | 14 | 13 | 9 | | | 9 |
| Cr (mg/dL) | 0.6-1.1 | 1 | | 0.87 | 0.88 | 0.81 | 0.78 | | | 0.94 |
| Na (mEq/L) | 135-146 | 141 | | 138 | 138 | 140 | 141 | | | 141 |
| Cl (mEq/L) | 96-107 | 102 | | 102 | 101 | 103 | 106 | | | 102 |
| K (mEq/L) | 3.5-5.0 | 4.9 | | 5.4 | — | 5 | 4.5 | | | 4.8 |

す。

　このように，一度 quetiapine を400mgまで減量しましたが，病状の悪化のために，最終的には quetiapine 750mg と aripiprazole 30mg という，両薬剤とも最大投与量の併用になりました。その間の CK 値が200U/L 台になることはありましたが，現在のところ問題がみられないため，2剤併用で治療不耐性を乗り切れていると思われます。ただし，精神症状は完全に

第 3 章　Quetiapine の静穏化作用と臨床有用性　277

表 4　Quetiapine・perospirone 併用療法から aripiprazole への切り替え

| | | X+3年11月20日 | 11月21日 | 11月27日 | 12月11日 | 12月25日 | X+4年1月11日 | 1月18日 | 1月20日 | 1月25日 | 2月19日 | 3月20日 |
|---|---|---|---|---|---|---|---|---|---|---|---|---|
| Quetiapine | mg/日 | 750 | 750 | 750 | 750 | 750 | 550 | 450 | 450 | 400 | 400 | 400 |
| Perospirone | mg/日 | 24 | 中止 | | | | | | | | | |
| Aripiprazole | mg/日 | | | 3 | 6 | 12 | 12 | 18 | 18 | 18 | 18 | 24 | 30 |
| Biperiden | mg/日 | 3 | 3 | 3 | 3 | 3 | 3 | 3 | 3 | 3 | 3 | 3 |
| Bromocriptine | mg/日 | | 7.5 | 中止 | | | | | | | | |
| Dantrolene | mg/日 | | 75 | 中止 | | | | | | | | |
| Mosapride | mg/日 | 150 | 150 | 150 | 150 | 150 | 150 | 150 | 150 | 150 | 150 | 150 |
| Magnesium oxide | mg/日 | 3,000 | 3,000 | 3,000 | 3,000 | 3,000 | 3,000 | 3,000 | 3,000 | 3,000 | 3,000 | 3,000 |
| Sennoside | mg/日 | 36 | 36 | 36 | 36 | 36 | 36 | 36 | 36 | 36 | 36 | 36 |
| Lorazepam | mg/日 | 3 | 3 | 3 | 3 | 3 | 3 | 3 | 3 | 3 | 3 | 3 |
| Flunitrazepam | mg/日 | 4 | 4 | 4 | 4 | 4 | 4 | 4 | 4 | 4 | 4 | 4 |
| | 基準範囲 | | | | | | | | | | | |
| GOT (IU/L) | 10〜35 | 79 | 47 | | 18 | | 16 | | 20 | | | 15 |
| GPT (IU/L) | 7〜42 | 34 | 27 | | 13 | | 10 | | 8 | | | 12 |
| γ-GTP (IU/L) | 5〜60 | 9 | | | 11 | | 9 | | 10 | | | 9 |
| CK (U/L) | 25〜210 | 3,229 | 1,510 | | 169 | | 231 | | 179 | | | 101 |
| UN (mg/dL) | 8〜20 | 8 | | | 9 | | 8 | | 8 | | | 8 |
| Cr (mg/dL) | 0.6〜1.1 | 0.89 | | | 0.78 | | 0.88 | | 0.84 | | | 0.87 |
| Na (mEq/L) | 135〜146 | 141 | 138 | | 136 | | 139 | | 139 | | | 141 |
| Cl (mEq/L) | 96〜107 | 104 | 103 | | 101 | | 102 | | 100 | | | 105 |
| K (mEq/L) | 3.5〜5.0 | 5.4 | 4.2 | | 5.4 | | 5.2 | | 4.6 | | | 5.7 |

落ちついているわけではなく，大きく不安定な状態はないというところです。

全体の経過をまとめると，発端は CK が13,300U/L に上昇したことで治療薬を quetiapine に変更し，しばらくは perospirone との併用，その後は aripiprazole との併用により quetiapine を減量しましたが，最終的にはもとの750mg に戻りました．全体的には，この 2 剤の最大用量の併用で，病状の安定が得られたという経過の症例です（図 6）。

ドパミン受容体の Tonic/Phasic　component に対する作用について，ドパミンが同じ量で安定して放出される Tonic component と，何らかの刺激

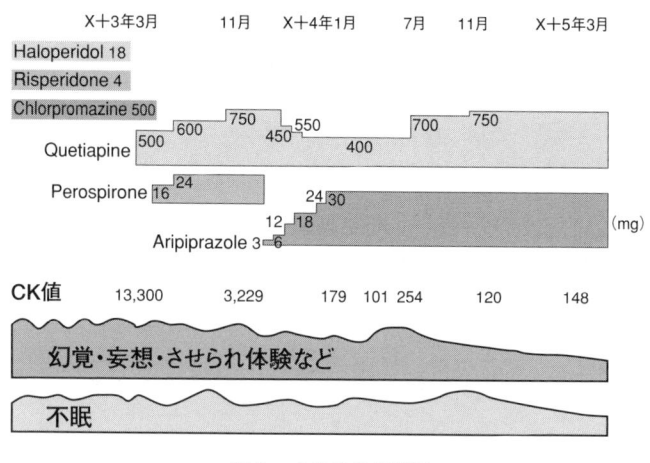

図6 全体の治療経過

によって過剰に放出されるPhasic componentの二通りの放出があると説明されており，risperidoneのようにtightに結合する薬剤は，Tonic componentとPhasic componentの両方を抑制し，また，aripiprazoleはアゴニストの部分が残ることでTonic componentが保たれて，最終的にはPhasic componentが抑えられます。一方，quetiapineのようなlooseに結合する薬剤は，特にTonic componentを抑制すると説明されます（図7）[1]。

治療不耐性かつ治療抵抗性という難治症例も比較的多いと思いますが，そのような症例には，Tonic componentに作用する薬剤（quetiapine）とPhasic componentに作用する薬剤（aripiprazole）の両方の薬剤が必要ではないかと考えました。両方の作用を持つrisperidone単剤では，しかし，錐体外路症状の出現や悪性症候群が危惧されるわけです。

単なる鎮静，眠気だけではなく，最終的にquetiapineを400mgから750mgまで増量することで，情動面だけではなく幻覚・妄想に対してもある程度の有効性を示したと考えます。その意味でも両剤のそれぞれの作用の必要性を感じています。

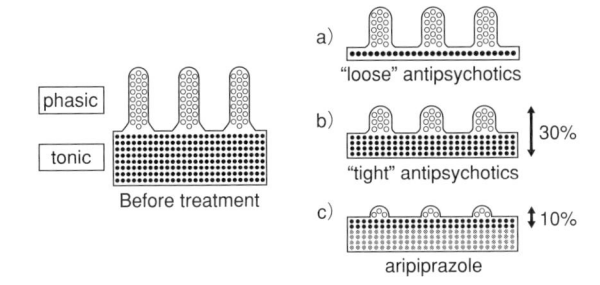

```
        a) ┌──────────┐
           │ "loose" antipsychotics │
    phasic │                        │
    tonic  b) ┌──────────┐ ↕30%
              │ "tight" antipsychotics │
  Before treatment
           c) ┌──────────┐ ↕10%
              │  aripiprazole         │
```

各種抗精神病薬が抑制するtonic/phasic component

| 抗精神病薬 | 抑制するcomponent |
|---|---|
| loose binding（quetiapine 等） | tonic ＞ phasic |
| tight binding（risperidone 等） | tonic ＝ phasic |
| aripiprazole | tonic ＜ phasic |

図7　抗精神病薬によるドパミン伝達の Tonic または Phasic な要素における作用[1]

## Ⅶ. 治療不耐性と治療抵抗性の症例に対する検討

氏家　治療抵抗性で，かつ常にパーキンソン症状も併存し，CK が高値で悪性症候群の不全型を起こしやすく，quetiapine がベースとして必要であったという症例でした。この症例で何か感想などありましたら，お願いします。

武田　パーキンソン症状は最終的にどうなりましたか。

原田　現在も軽度に発現しています。対処として biperiden 3 mg を投与しています。これも中止できるかもしれませんが，CK 値も考慮して，今のところ慎重に経過を追っています。パーキンソン症状は以前より軽減しています。

氏家　不耐性と抵抗性を有する難治例に対しても，quetiapine により病棟内安定程度まで改善することができるということですね。

原田　現在は開放病棟で，作業療法にも積極的に参加しています。

氏家　Quetiapine は治療者の技量が問われる薬剤かもしれませんが，う

まく使用すれば，他の抗精神病薬にはない治療効果が期待できるのではないでしょうか。

　ほかの先生方で，いわゆる治療抵抗性の症例に対してquetiapineが奏効したという経験をお持ちの方はありますか。

**佐藤**　Quetiapine単剤では，難しいところもあると思います。単剤で無効であり治療抵抗性といえるのでしょうが，原田先生の処方のように創意工夫をすることは重要だと思います。私の経験でも併用で改善したケースがありますが，創意工夫で乗り切っていくことはとても大切なことだと改めて感じました。

**原田**　併用が好ましいということではありませんが，この症例のように併用することで逆に副作用を減少させることができる場合もあると思います。ある意味では，そのような併用を選択することも賢明な判断のひとつと考えます。

**氏家**　他の抗精神病薬が無効な症例の中には，quetiapine単剤が有効な症例もありますね。しかし，quetiapineは$D_2$受容体に対する結合力が弱いという概念が念頭にあって踏み切れない場合もあると思います。さらに経験を重ねて，適応症例を見抜く力を身につけ，積極的に使用することでさまざまなケースに対応できる可能性があると考えられますね。

**武田**　Quetiapineは，$D_2$受容体に関する特性が他の抗精神病薬と明らかに異なるという点でも，試してみる価値はあると思います。その中に難治例が含まれるのではないかと思います。

**原田**　かつてquetiapineが発売された当時は低用量投与が多かったですね。血圧低下を過剰に恐れた面もあったと思いますが，来住先生が提示されたように，早めに高用量まで増量するような方法は，世界的にもコンセンサスが得られています。今後，日本でもそのような投与方法が主流になるのではないかと思います。

**武田**　1〜2週間程度で効いている感触があれば，それ以降も急性期の効果は得られると考えます。その場合，有効量まで増量していることが前

提になります。ただし，改善の指標を睡眠だけにするのではなく疎通性や食欲の増加などからも判断し，むやみに増量するのではなく，ある程度その有効な用量を維持する必要もあると思います。その意味では，初発でもquetiapine は500〜600mg 程度だと考えています。

　原田　私は，ひとつの目安は600mg だと考えています。佐藤先生の症例のように400〜500mg で有効な症例もあるため，600mg をひとつの目安にして，しばらく観察するのが好ましいと思います。急速増量で600mgまで増量し，そこでしばらく様子をみて，増量する症例と減量する症例を見極めます。

　また，維持療法では300mg 程度だと思います。300mg までは減量できる人が多いと思いますが，それ以下にすると悪化することが多くなるような感じがあります。

　氏家　Quetiapine は幻覚・妄想をはじめとして，その他のさまざまな症状にも効果が期待できる抗精神病薬です。本日は，quetiapine の静穏化作用を含めた感情調節作用による急性期からの回復を目指した使用方法を議論していただきました。また，治療抵抗性の代表である緊張型症例についての有効性も示され，その中で急速増量法についても討議していただきました。さらに，維持期に移行した後の用量設定について，減量方法や問題が発現したときの併用や切り替えによる対処方法についても検討できました。

　また，治療抵抗性かつ薬剤不耐性の症例にも処方を工夫することで対応できることがわかり，そのときのひとつの武器としてquetiapine が有力であることを教えていただきました。

　Quetiapine の適応症例の把握や，投与量の設定および至適用量への到達方法などについてこれからも経験を積み重ね，エビデンスを高めていきたいと思います。また，より適切な症例選択と投与方法を検討することでquetiapine をさらに使いこなせるようにしていきたいと思います。

　本日は，どうもありがとうございました。

## 文　献

1) 濱村貴史, 児玉匡史, 原田俊樹:ドパミン神経伝達の tonic/phasic 仮説に基づく aripiprazole の薬理作用―Phasic component buster 仮説を中心に. 臨床精神薬理, 11 : 1441-1450, 2008.
2) Lehman, A. F., Lieberman. J. A., Dixon, L. B., et al. : Practice guideline for the treatment of patients with schizophrenia, second edition. Am. J. Psychiatry, 161(suppl 2) : 1-56, 2004.
3) Mathe, J. M., Nomikos, G. G., Hildebrand, B. E., et al. : Prazosin inhibits MK-801-induced hyperlocomotion and dopamine release in the nucleus accumbens. Eur. J. Pharmacol, 309 : 1-11, 1996.
4) Smith, M. A., McCoy, R., Hamer-Maansson, J., et al. : Rapid dose escalation with quetiapine : A pilot study. J. Clin. Psychopharmacol, 25 : 331-335, 2005.
5) 武田俊彦:リスペリドン, ペルソピロン, クエチアピン, オランザピンはどこが違うのか. 臨床精神医学, 34 : 405-414, 2005.
6) 竹内 崇, 西川 徹:新規抗精神病薬 quetiapine の薬理作用メカニズムについて―$D_2$以外の受容体に対する作用を中心に. 臨床精神薬理, 11 : 921-928, 2008.
7) 吉村文太, 石津すぐる:緊張型統合失調症24例に対する quetiapine の使用経験―統合失調症における緊張病性昏迷に対する薬物療法の有効性について考える. 臨床精神薬理, 11 : 2265-2276, 2008.

# 索引

## 欧語

α₁拮抗作用　166
α₂受容体遮断作用　52
5-HT₁A受容体パーシャルアゴニスト作用　52, 89
AIMS（Abnormal Involuntary Movement Scale）　187, 190
amisulpride　5, 54, 222
amoxapine　47
amphetamine　132
apomorphine　132
aripiprazole　33, 43, 140, 275
augmentation（療法）　167, 258
BACS（Brief Assessment of Cognition in Schizophrenia）　92, 104
BAS（Barnes Akathisia Scale）　59, 88
BDNF（Brain Derived Neurotropic Factor）　52
biperiden　48, 253
BMI（Body Mass Index）　91
BOLDER（BigOLar DepRession）試験　55, 140
BPRS（Brief Psychiatric Rating Scale）　24, 57, 88
　──項目別改善点数　165
　──総得点　26, 164
　──の変化　175
bromazepam　48
brotizolam　162
CAFE（Comparison of Atypicals in First-Episode Psychosis）　5, 54, 58, 72, 76, 78, 81, 86, 90, 106, 111, 137, 138, 203, 222, 224, 229
carbamazepine　52
CATIE（Clinical Antipsychotic Trials of Intervention Effectiveness）　5, 72, 76, 78, 79, 80, 86, 90, 92, 112, 137, 202, 222, 229
CGI（Clinical Global Impression）　5, 24, 54, 222
chlorpromazine（CPZ）　28, 35, 101, 111, 117, 120
cirazoline　152
clozapine　9, 11, 12, 13, 48, 77, 130, 147, 167, 206, 229
CPT（Continuous Performance Test）　204
CYP 3 A 4　52
D₂受容体占拠率　9
diazepam　75
DIEPSS（Drug-Induced Extrapyramidal Symptoms Scale）　186, 190
dirty drug with rich pharmacology　130
DSST（Digit Symbol Substitution Test）　204
DUP（Duration of Untreated Psychosis）　218
DVT（深部静脈血栓症）　244
dysphoria　264
EPS　→　錐体外路症状
etizolam　192
EUFEST（European First-Episode Schizophrenia Trial）　5, 54, 72, 76, 78, 80, 222, 229
EuroQOL（European Quality of Life Scale）　105, 204
Expert Consensus Guideline　→　エキスパートコンセンサスガイドライン
flunitrazepam　161, 192
fluvoxamine　47
GAF（Global Assessment of Functioning）　223
haloperidol（HPD）　5, 28, 31, 41, 46, 52, 54, 57, 74, 98, 101, 111, 113, 120, 133, 171, 186, 216
　──注射剤　247
　──非経口投与　249
imipramine　47
levomepromazine　46, 120, 252
lithium　47, 48, 54, 270

loose and transient 89, 94
loose binding 4, 9, 10, 51, 68, 257, 264
maprotiline 153
mECT → 電気けいれん療法（修正型）
mianserin 47, 152
mirtazapine 152
mosapramine 28, 133
naturalitic uncontrolled trial 58, 137
N-desalkylquetiapine 12, 89, 111
negative feedback 10
　　――経路 12
neurotrophin receptor 227
NMDA（N-methyl-D-aspartate）受容体機能低下仮説 13
norepinephrine transporter（NET） 12, 54, 140
norquetiapine 54, 140
nortriptyline 153
olanzapine（OLZ）5, 12, 13, 14, 43, 54, 58, 69, 72, 77, 79, 86, 105, 111, 137, 171, 186, 201, 262
　　――口腔内崩壊錠 113
Optimizing Pharmacologic Treatment of Psychotic Disorders（ECG2003） 23
PANSS（Positive ans Negative Syndrome Scale 陽性・陰性症状評価尺度） 25, 54, 165
Patients Outcomes Research Team 換算表 33
perospirone 42, 44, 46, 91, 203, 275
perphenazine 72, 87, 112, 137
phasic component 278
phencyclidine 150
phenytoin 52
pipamperone 47
PPI（prepulse inhibition） 152
prazosin 152
propericiazine 75, 116
QLS（Quality of Life Scale） 204
QOL（quality of life） 45, 94, 98, 203
　　――改善作用 231
$QT_c$ 延長 80
quetiapine（QTP） 5, 13, 21, 31, 54

　　――安全性 68
　　――維持量 207
　　――位置づけ 13, 137, 199
　　――印象 4
　　――気分安定化作用 265
　　――救急場面での使用 255
　　――急性期治療 61
　　――高用量単剤 270
　　――最新のエビデンス 68
　　――最大の特徴 48
　　――最大のメリット 68
　　――最適症例 60
　　――作用特性 130
　　――至適用量 110, 272
　　――受容体親和性 70
　　――処方実態 21, 22, 23
　　――処方数 141
　　――徐放製剤（XR錠） 25, 90, 140, 266
　　――大量投与 21
　　――短期効果 57
　　――単剤化 179, 280
　　――誕生 129
　　――治療開始時・短期効果 51
　　――通常用量 21
　　――適応 41
　　――等価換算（換算値） 8, 21, 36
　　――投与期間 265
　　――投与量 6
　　――への切り替え 69, 150, 153
　　――眠前少量追加処方 110
　　――薬理 41, 51
　　――有効性 4, 5
　　――用量設定試験 23, 24
　　――臨床特性 155
Quetiapine Experience with Safety and Tolerability Study 36
raclopride 12
risperidone（RIS） 5, 12, 14, 21, 41, 43, 46, 53, 54, 57, 62, 69, 72, 86, 103, 105, 111, 138, 171, 186, 201, 252, 273
　　――からの切り替え 123
　　――内用液 113, 243, 262

SAS（Simpson Angus Scale） 59, 88
sodium valproate 54, 61, 249, 252, 262, 270
SOHO（Schizophrenia Outpatient Health Outcomes）試験 6, 73, 76, 78
SQLS（Schizophrenia Quality of Life） 204
sulpiride 43, 44
therapeutic window 53
tight binding 10, 60, 265
TMT（Trail-Making Test） 192, 205
tonic component 278
transient blockade 51
trazodone 47
valproic acid 46
Vegetamin A 120
WCST（Wisconsin Card Sorting Test） 205
Woods 換算表 33
ziprasidone 5, 54, 137, 222
zotepine 47, 120, 251, 270

## 日本語

### あ 行

アカシジア 44, 71, 72, 105, 138, 166, 223, 228, 254
アキネジア 270
悪性症候群 74, 103
　　──の既往 75
　　──類似症状 270
アセチルコリン量の変化 151
アドヒアランス 45, 48, 141, 203
　　──強度（MPR：Medication Possession Ratio＝服薬日数／処方日数） 48, 203
　　──低下 71
安全性 139, 207
　　──の評価 173
維持期 269, 271
維持効果 193, 195
　　長期── 85
維持症例 188
維持治療（療法） 48, 88, 183, 195, 202, 273, 281
　　──完了患者 194
　　──有効性 85

──薬 184
　外来── 193
医療保護入院 245
陰性症状・感情障害 46
陰性症状改善作用 149
うつに効く 4
うつ病, 単極性 140
エキスパートコンセンサスガイドライン 5, 8, 23, 53, 74, 89, 133, 160, 200, 230
　　──版等価換算表（ECG 版換算表） 31
エコノミー症候群 246

### か 行

回復 Recover 56
外来診療 123
外来治療維持曲線 189
化学的拘束（chemical restraint） 261
覚醒度（ビジランス） 54
カタレプシー惹起作用 132
過鎮静 57, 81, 261
可変用量方式の用量設定試験（flexible dosage within fixed-dose range trial） 24, 26, 27, 30
仮面様顔貌 101
顆粒球減少症 13
寛解（remission） 56, 106
　　──の判断基準 56
眼球上転 101
感情障害 49
感情症状（うつ・不安）改善作用 152
感情喪失の改善効果 55
キャンバーウェル要求度評価尺度：Camberwell Assessment of Need） 214
救急急性期病棟 268
急性期治療 199
　　──効果 51
　　──における quetiapine の適応 44
急性増悪 205
休息（rest） 261
急速増量 59, 268, 281
　　──療法 42, 80, 134, 159, 167, 170

巨大結腸　255
切り替え（スイッチング）　14, 23, 71, 110, 112, 170, 178, 272
　　　──好適な条件　111
　　　──第一候補薬　77
　　　低力価薬からの──　114
起立性低血圧　56, 58, 80, 81, 92
緊張病（catatonia）　75, 268, 270
　　　──状態　265
グリコヘモグロビン値　79
グルタミン酸神経に対する作用　153
傾眠　81
激越症状　56, 202
　　　急性期の──　45
血糖値上昇　79
血糖値の変化　90
幻覚妄想状態　123
言語性流暢（Word Flurncy Test：WFT）　54, 204
　　　──の改善　93
幻聴　267
抗うつ作用（効果）　52, 54, 111, 117, 140, 150, 251
構音障害　46
口渇　90
攻撃性・他害行為　57
攻撃性の改善効果　59
高血糖　77
抗コリン作用　56, 111, 113, 255
抗コリン薬の併用率　72
高コレステロール血症　80, 223
高脂血症　77
抗パーキンソン病薬　64, 192
抗ヒスタミンH1作用　45, 111
抗不安・抗うつ効果　45
抗不安作用のメカニズム　152
高プロラクチン血症　9, 51, 56, 60, 223
興奮　59
興奮・暴力　42
高齢（65歳以上）の患者　92
骨粗鬆症　9
固定用量方式の用量設定試験（fixed-dose trial）　24, 26

コンプライアンス　160
　　　──獲得　57
　　　──不良　60
昏迷状態　61, 62, 267

**さ　行**

最高血中濃度到達時間　52
最高投与量　21, 22
最小有効量　33
サイトカイン　15
再発予防　49, 85, 202
事後解析　25, 26
自殺念慮の改善効果　55
脂質異常　80
自傷・自殺企図　57, 250, 255
ジスキネジア　223, 254
　　　遅発性──（TD）　45, 48, 73, 91
　　　──発現率　73
　　　──（舌）　46
ジストニア　72, 223
　　　遅発性──　48
至適用量　3, 4, 7, 21, 27, 29, 30, 36, 53, 89
　　　最大──　8
　　　──範囲　24
市販後調査　22
市販後臨床試験　27, 133
社会的予後　204
　　　──の改善　49
醜形恐怖　101
集中力・持続力の改善　44
主観ウェルビーイング評価尺度（subjective well-being under neuroleptics treatment：SWN）　105, 204
受容体結合プロファイル　130, 147
循環器系の副作用　166
使用実態モニタリング　22
情動安定化　44, 54, 251
　　　──作用　54, 100, 117, 123
情動不安定　42
　　　──状態　62
承認用量　8
情報処理ネットワーク　152
初期目標用量（initial target dose；ITD）

171
初発エピソード患者　81
神経症様症状　49
神経心理学的検査成績　195
神経生理学的作用　131
神経保護作用　15，52，55，216，227，232
心血管系副作用　80
振戦，下肢の　43
腎臓排泄　52
心電図異常　81
心理教育　43
推奨用量　53
錐体外路症状（EPS）　4，9，41，42，48，51，57，58，60，68，71，72，85，98，153，160，171，190，223，230，263
　　　抗精神病薬由来――　64
　　　――の改善　100
　　　――発現　56，132
スイッチング　→　切り替え
睡眠障害　49
　　　――の改善　45，55
ステロイド誘発性症状精神病　74
ストレス　52
　　　慢性拘束――　227
静穏　111
　　　――化作用　45，257
性機能障害　9，58，76，90
精神運動興奮　113
精神科救急治療　113，236，242
精神病後抑うつ　250
前屈　101
前景症状の軽減　57
選択的注意　54，195
前頭葉機能　203
　　　――検査 Trail Making Test　187，192
全般性不安障害（GAD）　141
双極性うつ病の適応　111
双極性障害　139
躁状態の改善効果　54
躁病，急性　139
増量試験　135
措置入院　245

## た　行

大うつ病性障害（MDD）　141
体重増加　77，90，105，106，111，139，203，230
耐糖能障害　79
大量投与　22，23，26，29
多飲水　94
他害行為　249
脱抑制（過活動）　11，45
単剤　250
　　　――外来維持生存曲線　189
　　　――外来治療脱落率　187
千葉大学アルゴリズム　CUPA（Chiba University Psychiatric Algorithm）　247
腸管排泄　52
治療ストラテジー　51
治療中断　220
　　　――率　139
治療抵抗性　11，171，273，279
治療動機付けの獲得　57
治療不耐性　271，273，279
鎮静作用　261，263
低血圧　171
敵意や攻撃性の改善　45
適応外使用　4
電気けいれん療法　14
　　　修正型――　75，268
等価換算（値）　6，7，21，30，32，35，89
等価換算表，稲垣・稲田2008年版　34
統合失調症
　　　解体型――　270
　　　緊張型――　24，266
　　　急性期――　159
　　　――維持期治療　45
糖尿病　139
　　　――患者　92
　　　――既往歴　77
　　　――発症頻度　139，203
　　　Ⅱ型――　77，79
糖尿病性ケトアシドーシス　77
投与回数　89
投与量　4
　　　――の変遷　7

ドパミン仮説,修正型　10
ドパミン遊離に対する作用　150

## な 行

日常生活動作（ADL）　100
乳汁分泌　9
尿閉　90
認知機能　52, 98
　　——改善効果　12, 54, 93, 150, 204, 227
　　——障害　49, 57, 58, 136, 152, 195, 204
　　——低下　255
　　——への影響　92
忍容性　114
眠気　42, 56, 62, 90, 92, 111, 263, 267, 273
脳の容積変化　52, 214
脳由来神経栄養因子（BDNF）　227

## は、ま、や、ら 行

パーキンソン症状　46, 72, 104, 228
パーシャルアゴニスト　147
　　——作用　140
排尿困難　112
悲観的思考の改善効果　55
被注察感　42
病名告知　43
頻脈,反射性　80
不安・緊張感　44
　　——の他覚的改善　44
不安・焦燥感　43
不安や強迫症状の軽減　48
副作用　90
　　——・随伴事象　56
服薬中断率　54
服用中断の因子　221
不眠　101
分散投与　207
プロラクチン（PRL）　68, 132
　　——上昇　132, 230
　　——値,血清　41, 132, 228
　　——分泌　76
平均投与量　7, 27, 53, 89, 134

米国精神医学会ガイドライン版換算表　32
ベンゾジアゼピン系抗不安薬　45, 201, 252
便秘　90
包括型地域生活支援プログラム（Assertive Community Treatment : ACT）　240
補助薬　61
麻痺性イレウス　113
無月経　9
無作為割付オープン比較試験　36
無作為割り付け二重盲検比較試験　5
メタボリック症候群　77
めまい　92
モーズレイ・ガイドライン版換算表　33
薬原性錐体外路症状評価尺度　→　DIEPSS
薬剤性血小板減少症の原因　75
薬剤不耐性　43, 44, 270
薬物相互作用　52
薬理作用メカニズム　3, 146
薬理プロファイル　148
有害事象　178, 230
陽性症状改善作用　12, 148
用量,用法の問題　41
用量設定　53, 89
抑うつ症状改善作用　100
リハビリテーション　49
　　——への参加　45
臨床効果　3, 4

クエチアピンを使いこなす

2009年8月24日　初版第1刷発行

編　集　　石郷岡　純
発行者　　石澤　雄司
発行所　　㈱星和書店
　　　　　東京都杉並区上高井戸1-2-5　〒168-0074
　　　　　電話　03（3329）0031（営業）／03（3329）0033（編集）
　　　　　FAX　03（5374）7186

Ⓒ2009　星和書店　　　　Printed in Japan　　　　ISBN978-4-7911-0717-9